温病理法析要

岳冬辉 编著

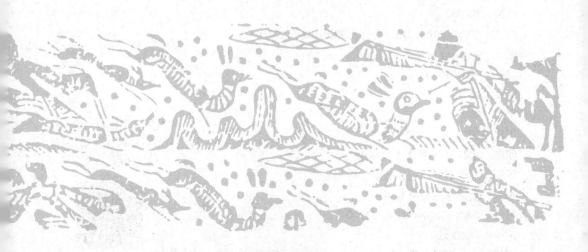

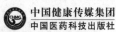
中国健康传媒集团
中国医药科技出版社

内 容 提 要

　　本书分别围绕温病重要理论、重要治法、临床验案进行了深入论述评析。"温病重要理论探微"部分，重点就新感与伏邪、寒温统一、温疫病因等十个温病学原创理论进行了深入探讨。"温病常用治法撷要"部分，重点就疏卫透表法、分消走泄法等一系列特色治疗方法进行系统阐述。"温病名家验案评析"部分，重点精选叶天士、薛生白等十位历代著名温病学家医案，并加以评析。本书对更好地发挥中医温病治疗学的特色优势，具有一定的指导意义和参考价值。

图书在版编目（CIP）数据

温病理法析要 / 岳冬辉编著 . — 北京：中国医药科技出版社，2021. 1
ISBN 978-7-5214-0335-0

Ⅰ . ①温… Ⅱ . ①岳… Ⅲ . ①温病学说 Ⅳ . ① R254.2

中国版本图书馆 CIP 数据核字（2018）第 121845 号

美术编辑　陈君杞
版式设计　也　在

出版　**中国健康传媒集团** | 中国医药科技出版社
地址　北京市海淀区文慧园北路甲 22 号
邮编　100082
电话　发行：010-62227427　邮购：010-62236938
网址　www.cmstp.com
规格　710×1000mm $\frac{1}{16}$
印张　16 $\frac{1}{4}$
字数　298 千字
版次　2021 年 1 月第 1 版
印次　2021 年 1 月第 1 次印刷
印刷　三河市万龙印装有限公司
经销　全国各地新华书店
书号　ISBN 978-7-5214-0335-0
定价　**48.00 元**

获取新书信息、投稿、为图书纠错，请扫码联系我们。

序 一

中医学对外感热病的认识由来已久，并积累了丰富的防治温病的理论与经验，特别是温病学理论和防治方法在治疗当今传染病的实践中发挥了举世瞩目的重要作用，受到国际医学界的关注与重视。发挥中医药在防治传染性和感染性疾病方面的特色优势，对提高当今传染病的防治水平，有着重要的现实需求和意义。

我校温病学科的青年教师岳冬辉博士，是学校重点培养的中医临床基础学科后备带头人，是吉林省拔尖创新人才。她勤奋好学，刻苦钻研，潜心思考，不断进取，走着一条从基础到临床、从经典理论到实验研究的成长成才之路。她围绕中医温病学和中医药防治流感的科学问题，形成了稳定的科研方向，在近十年的研究中，系统开展了中医温病学文献整理、理论探讨、科学实验和临床研究等工作，并使之有机联系，在继承的基础上着力于创新，将理论研究与临床应用有机结合，取得了丰硕的科研成果，发表了一系列高质量的学术论文。新近，岳冬辉博士立足临床，总结规律，分析中医温病理论，探讨临床诊疗经验，编著了这本《温病理法析要》，分别从上、中、下三篇围绕温病的重要理论、重要治法、临床验案进行深入论述评析。其中"温病重要理论探微"部分，重点就十个温病学原创理论的发展源流、主要特色、临床应用进行深入的探讨。"温病常用治法撷要"部分，重点就紧密契合温病证候变化规律与临床应用实际的一系列特色治疗方法进行系统阐述。"温病名家验案评析"部分，将临床验案与温病的重要理论和特色治法相联系，重点精选历代著名温病学家医案，重点评析其临床施治过程中原于经典的思维、审因论治的思路、理法方药的特色和配伍化裁的技巧。

我在翻阅书稿之后，感觉此书很有学术特色和临床价值。书中重点围绕温病学领域的主要理论，对不同时期、不同医家零星、片段的理论认识和经验积累进行深入挖掘整理，系统总结温病常用的特色治疗思路和方法，并结合历代医家临床医案的验证和评析，形成了理论、临床、验案三者的有机结合和密切联系的认知思路，既有研究领域的拓展，又有理论探讨的深入，更有作者的独到见解与深刻体会。既对中医温病学术与经验做了系统的梳理与继承，又能紧密结合临床应用进行深入的分析与探讨。可以说，本书理论阐述有深度，有广度；治法归纳有特色，有规律；验案评析有见识，有启迪。这无疑是在其原有研究基础上的进一步深化和拓展，是对有关温病理论的进一步提炼升华，是结合临床深入思考的又一温病学术领域的研究成果。

相信本书的编撰出版，在传承发展中医药事业，更好地发挥中医温病学术经验的特色优势，有效防治传染性疾病和感染性疾病方面，都具有一定的指导意义和参考价值。是为序。

于长春中医药大学

2018 年 5 月

序 二

中医学基于临床，始于《灵》《素》。故经典者，医之奥旨所本也。方药者，医之技术所在也。近代时医，相率以方授受，而求诸经论者少之。然舍奥旨而务其术，安望其技之神良乎。虽然方以法立，法以制宜，譬之于工，匠心独运，断未有偭规矩而为之者。是知理法者，医之道也，不可不知，不可不究。

幸今有长春中医药大学岳冬辉博士，品学兼优，乃温病学领域崭露头角的青年学者。继其专著《温病论治探微》获得好评之后，又积近十年勤研之成果，著成力作《温病理法析要》。是书理论、临床、验案三者环环相扣，很好地彰显其学术之价值，体现其临床之意义。一册《温病理法析要》在手，其原于经典之思维，审因论治之思路，理法方药之特色，配伍化裁之技巧，左右逢源之高明，有机地融汇在约30万字的篇章论述中。作为其全国老中医药专家学术经验继承工作的指导老师，我十分欣喜地看到她勤奋耕耘的学术收获，孜孜不倦的进取精神，敏而好学、勤而善思的学习态度。中医传承，后继有人，此亦为师之荣耀矣！

治学与治医，理相一脉。由《内经》到《伤寒论》，由《温热论》到《温病条辨》，诸名家无不根柢经典，基于临床，发挥心得，以著于篇。其潜心研经，旁及诸家，泛览沉酣，深造自得，久之源流条贯，自然胸有主裁。是知学不博无以通其变，思不精无以烛其微。唯其由博返约，取精用宏，故能悟彻于理，而探微析要。是以借本书出版之际，余欣然为之作序，冀今后有更多如岳冬辉博士这样优秀的青年学者，在中医学术历程的探索中于博、精二字多着力，则必可臻于上工之境界也。

戊戌年夏月于北京

前　言

　　温病学是中医学的重要组成部分，是中医医家在温病防治方面的经验总结。历代医家在对温病进行诊治和预防的过程中形成了独具特色的温病理论认识，并积累了丰富的临床实践经验。近年来，由于烈性传染性疾病多发，给人类社会造成了巨大危害，而中医药在传染病的防治过程中发挥了举世瞩目的重要作用，突显出独特的优势，受到国际医学界的关注与重视。

　　笔者注意到历代温病代表性医家的学术经验，是温病学理论认识与实践运用的鲜活体现。2013 年，笔者在总结近十年研究成果的基础上，编撰出版了学术专著《温病论治探微》，在系统梳理中医温病学发展历史脉络的基础上，就历代代表性医家的学术经验、防治方法和流行性感冒的现代研究等方面进行了归纳整理、系统阐述，以期彰显中医防治温病的经验与特色。故书中着重从医家的时代背景、代表著作、理论创新、特色观点、辨治思路、治法创方、用药特色和学术影响等各层面，对北宋至近现代近 20 位代表性医家的学术思想和诊治经验作了梳理和总结。如庞安时的寒温分治，刘河间的火热致病论和寒凉泻火之治，张凤逵对暑病的论治，吴又可的温疫学说，周扬俊对温热暑疫的阐述，戴天章对瘟疫、伤寒的辨识和运用，杨栗山治疫从大运辨温寒入手，余师愚的运气论疫、强调君相二火加临变衍，吴鞠通的三焦辨证体系，雷丰论治时病的寒温合一、新感伏气并论，柳宝诒的伏气温病观，张锡纯的伤寒统治温病和温疫以"毒"立论，程门雪的寒温统一观和温病用苦寒的见解等，比较全面地展示了中医历代医家的学术观点和辨治特色。该书出版后，受到中医学术界许多专家的关注和好评。

　　在近几年的深入研究中，笔者进一步认识到，中医对温病的防治实践由来已久，是外感热病中不可轻视的重要部分。如果我们用历史发展的眼光来看问题，就不难发现，在温病的证治方面，《伤寒论》奠基在前，温病学兴起于后。宋元之前，中医学家在理论和实践上进行了不断的探索，明清之后更在系统的认识和规律的把握上有了新的发展和提高。也正是由于温病学说的兴盛，使中医对温病的临床诊治水平不断提高，理论认识不断完善。在六经证治方法的基础上，中医对温病的证治思路有了充分的补充和拓展，如解表、清热、攻下等治法；而宣透、清利、滋阴、化湿、开窍、息风等治法则更加切合的把握了温病的病变规律。这其中，有病证鉴别的深入，有辨证论治的拓展，有临床思维的启迪，有方药应用的技巧，正是一代代医家在长期的中医药防治实践中，不断地辩论争鸣、取长补短，不断地渗透融合，新旧理论不断更替变革，学术内涵不断拓展深化，辨治方法不断改进提高，才有力地促进了温病学理论认知和临床辨治水平的提升。因此，如何在不同时期、不同医家零星、片段的理论认识和经验积累的基础上，进一步深入挖掘整理和研究温病学中的一些重要理论问题，系统总结温病常用的特色治疗思路和方法，并结合历代医家临床医案的验证和评析，对于更好地发挥中医药在防治传染性和感染性疾病中的作用，促进中医外感热病学的发展，有着重要的现实意义和科学价值。本书是笔者在近十年对中医温病学系统深入研究基础上的进一步整理总结和结合临床的深入思考。从上、中、下三篇分别围绕温病重要理论、重要治法、临床验案进行论述评析。

上篇为"温病重要理论探微"，重点就新感与伏邪、寒温统一、温疫病因、邪从口鼻入、温病养阴、温病下法、温病与运气以及卫气营血辨证、三焦辨证、温病辩证思维论十个温病学原创理论的发展源流、主要特色、临床应用进行深入的探讨，以期更好地挖掘温病理论内涵，体现其内在的学术价值与特色。

中篇为"温病常用治法撷要"，重点就紧密契合温病证候变化规律与临床应用实际的疏卫透表法、清解气热法、和解表里法、祛湿清热法、通下逐邪法、清营凉血法、开窍息风法、滋阴生津法、扶正固脱法等一系列特色治疗方法进行系统阐述，重点介绍治疗思路、使用策略、对应方证、配合应用、变通化裁等具有温病防治特点的治疗方法。

下篇为"温病名家验案评析"，与温病的重要理论和特色治法相联系，重点精选叶天士、薛生白、吴鞠通、王孟英、雷少逸、张锡纯、程门雪、王乐匋、赵绍琴、李士懋十位历代著名温病学家医案，在基于临床案例的前提下，重点评析其审因论治的思路、理法方药的特色、配伍化裁的技巧，从而展示其左右逢源、效如桴鼓的高明所在。

本书的框架结构，从"温病重要理论探微"，到"温病常用治法撷要"，再到"温病名家验案评析"，形成了理论、临床、验案之间的有机结合和密切联系的认知思路，是在《温病论治探微》基础上的进一步深化和拓展，相信对较为全面的把握中医温病的特色理论内涵、临床实践方法及其具体灵活应用具有一定的裨益和参考价值。

应该说，本书是笔者近十年学习研究温病学的心得体会与初步总结，是近几年主持开展的中医温病学文献、理论与临床研究的省局级课题"基于历代名家学术经验整理挖掘的中医温病防治思路与特色研究""基于古今文献与现代数据挖掘技术的中医温病防治思路与方法研究"及"基于中医温病特色治法的系统整理对吉林省传染性疾病防治策略研究"等研究成果的具体体现。在这个过程中，有幸得到了相关领导、老师的鼓励与支持，得到了长春中医药大学"百青"人才项目的支持，也得到了国内中医药领域，特别是温病学科许多专家的指导和帮助。本书的编撰对笔者而言是一次尝试，加之时间匆促，可能存在一些不足和欠妥之处，恳请同道专家提出宝贵意见，以便再版时完善和提高。

在此书即将付梓之际，要特别感谢长春中医药大学校长宋柏林教授和北京中医药大学刘景源教授，在学术研究上对笔者的指导，并在百忙之中欣然为此书作序，给予笔者许多鼓励和鞭策。衷心感谢中国医药科技出版社编辑部范志霞主任，在本书选题和全书框架设计等方面给予的诸多指导和帮助。谨在此，对所有支持和关心笔者的人一并致以最诚挚的谢意！

岳冬辉

于长春中医药大学

2018 年 5 月 6 日

目　录

上篇　温病重要理论探微

中篇　温病常用治法撷要

下篇　温病名家验案评析

温病学是中医学的重要组成部分，是历代中医学家与温病做斗争的实践经验总结。温病学形成和发展的过程与中医学发展和完善的历程是密不可分的，历代医家对于温病的发病与防治认识不断深入，在对温病进行有效诊治和预防的过程中，形成了独具特色的中医温病学理论体系，丰富了中医学学术体系的内涵，有效地指导着临床实践。近年来，由于烈性传染性疾病多发，无论是 2003 年的重症急性呼吸综合征（SARS），还是 2020 年的新型冠状病毒肺炎（简称新冠肺炎）以及至今仍不断出现的人感染禽流感和各种新型传染病，都给人类社会造成了巨大危害，中医药在对传染病的防治中发挥了举世瞩目的重要作用，突显出其独特优势，受到国际医学界的关注与重视，而其中温病学理论所发挥的作用尤为突出。温病学相关重要理论是历代温病学家学术思想精华和实践经验的总结，因此，进一步整理和研究温病学中的重要理论经验，发挥中医药在防治传染性和感染性疾病中的重要作用，促进中医外感热病学的发展，有着重要的现实意义和科学价值。

上篇　温病重要理论探微

第一章　新感伏邪论

新感与伏邪是温病学中的重要概念，同时也是中医学中非常重要的理论。新感与伏邪是阐明温病病因发病的两种学说，它植根于《黄帝内经》（以下简称《内经》），肇始于晋代，至清代发展鼎盛，近代随着对温病发病学的深入研究，对新感伏邪学说尤多阐发。

新感与伏邪，是中医学家对疾病发生发展的过程反复观察以后建立起来的一种认识，是温病学理论的亮点之一。温病学中，通常将温病分为新感温病和伏邪温病两大类，主要是根据四时温病初起的证候表现，并考虑到了时令致病之邪的临床特点。新感温病，初起证候均与时令之邪的致病特点相一致，其病机传变的基本趋势是由表入里，由浅入深，即由卫入气，再深入营血。伏气温病，是先有病邪的伏藏，发病初起即以里热证候为主要表现，而与当令时邪的致病特点不相符合，其基本病机及其传变趋向是邪郁伏于里，里热既可由里达表，亦能进而深陷。从认识的逐步深入情况来看，《内经》《伤寒论》《诸病源候论》等经典著作对新感、伏邪问题均有相关论述，至清代逐渐成为温病发病学上的两大基本认识。如叶天士在《温热论》中说："温邪上受，首先犯肺，逆传心包。"论述了以风温为代表的新感温病的发生、发展及传变规律。吴鞠通的《温病条辨》列出了包括新感、伏邪两大类温病的九种温病，并创立了三焦辨证，特别在上、中、下三焦篇中均载有伏暑的论述。柳宝诒的《温热逢源》为论述伏邪温病证治的专著，其中列举了伏气温病的病因、病机、病位、辨治等若干问题，认为"伏气由内而发，治之者以清泄里热为主。其见证至繁至杂，须兼视六经形证，乃可随机立法"。而新感温病与伏气温病的表里出入，路径各殊，其治法之轻重深浅，亦属迥异。

一、新感伏邪含义

新感，相对于伏邪而言，是新感温病的简称，原意是指感受当令之邪，即时而发的一类温病，由于这类温病是因为新近感邪而发，故称为新感温病。

伏邪，为温病学重要的病因理论。伏邪是与新感相对而言的，顾名思义是指病邪的伏藏。伏，藏也。伏邪者，指外邪伏藏于体内而过时发病的病邪，有广义和狭义之分。狭义的伏邪，指伏邪温病，又称伏气温病，即指外邪侵袭人体以后，未能即时发病，邪气藏匿，或伏于膜原，或伏于肌肤，或伏于脂膜，过时而发的温病。广义的伏邪，指一切伏而不即发的邪气，包括外感、内伤，即如清代王燕昌《王氏医存》所说："伏匿诸病，六淫、诸郁、饮食、瘀血、结核、积气、蓄水、诸虫皆有之。"

要想区分"新感"和"伏邪"，一方面要看初起症状是表热证还是里热证，更重要的是还要看其感邪的特点与发病季节主气的致病特点是否一致。新感和伏邪并论，揭示了不同类型温病的发病规律，并有效地指导了温病的临床诊断和治疗。

二、学术源流演变

伏邪、新感理论源远流长，《内经》《伤寒论》以及历代医家均有论及。新感与伏邪的概念，在《内经》这部巨著中，虽未明确提出，但有关伏气的论述，却成为后世伏邪学说的主要理论依据。在新感学说形成前，对温病发病的认识以伏邪学说占主导地位，在新感学说形成后，对外感病的病因发病有了新的认识，但也产生了一些争论。

伏邪理论在历史发展过程中，经历了不断的演变。初期的伏邪是广义的，肇端于《内经》，后来逐渐狭义化，一度成为阐释外感温热病病因病机的专有名词，伏寒化温说占据了统治地位。直到明清时期，才逐渐扩大内涵，不仅在伏气温病方面形成了一整套的理论体系，并且在温病以外的疾病辨治中也进一步得到了拓展应用。至此，伏邪理论已经发展成为一套完整的体系或学说，亦称之为伏气学说。

（一）伏邪理论肇端，伏寒化温主导时期

1.《内经》《难经》时期

新感与伏邪的概念，在《内经》这部巨著中，虽未被明确提出，但有关新感、伏邪的论述内容，却成为后世温病学说的主要理论渊源。《内经》的运气七篇大论《素问·天元纪大论篇》《素问·气交变大论篇》《素问·五常政大论篇》《素问·五运行大论篇》《素问·六微旨大论篇》《素问·六元正纪大论篇》《素问·至真要大论篇》及两个遗篇《素问·刺法论篇》和《素问·本病论篇》中提到的"温病""温疫""疫疠""疫""疠""温厉""温疠"等概念均为新感的范畴。如《素问·六元正纪大论篇》载有"初之气，地气迁，气乃大温，草乃早荣，民乃厉，温病乃作"。此"民厉温病"之温病即为新感温病。

《内经》中有关伏邪的论述，成为后世伏邪学说的主要理论依据。《素问·生气通天论篇》和《素问·阴阳应象大论篇》中都有"冬伤于寒，春必温病"的论述，是说冬季感受寒邪，未即时发病，至春季则易发生春温，此为伏气学说之肇

端。《素问·金匮真言论篇》中还强调："夫精者，身之本也。故藏于精者，春不病温。"这两条经文是从感邪之后，逾时而发和内外部条件来阐述温病的成因，凡后世论伏气温病之说者，莫不引其以为依据。又如《素问·热论篇》说："凡病伤寒而成温者，先夏至日者为病温，后夏至日者为病暑。"明确指出春季所发生的春温病与夏季所出现的暑温病，究其原因皆为冬季感受了寒邪所致。《素问·水热穴论篇》云："人伤于寒而传为热，何也？……夫寒盛则生热也。"《灵枢·岁露》中认为，春天一些疾病（传染病）的发生和流行，是由于冬季"虚邪入客于骨而不发于外，至其立春……万民又皆中于虚风，此两邪相搏，经气结代者矣"。解释了春天发生传染病流行的机制，是由伏藏于骨的"虚邪"被新感的"虚风"引发所致，实开新感引动伏气之先声。以上这些重要论述中所说的"温"，基本都是指伏气温病而言，对伏气温病的病因病机、发病季节等作了一定的阐述，对伏气温病学说的产生和发展起了决定性的作用。归纳《内经》之论，这种感邪之后，病邪伏留于体内一定的部位，逾时而由里外发，或为新感引动，或为正虚自发，且病情较重的发病特点，即是伏气温病理论的基本内容，在《内经》中早已有所体现，而且成为后世伏气温病学说创立和发展的理论渊源。

此外，《难经》中对伏邪也有阐述。在《难经·五十八难》中更明确指出"伤寒有五：有中风，有伤寒，有湿温，有热病，有温病"，五者"其所苦各不同"，病名各异，但均由寒邪所引起。后世医家王叔和提出的"伏寒化温"论和"邪伏肌肤"说，巢元方的"邪伏肌骨"说，不少医家推崇的"邪伏少阴"说、"邪伏膜原"说及刘吉人的"六淫伏邪"说等，皆从《内经》引申发展而来，丰富了中医学的内容，为温热病及内伤杂病的治疗提供了新的方法，开辟了新的途径。

此外，《内经》中的伏气是广义的，并不限于外感热病。如《素问·标本病传论篇》说："人有客气，有同气。"客气指新受的邪气，同气即原在体内之邪。《素问·痹论篇》说："（邪气）内舍五脏六腑……其入脏者死，其留连筋骨者疼久。"舍，"邪入而居之也"（张介宾），入而居之，非"伏气"而何？《灵枢·岁露》《素问·疟论篇》中对一些疾病发生发展的论述也涉及一些相关的伏气理论。如《灵枢·岁露》认为一些传染病的流行和发生是由于冬季"虚邪"侵袭人体，内伏至肾而不及时发病，等到春天阳气转盛，内伏之邪因时乘势而发，或与新感外邪合而为病。《素问·疟论篇》认为，温疟的发生是由于"得之冬中于风，寒气藏于骨髓之中，至春则阳气大发，邪气不能自出，因遇大暑，脑髓烁，肌肉消，腠理发泄，或有所用力，邪气与汗皆出，此病藏于肾，其气先从内出之于外也"。明确指出春天疾病流行及温疟发生均是由于冬季感受外邪，病邪内伏于人体一定的部位，不即发病，到来年春天或夏季，病邪或为新感引动，或因正气亏虚而自发。篇中还进一步指明了病邪伏藏的部位在骨、肾等，其发病的途径是由内而外，实开后世邪伏少阴说之先声。这种感邪之后，病邪伏藏于内，逾时而外发的病机特点，也为伏气理论的基本内涵之一。此外，《素问·生气通天论篇》中说："春伤于风，邪气留连，乃为洞泄；夏伤于暑，秋为痎疟；秋伤于湿，上逆而咳，发为痿厥；冬伤于寒，春必温病。"《灵枢·论疾诊尺》《素问·刺热论》等篇中，也论述了人体受到四时致病因素的侵袭后，不一定立即发病，要经过一段时间才会发病的情况。说明了四时之气皆可内伏而致病。凡此种种，不胜枚举。

通过以上论述分析，不难发现《内经》全文中虽然没有明确提出新感、伏气之名，但不少篇章中早已运用朴素的伏气理论解释一些疾病的发生发展规律。因此，要探讨伏气学说的产生和发展，就不能忽视《内经》中有关的认识和论述对其所产生的影响。

2.《伤寒论》《伤寒例》时期

《伤寒论·平脉法》正式提出伏气之名，"伏气"始成为阐释一部分外感温热病病因病机的专有名词，并以伏寒化温说为主导思想。篇中云："师曰：伏气之病，以意候之，今月之内，欲有伏气。假令旧有伏气，当须脉之。"晋代王叔和在《伤寒例》中说："冬令严寒……中而即病者，名为伤寒；不即病者，寒毒藏于肌肤，至春变为温病，至夏变为暑病，暑病者热极重于温也；是以辛苦之人，春夏多温热病，皆由冬时触寒所至，非时行之气也。"书中用伏气学说既解释了温病的病因，又不违《伤寒论》的旨义，为伏气温病学说的形成打下基础。因此，后人尊王叔和为伏气温病学说的创始人，伏气温病学说也就此萌发，但实质上这是在《伤寒论》理论统辖下的温病。此后"伏气"一词反而狭义化，成为阐释外感温热病病因病机的专有名词，伏寒化温说占据了统治地位。

《伤寒论》正文中并没有明确针对伏气温病的条文，但很多条文的内容对伏气温病的辨治具有一定的指导意义，后世主张伏气温病的医家对此多有发挥。如清代王孟英的《温热经纬》中专立《仲景伏气温病篇》，引用前贤名家的阐释并加以按注，对《伤寒论》中的若干条文从伏气温病的角度进行阐发，有一定的参考价值。例如，对于《伤寒论》太阳病篇中的提纲"太阳病，发热而渴，不恶寒者为温病。若发汗已，身灼热者，名风温"，王孟英论述："先曾祖云：风寒为病，可以桂枝汤发汗而愈。若发汗而热反灼者，乃风温病，温即热之谓也。后人不为详玩，谓风温为汗后坏病，抑何固耶？夫病本热也，加以桂枝之辛热，故液为热迫而汗大出，液去则热愈灼，故大烦渴而脉洪大，连上条似论一证，主以白虎加人参，正《内经》风淫热淫，治以甘寒之旨也。又《医林改错》谓：发热有汗之证，从未见桂枝汤治愈一人，是亦温病也。"民国时期的张锡纯在《医学衷中参西录》中认为

《伤寒论》太阳病篇中"论风温之病状详矣，而提纲之后未列治法……及反复详细推之，乃知《伤寒论》中原有治温病之方，特因全书散佚，后经叔和编辑而错简在后耳。……发汗后，不可更行桂枝汤，汗出而喘，无大热者，可与麻黄杏仁甘草生石膏汤。今取此节与温病提纲对观，则此节之所谓发汗后，即提纲之所谓若发汗也；此节之所谓喘，即提纲之所谓息必鼾也，由口息而喘者，由鼻息即鼾矣；此节之所谓无大热，即提纲之所谓身灼热也。盖其灼热犹在外表，心中仍无大热也。将此节之文与温病提纲一一比较，皆若合符节。夫中风、伤寒、温病特立三大提纲，已并列于篇首，至其后则于治中风治伤寒之方首仍加提纲，以彼例此，确知此节之文原为温病之方，另加提纲无疑，即麻杏甘石汤为治温病之方无疑也……知麻杏甘石汤为救温病误治之方，实即治温病初得之主方"。书中还对大青龙汤、白虎汤、白虎加人参汤、黄连阿胶汤、大承气汤等相关条文从伏气温病的角度进行了阐发，并附以验案，有一定的价值。

《伤寒杂病论·序》中云："余宗族素多，向余二百，建安纪年以来，犹未十稔，其死亡者，三分有二，伤寒十居其七。"此处所指"伤寒"为广义伤寒。《伤寒论》太阳病篇起始即分别标明中风、伤寒、温病、风温等病的提纲证，皆隶属于广义伤寒，并在另篇中与痉湿暍等疑似病相鉴别，其立意甚明。篇中论述也多以三阴三阳病为提纲，并不具体分中风、伤寒或温病，可以体现仲景以三阴三阳统治外感热病的思路。故《伤寒杂病论·序》中说："虽未能尽愈诸病，庶可以见病知源。若能寻余所集，思过半矣。"后世医家对《伤寒论》中关于内热证的条文从伏气温病的角度进行阐发，虽然是一家之言，未必皆是仲景原意，却能自成其理，临床有验，有一定的实用价值，值得进一步研究。

（二）新感伏邪并存，相互弥补时期

魏晋及隋唐时期的伏气理论未得到明显的发展，直到宋代仍沿袭伏寒化温说，但从各医家论著中可见，已重视重感时气，并逐渐区分温病为新感与伏邪两类。

1. 沿袭伏寒化温，重视重感时气

宋代医家朱肱在《类证活人书》中指出："其实时而病者，头痛身疼，肌肤热而恶寒，名曰伤寒。其不实时而病者，寒毒藏于肌肤之间……因春温气而变，名曰温病。因夏热气而变，名曰热病。温热二名，直以热之多少为义。阳热未盛，为寒所制，病名为温；阳热已盛，寒不能制，病名为热。故大医均谓之伤寒也。"指出伏邪化温发病，还与感受时令之气有关，强调了冬季感受的寒邪至春或夏发病，与春季的温气和夏季的热气有关，在伏寒化温的基础上作了进一步的阐述。在治疗上，除用仲景方外，还记载了葳蕤汤、犀角地黄汤等方以治疗伏气温病。

宋代的庞安时在《伤寒总病论》中也提出："其不实时成病，则寒毒藏于肌肤之间，至春夏阳气发生，则寒毒与阳气相搏于荣卫之间，其患与冬时即病候无异。因春温气而变，名曰温病也。因夏暑气而交，名曰热病也。"并引用《诸病源候论》中的说法："从立春节后，其中无暴大寒，又不冰雪，而人有壮热病者，此属春时阳气，发于冬时，伏寒变为温病也。"在病因上也是延续伏寒化温的说法，在治法上，大致亦以清透、清补为主。

金元四大家之一的张子和则认为，伏气致病不仅与重感时气有关，而且与邪伏部位的深浅关系密切。他在《儒门事亲·主诸时气解利禁忌式三》中说："人之伤于寒也，热郁于内，浅则发早为春温；若春不发而重感于暑，则夏为热病；若夏不发而重感于湿，则秋变为疟痢；若秋不发而重感于寒，则冬为伤寒，故伤寒之气最深。"这种认识，在伏寒化温的基础上又有了新的见解，即伏邪化热虽同，新感时邪的种类却各异，病位浅深也有别，因而四时外感热病有不同种类。

元末著名医家王安道本着"温病不得混称伤寒"的观点，在《医经溯洄集·伤寒温病热病说》中较系统地描述了温病与伤寒的区别。通过"辨其因，正其名，察其形"，对以里热外发为病机特点的伏气温病的因证脉治做出了系统分析，并认为温热病若无重感，表证虽兼见，而里病为多，治法当以清里热为主，而解表兼之，亦有里热清而表自解者。这些论述的意义不仅在于"脱却伤寒，辨证温病"，而且对新感及伏气为病治疗原则的确立有很大启迪。但是，在伏气温病的病因和发病的认识上，王安道并无实际的突破。例如《医经溯洄集》中认为"冬寒且凝，春阳气发，寒不为释，阳怫于中，寒怫相持，故为温病"，强调"阳怫化热"，属伏气温病范畴。又说，"当冬之时，寒气大行，冬伤于寒，冬以阳为主内，寒虽入之，势未能动。及春阳出，而阴为内主，然后寒动搏阳，而为温病""寒者，冬之令也。冬感之，偶不即发而至春，其身中之阳虽始为寒邪所郁，不得顺其渐升之性，然亦必欲应时而出，故发为温病也"，其内涵实际上和伏寒化温说并无本质上的区别。

2. 提出新感温病，分为新感伏邪两类

首先将温病分为新感与伏邪两类的，当推宋代医家郭雍，他在《仲景伤寒补亡论》中指出："冬伤于寒，至春发者，谓之温病；冬不伤寒，而春自感风寒温气而病者，亦谓之温。"即认为发于春季的温病，既有冬季感寒，当时未发病，内伏而后至春季发病者，亦有感受春季时令之邪而发者。明代医家汪石山明确提出："有不因冬月伤寒而病温者，此持春温之气，可名曰春温……此新感之温病也。"对温病的发病提出了新的课题。汪氏明确指出发于春天的温病有两种情况：一是伤于冬令寒邪而病发于春，即"伏邪温病"；二是感春令温暖之气而即病发于春，即"新

感温病"。这些论述，突破了"今夫热病者，皆伤寒之类也"的传统认识，确立了在温病发病学中新感与伏邪学说共处并存的格局。汪氏还明确地把温病分为三型，一是伏气温病，二是新感温病，三是伏气更兼新感。从此以后，便是新感温病与伏气温病并存，相互弥补的时期。

对于新感温病说的研究，至明清时代开始有了突飞猛进的发展。明末医家吴又可对温疫病因、发病、治疗等提出了独到见解。认为"温疫为病，非风非寒，非暑非湿，乃天地间别有一种异气所感"，这种戾气虽然无象可见，无形可求，但可能通过口鼻侵犯人体，并具有强烈的传染性，"无问老少强弱，触之者即病"，从而在病因方面彻底划清了与传统"伏寒化温"的界限。

总而言之，新感和伏邪是温病学中两种主要的发病学说，自《内经》至宋代以前，基本以"伏寒化温说"作为温热病的主要发病学说，随着时代的发展和临床经验的积累，人们逐渐认识到单纯的"伏寒化温"并不能完全解释外感温热病的发病，进而提出了新感温病的发病学概念，并在实践中逐步完善，至明清时代则形成了较为完整的理论体系。

（三）新感伏邪鼎盛并重，伏邪理论扩展时期

清代是温病学说发展的鼎盛时期。清代二百年间，温病学派崛起，江南名家辈出，推崇新感伏邪并重。新感学说用以解释风温、暑温、湿温、温疫等外感热病；伏气学说逐渐用来解释春温、伏暑、温疟等很多外感热病，逐渐从单一的伏寒化温说中解放出来。新感、伏邪学说得到了进一步的发展，形成了历史上的一个高峰时期，并有效地指导了外感热病的治疗，成为温病学派的重要组成部分。

1. 推崇新感伏邪并重

清初著名医家喻昌在推崇新感说的同时亦宗伏气说。喻氏以《素问》中关于温病发生的理论为主旨，在《尚论后篇》中将伏气温病归纳为三类：其一为"冬伤于寒，春必病温"；其二为"冬不藏精，春必病温"；其三为"冬既伤于寒，冬又不藏精，至春月两邪同发"，这就是著名的温病三纲鼎立学说，其实质仍是指的伏气温病。书中对伏气温病的病机、病位、症状、治则治法都有系统的论述，具有一定的创新性，为伏气温病的发展起了重要的推动作用，现在仍有很高的临床指导价值。

清代医家戴天章在《广瘟疫论》中对新感、伏气温病加以阐发和补充，在治法和用药上也有很大发展。书中较为系统地论述了伏气温病的脉因证治，备受后世医家的推崇，正如清末民初的名医何廉臣所评："以余所见，专论伏气温热能各症精详者，自北山此书始。"该书经陆九芝删订并由何廉臣重订后，更以《重订广

温热论》为名发行于世。戴氏认为"新感温热，邪从上受，必先由气分陷入血分，里症皆表症侵入于内也；伏气温热，邪从里发，必先由血分转入气分，表症皆里症浮越于外也。新感轻而易治，伏气重而难疗，此其大要也"，并于书中系统地对伏气温病的因机证治和方药提出了自己的看法。治疗伏气温病首用辛凉清解，或苦辛开泄。把伏气温病的兼证分为八条，"凡言兼者，伏邪兼他邪，二邪兼发者也，治法以伏邪为重，他邪为轻……约而计之，大约有八"，有兼风、兼寒、兼暑、兼湿、兼毒（痄腮及发颐、发斑、喉痧）、兼疟、兼痢；论夹证则分十种统之，"凡言夹者，伏邪夹实、夹虚，二邪夹发者也。如夹痰水、食、郁、蓄血等邪属实者，则以夹邪为先，伏邪为后。盖清其夹邪，而伏邪始得透发，透发方能传变，传变乃可解利也。如夹脾虚、肾虚及诸亡血家症，则以治伏邪为主，养正为辅。盖邪留则正益伤，故不可养正遗邪也。如夹哮喘、心胃痛、疝气诸旧病，则但治伏邪，旧病自已，盖旧病乃新邪所迫而发也"。戴氏对伏气温病的辨治对伏气学说的完善起到了重要的推动作用。

清代康乾盛世时期的名医叶天士、薛生白、吴鞠通以及稍晚一些的王孟英都是著名的温病学家，后世称之为"温病四大家"，他们对新感温病和伏邪温病的发展均卓有贡献。被誉为"温热大师"的叶天士，在前辈医家论述的基础上，对新感温病的病因、病机、感染途径、侵犯部位、传变规律和治疗大法进行了系统阐述，创造性地提出了卫气营血的辨证论治体系，为温病学脱却伤寒范畴而自成体系奠定了理论基础。叶氏发展了新感之说，提出"温邪上受，首先犯肺，逆传心包"，但于《临证指南医案·幼科要略》中仍然承认春温之类为伏气温病。《临证指南医案·幼科要略》中云："春温一症由冬令收藏未固，昔人以冬寒内伏，藏于少阴，入春发于少阳，以春木内应肝胆也。寒邪深伏，已经化热，昔贤以黄芩汤为主方，苦寒直清里热，热伏于阴，苦味坚阴乃正治也。"《临证指南医案》中有关伏气的病案不下数十例，并专有《三时伏气外感篇》以明伏气温病的辨治。可见，叶氏重视新感和伏气并重。与叶天士同时代的薛生白在《湿热条辨》中，对湿热病的病因、病机、辨证治疗作了较全面、系统的论述，进一步充实了新感温病说的内容。此后，温病学家吴鞠通在叶氏学术成就的基础上，结合自己的临床经验，编著了系统论述四时温病的专书《温病条辨》，书中将新感、伏邪温病并重，均有专论，倡导三焦辨证，使温病学形成了以卫气营血、三焦为核心的辨证施治体系。王孟英"以轩岐仲景之文为经，叶薛诸家之辨为纬"，汇集了一些温病学的主要著作，并参合自己的实践认识编著成《温热经纬》，专门有《〈内经〉伏气温热篇》《仲景伏气温病篇》和《叶香岩三时伏气外感篇》，书中以外感与伏气为两大纲领，对历代有关伏气温病的理论以专篇的形式加以阐述和注释、发挥，对温病新感和伏气学说的理论和证治作了较全面的整理，对伏气学说的进一步成熟和发展起了重要作用。总之，在这一时期，新感、伏气学说已形成一整套的理论体系，并且得到了充分的发展。

晚清时期著名医家柳宝诒的《温热逢源》对伏气温病理论和证治有独到见解和临证发挥，但亦重视新感温病，对暴感风温的证治有明确论述。书中重论伏邪，认为伏邪的部位主要在少阴，如文中云："寒邪之内伏者，必因肾气之虚而入，故其伏也每在少阴。"对伏气温病的见证归纳为本证、兼证、夹证、变证四大类，在治法上提出"一要药到病所，二要托邪外出，三要固护正气"的原则，用药上对喻昌的麻黄附子细辛加生地的治法加以变通，使其更切合伏气温病的病机。《柳宝诒医案》中也记载了柳氏对一些伏气温病的治疗验案，可以和《温热逢源》合参。总体来说，柳宝诒对伏气温病的辨治进行了详细而深入的分析和总结，其思想的创新性值得思考和借鉴。

清末医家俞根初在《通俗伤寒论》中强调了"邪伏膜原"说，书中强调"伏温内发，新寒外束。有实有虚，实邪多发于少阳膜原，虚邪多发于少阴血分阴分"。何廉臣在《重订通俗伤寒论》中又进行了点评和阐发，并在《重订广温热论》卷一中对伏气温病进行了专门论述，认为"凡伏气温热皆是伏火"，"伏气有二：伤寒伏气，即春温夏热病也；伤暑伏气，即秋温冬温病也。邪伏既久，血气必伤，故治法与伤寒、伤暑正法大异；且其气血亦钝而不灵，故灵其气机，清其血热，为治伏邪第一要义。第其间所伏之邪，有微甚、有浅深，人之性质，有阴阳、有强弱，故其中又有轻重之分焉。医必识得伏气，方不至见病治病，能握机于病象之先"。

民国初年的张锡纯则在《医学衷中参西录》中对新感和伏气温病、伏疟、伏暑等进行了论述。并提出了温病"伏气伏于膈膜之下""疟邪伏于胁下两板油中"等创见，并从伏气温病的角度阐释《伤寒论》的有关条文，以白虎汤等经方加减，治疗临床所见具有伏气温病特点的发热，取得显著疗效。

以上各位医家对新感和伏邪具有重要论述和阐发，并在具体治法和方药上均有重要贡献，把新感和伏气温病的辨治推向了一个高峰。

2.扩展伏邪理论范畴

随着伏邪理论的不断发展，逐渐扩展到伏邪温病以外的疾病范畴。前面已经提到，早在《内经》中已经指出风寒暑湿皆可伏而不发成为伏气，但并未引起医学家们的重视和发扬。在东汉至明代漫长的历史进程中，伏邪理论只是用于解释伏气温病，而伏气温病以外的伏气理论几乎没人提及。而到了清代，随着伏邪理论的不断发展，才逐渐扩展到伏邪温病以外的外感疾病。

清代著名医家雷丰在其所著的《时病论》中对《内经》中有关伏气温病认识

的原文加以逐条阐发。雷氏在其著作中对《内经》中"冬伤于寒，春必温病；春伤于风，夏生飧泄；夏伤于暑，秋必痎疟；秋伤于湿，冬生咳嗽"八句经文的论述进行了充分的发挥和阐释，认为风寒暑湿皆可伏而不发成为伏气，且进行了详细的分类和辨治，并把《内经》中的伏气论述与当时的实践及理论予以有机的结合，也大大超出了伏气温病的范围。清代医家叶霖在《伏气解》一书中指出："伏气之为病，六淫皆可，岂仅一端。"书中重点强调了两方面：一是伏邪发病与人体阴阳的关系，即"重阴必阳，重阳必阴，感阳则阴病，感阴则阳病"。二是伏邪与五脏的关系，认为五脏皆有伏邪，未必皆发为温病，还可以发为痎疾、痿痹、泄泻、咳嗽、头痛等多种疾病，并详细论述了五脏伏邪的原因、临床特征及治疗方法。

　　进一步扩展伏气学说内涵的最突出的代表医家，当属清代医家刘吉人。他提出了"六淫皆可伏气"的观点，为后世医家将伏气学说应用于内伤杂病领域起到了重要作用。刘氏在其所著的《伏邪新书》中对伏邪的概念作了更加扩展的解释，文中云："感六淫而不即病，过后方发者，总谓之曰伏邪；已发者而治不得法，病情隐伏，亦谓之曰伏邪；有初感治不得法，正气内伤，邪气内陷，暂时假愈，后乃复作者，亦谓之伏邪；有已发治愈，而未能尽除病根，遗邪内伏，后又复发，亦谓之伏邪。"还说："夫伏邪，有伏燥，有伏寒，有伏风，有伏湿，有伏暑，有伏热。"这些伏邪导致的疾病，远远超出了伏气温病的范畴，大大扩展了伏气学说的范畴。书中对每种伏邪的发病特征，都做了详细的论述，并列出了不同的治疗方法，与《伤寒论》的认识相一致，也是按六经来叙述病情。本书无论是在伏气理论方面，还是在临床应用方面，都有较高的实用价值。清代光绪年间的田云槎撰写的《医寄伏阴论》，也专门论述了伏邪为患，认为"春夏感受寒湿阴邪，不即为病，伏于肺脾肾三经孙络，乘人阴气内盛之时，遂从阴化而发"。其治法，以"温中通阳为第一要义，大忌苦寒助邪，消克伐正"。这种寒湿阴邪内伏，不化热而从寒化的疾病，以呕利为主症，需要和霍乱相鉴别，并不属于伏气温病的范畴。

　　新中国成立后的几十年，人们的饮食起居和生存环境发生了巨大变化，疾病谱因之发生了很大的改变。一些医家在前人研究的基础上，对临床的一些自身免疫性和慢性感染性疾病，如红斑狼疮、白血病、隐匿性肾炎、乙型肝炎等难以治愈、易迁延复发的疾病，在治疗和预防思路上，运用伏气学说进行指导，加深了对这些疾病的认识，并取得了良好的临床疗效。这时的伏气学说，不仅延伸到内伤杂病，而且不限于以发热为主要表现的疾病，展示出新的生命力。首届国医大师、长春中医药大学的任继学教授认为伏邪可分为外感伏邪和杂病伏邪，外感如SARS、急性肾小球肾炎、支气管哮喘、急性感染性神经根神经炎等，杂病如血管性痴呆、冠心病、肝硬化、慢性肾衰竭、短暂性脑缺血发作（TIA）、原发性癫痫、痛风等，其发病皆有伏邪存在。

总之，在这一历史时期内，不仅有关伏气温病的理论得到继续发展，更主要的是伏气温病以外的伏气理论，从内涵到外延，都得到了很大的丰富和发展。首先是所伏邪气的种类明显扩大，由伏气温病扩大到所有外感六淫，从"感而不发，过后方发"扩展到感而已发、治不得法后，隐伏复发等多种情况。其次是伏气理论与六淫、六经、脏腑、阴阳、气血等中医基本理论的结合，使伏气学说的理论体系更加完整。再次是伏气理论的临床实践，不仅产生了许多伏气温病的具体病名，而且有了许多温病以外的病名，如《伏气解》中列举的消渴、疟疾、痰证、痹证、泄泻，《伏邪新书》中列举的奔豚气、哮喘、癫厥、鹤膝风、阴癖等，诸证均有相应的具体治疗方药。至此，伏邪理论已经发展成为一套完整的体系或学说，从伏邪的角度对临床相关疾病的辨治达到了一定的理论高度。

三、临床特点挈要

前人之所以将温病分为新感温病和伏邪温病两大类型，主要是根据四时温病初起的表现，并联系时令致病之邪的临床致病特点而划分的。

（一）新感温病

凡是新感温病，初起证候均与时令之邪的致病特点，包括邪犯部位、病机变化、证候特点等相一致，也就是说，病变初起的临床表现正是当令时邪致病的特异表现。由于时令外邪侵犯人体多具有由表入里、由浅入深的规律性，所以新感温病，初起临床表现多以卫表见症为主要表现，如发热、恶寒、无汗或少汗、头痛、咳嗽、苔薄白、脉浮数等，所以近代文献中常据此而把新感温病的发病类型称为"病发于表"。但这是就多数新感温病的临床表现而言，如暑温就不在此例。

新感温病的病机传变，基本趋向是由表入里、由浅入深，即由卫入气，再深入营血。多数新感温病，初起邪从外受，病在卫表；若表邪不得外解，则可内传入里，从而反映出由表入里、由浅入深的发展规律。即使夏令暑温初起即见阳明气分里热证，没有明显的卫分过程，但其传变亦是由气入营再入血，仍然体现了由浅入深、由轻至重的发展规律。

（二）伏邪温病

伏邪温病是指发病初起以里热证候为主要表现，而与当令时邪的致病特点不相符合的温病。四时伏邪温病的成因、发病季节、临床证候各有不同，但从发病初起的临床表现及其病机传变情况来看，则有着共同特点。即初起证候表现与当令时邪的致病特点不相一致。具体地说，伏邪温病的发病特点，是初起必见里热内郁的症状，如灼热、烦躁、口渴、溲赤、舌红、苔黄等。部分患者初起虽可兼见表证，但必以里热见症为主要表现。对于里热而兼有表证者，古人称之为"新感引动伏邪"。

伏邪温病的基本病机及其传变趋向是邪郁伏于里，里热既可由里达外，亦能进而深陷。由于伏邪温病感邪有轻重之别，患者体质亦有差异，因此里郁之热尚有浅深可分。以卫气营血辨证分析，浅者热在气分，以热郁胆、胃、肠等为病变中心；深者热在营分，以热灼心营为主要病机变化。热邪郁于气分者既可外透而解，亦可进而深入营血；热郁营分者既可向外透出气分，亦可深入血分，内陷厥阴。王孟英在阐发"卫气营血"病机时说"若伏气温病自里出表，乃先从血分而后达于气分"，即体现了这一传变特点。

四、各家学说汇要

伏邪学说是温病学最早期的理论，随着新感温病理论的发展，对于伏邪问题的认识则产生了争议，历代医家争论的焦点主要集中在以下几个方面。

（一）外邪能否伏藏人体

持有伏邪观点的医家众多，认为外邪能够伏藏体内，过时而发为温病。其立论依据是《素问·阴阳应象大论篇》中"冬伤于寒，春必温病；春伤于风，夏生飧泄；夏伤于暑，秋必痎疟；秋伤于湿，冬生咳嗽"的论述，这八句原文扩展了伏气学说的范畴，为后世温病伏气学说提供了理论基础和依据。后世医家对此进行了诸多发挥。很多医家认为寒邪能够伏藏于人体，过时而发为春温，其依据源于《内经》的"冬伤于寒，春必温病"之论；宋代医家郭雍在《伤寒补亡论》中也指出："冬伤于寒，至春发者，谓之温病。"不少医家认为暑邪亦可伏而为病，如李梴在《医学入门·暑》中指出："伏暑即冒暑久而藏伏三焦肠胃之间。"俞根初在《通俗伤寒论》中进一步分析暑邪之所以能伏藏，是与湿邪交困所致，即"夏伤于暑，被湿所遏而蕴伏"。陆廷珍则认为，四时之邪均能伏藏而致病，他指出："可知四时伏气皆能为病，即伏寒、伏风、伏燥，皆可与伏暑立名主病。故春温为冬之伏寒，肠风为春令之伏风，疟痢为夏间之伏暑，咳嗽为秋天之伏燥，以类而推。"历代医家的这些论述与《内经》思想一脉相承。

亦有不少医家对此持截然相反的看法。如明末医家吴又可力陈外邪伏藏人体的不可能性，吴氏指出："风寒所伤，轻者感冒，重则伤寒；即感冒一证，亦不能容隐而当即为病；若伤于冬令严寒，何能藏伏于内过时而发！"

（二）外邪伏而后发的机制

对于病邪侵袭人体，为什么会有立即发病和伏而后发之论？张锡纯有"邪重者感而即发，邪轻者伏而后发"的说法。邪气之所以能伏藏于人体，朱肱认为"壮者气行则已，怯者着而成病"，主要在于正气虚弱不能抗邪外出，故使邪气能伏藏于人体之内；而章虚谷认为"冬寒是阴气偏胜，适因人身阳旺，自能容受阴气"。究其差异，朱肱之说是正虚而致邪伏；章虚谷之说是阳旺而能容受阴寒之气，两者显然有不同。按"邪之所凑，其气必虚"，岂有阳气旺而阴寒反得隐伏为患？柳宝诒认为寒邪内伏，必因肾气之虚而入；吴鞠通论伏暑邪伏之理，因气虚不能传送暑邪外出，都主张以正气亏虚，为邪气伏藏之因。《内经》所说的"正气存内，邪不可干"可为有力之证明。

若正气不衰，但感邪重者，正气尚能立即抗邪而即病；何以感邪较轻者，正气反不能立即抗邪，容邪气在人体之内日渐由轻转重，待邪气重时，则正气即与之抗而为病？若正气亏虚，而感邪较重岂不正为即病？是如邪气较微，而正气亦虚，邪微不足以致害，正虚不足以抗邪外出，邪气即伏藏于内，随着时日迁延，病邪不断耗伤正气积蓄力量而壮大，正邪双方逐渐发生变化，致使正邪相持关系失去平衡，从而发病；或至复感时令之邪触动而发病。

（三）外邪伏而后发的条件

对于外邪伏而后发的条件，总结历代医家对伏邪的认识和临床经验归纳如下：①气候变化引发；②时令之邪激发；③其他因素：如饮食不节、过于劳累、情志不遂、房事不节等，使正气受伤，不能遏制伏邪（气）而外发。

（四）外邪伏藏机体的部位

邪伏部位，是伏邪学说中的重要内容，它是前人根据伏邪温病的证候表现差异而提出的。伏邪学说认为病邪侵入人体后，不即发病而潜伏体内，必有一定部位可藏，但由于各人的认识不同，所观察的病种有所不同，因此对邪伏部位提出了多种不同说法，其中具有代表性的有以下几种。

1. 邪伏肌肤说

晋代王叔和提出了伏寒化温论和邪伏肌肤说。他在论述冬伤寒邪致病时指出："不即病者，寒毒藏于肌肤，至春变为温病。"即是说冬令感受寒毒之邪，如不即时发为伤寒，则伏藏于人体肌肤，至来年春季伏寒化热而发为温病。这一见解实是根据受邪之处便是邪伏之处的认识推导而来，因为风寒外邪侵袭人体多先犯人体肌腠之表，故将肌肤作为邪伏的所在。

2. 邪伏肌骨说

隋代巢元方对邪伏的部位提出了邪伏肌骨说。《诸病源候论·温病候》指出"寒毒藏于肌骨中"，即认为冬季感受的寒毒是藏于人体肌肉与骨骼中间。此与王氏所谓"藏于肌肤"的基本精神类同，但从文字上看，"肌骨中"更能体现病邪潜伏藏匿的特点。

3. 邪伏少阴说

温病大家叶天士提出邪伏少阴说。叶氏在《温热经纬·三时伏气外感篇》中指明："春温一证，由冬令收藏未固，昔人以冬寒内伏，藏于少阴，入春发于少阳，以春木内应肝胆也。"这是根据五脏应四时的理论，结合发病后临床证候特点而提出来的。再从临床特点分析，春温初起多见身热、心烦、口苦、溲赤、脉弦数等胆热征象，"发于少阳"的客观依据，而其病变后期易见真阴欲竭的严重变化，又可作为"藏于少阴"的佐证。

4. 邪伏膜原与少阴说

清代俞根初提出伏温邪伏膜原与少阴说。俞氏在《通俗伤寒论》中指出："伏温内发，新寒外束，有实有虚；实邪多发于少阳膜原，虚邪多发于少阴血分、阴分。"邪伏膜原之说乃源于吴又可"邪气盘踞膜原"之论，但含义有所不同，俞氏所说的伏温内发于膜原，指伏邪温病，而吴又可所说是疠气先犯于膜原，不是指伏邪温病。俞氏把邪伏部位分为少阳膜原和少阴血分、阴分，也是根据其证候特点而提出来的。

5. 随体质不同而异说

清代医家雷少逸是研究六淫伏邪的医家中比较有特色的一位，其在《时病论》中提出伏气于体内所藏之处随体质不同而异的观点。雷氏在《时病论》卷之一中强调伏气于体内所藏之处亦有不同："其藏肌肤者，都是冬令劳苦动作汗出之人；其藏少阴者，都是冬不藏精，肾脏内亏之辈。此即古人所谓最虚之处，便是容邪之处。"邪伏部位，随体质因素不同各异，即肾虚之体，邪气伏藏少阴；劳苦体实之人，邪气伏藏肌肤等。首届国医大师长春中医药大学任继学教授对温病学的理论非常重视，非常推崇新感和伏邪学说，尤其对于伏邪理论有深入的阐发。在任老重要的论著《伏邪探微》中，强调了伏邪可分为外感伏邪和杂病伏邪，探伏邪之奥义，切中肯綮，提出了"至虚之处，便是客邪之处"的邪存虚处的观点，此与雷氏思想一脉相承并有所发挥。

6. 三纲鼎立说

清初著名医家喻昌（嘉言）宗伏气温病说，根据其归纳总结的三类伏气温病，提出邪伏部位为肌肤、少阴与肌肤之间及少阴的"三纲鼎立说"。喻氏以《素问》

中关于温病发生的理论为主旨，在《尚论后篇》中强调："以冬伤于寒，春必病温，此一大例；又云冬不藏精，春必病温，此一大例也；既冬伤于寒，又冬不藏精，至春月同时病发，此为一大例。"喻氏将伏气温病归纳为三类：其一为"冬伤于寒，春必病温"则寒邪伏在肌肤；其二为"冬不藏精，春必病温"则邪气伏在少阴；其三为"既冬伤于寒，又冬不藏精，至春月同时病发"则病邪伏于肌肤之间及少阴，这就是著名的温病三纲鼎立说。书中对伏气温病的病机、病位、症状、治则治法都有系统的论述，具有一定的创新性，为伏气温病的发展起了重要的推动作用，现在仍有很高的临床指导价值。

上述医家所提出的各种邪伏部位之说，实质是根据不同证候的表现而推断出来的，试图从理论上解释某些温病的发病原因及其临床特点，但其实际意义在于指导临床辨证，分析病位，借以区分证候类型。因此，对邪伏部位的认识，不应刻板地把它看成是解剖学上的具体病变部位，而是阐述某些温病病因病机的理论概括。

五、临床价值探析

新感与伏邪学说，是温病发病学的重要内容，历代对新感与伏邪学说，尤其是伏邪学说的争议较多，甚至由于邪伏体内，感而后发有悖科学常识，近年来否认伏邪的呼声亦不少，也有将伏邪等同于现代传染病的潜伏期之论。新感伏邪所揭示的温病初起的不同发病类型，临床确实存在，这两种发病类型的产生，并非取决于感邪后是否即时发病，而是与病邪性质、轻重以及机体的反应状态等因素有关，因此对新感伏邪学说的研讨应着重于临床实际，分析不同类型温病的病变机制，探讨其演变规律及防治方法。从目前而言，新感、伏邪学说的临床价值，可体现在以下方面。

（一）区分发病类型

新感、伏邪学说的临床意义，并不在于探究感邪后的即发与伏藏，而主要是从理论上阐述温病不同发病类型的机制。即发病初起，以肺卫表热证为特征的为新感，如春季的风温、秋季的秋燥等；发病初起，径见里热证候表现的为伏邪，如春温；而初起既有表证，同时又有里证者，为新感引动伏邪，如伏暑。从现代临床的角度审视，新感都属于表热证类温病；伏邪大多属于里热证类温病；新感引动伏邪则属于表里同病类温病。辨别新感、伏邪，实际上就是区别温病初起的不同发病类型。

（二）判断病情轻重

新感与伏邪，由于初起发病类型有别，故其病情的轻重有着明显的区别。一般而言，新感温病除暑温外，初起均病发于表，邪在卫分，病位较浅，病情较轻，治疗得当，邪不内传，病可速愈，故病程多不长。伏邪发病，里热外达，充斥肆逆，病发即见一派里热证候。如无外感激发，一般无表证；如由外感引发者，则可同时伴见表证。伏邪为病，一般病情缠绵，病势较重，变证较多，病程较长，难以速愈。因此，运用新感、伏邪学说能够判断温病初起之病位浅深及病情轻重。

（三）揭示传变趋向

新感温病虽然病因不同、证候各异，但其病邪传变具有共同的规律。初起邪在卫分，以卫表失和为特征，病位最浅，病情亦轻。如果传变，一般情况下多循卫→气→营→血的层次，由表入里，依次深入，病情随之而相应加重。间或亦有邪在肺卫，不经气分而径入心营者，虽为突变，病情骤然加剧，但亦为由表入里，由浅入深范畴。而伏邪温病，如春温、伏暑等发病初起则径见里热炽盛表现，或热郁气分，或热炽营分，间有因"新感引动伏邪"而兼表证者，其表证较轻且为时短暂，病位较深，病情亦重。其传变，亦较新感温病复杂。热郁气分者，可传入营分或血分；其间夹湿者，或郁蒸少阳，或蕴阻中焦，或与积滞交阻胃肠，变化最多。热发于营分者，既可以透出气分而病情由重转轻，也可进一步深入血分而使病情更为深重。可见，新感、伏邪学说，能够揭示不同温病的传变趋向，对于把握各类温病的发生发展规律颇有裨益。

（四）提示治疗大法

新感、伏邪学说可为确定治疗大法提供依据。新感温病，病发于表，传变趋向为由表入里，故其治疗初起以解表透邪为基本大法，且多以辛凉宣透肺卫为主，使新感之邪透达于外，以截断病邪传里之路，达到早期治疗之目的。及至传里，当辨别病位及证候，而用清泄气热、凉营透达、凉血散血等法。伏邪温病由于病发于里，热郁化火，以里热证候为基本特点，所以初起治疗即以清泄里热为基本大法，以使里郁之邪向外透解，以免其进一步内陷为患。若因新感引动伏邪者，配合散解之法，以透邪外出。总之，以伏邪向外透达化解为顺。若继而内陷深入，或动风，或动血，或闭窍，甚则内闭外脱等种种变化，皆属病情危重之候，其治疗与新感传入者无异，但因其初发病位较深，所以较之新感陷入生变者，病情更为严重，这在制订治疗伏气温病原则时须注意。柳宝诒在《温热逢源》中指出："伏气由内而发，治之者以清泄里热为主。其见证至繁且杂，须兼视六经形证，乃可随机立法。暴感风温……其病与伏温病之表里出入，路径各殊，其治法之轻重深浅，亦属迥异。"对伏邪与新感的治疗，可谓要言不烦。

新感、伏邪理论是中医学病因发病理论，尤其是温病病因发病理论的重要组成部分。新感与伏邪起病发病相异的特殊性，为临床诊治提供了新的认识与辨证思路，同时也对多种现代难治性疾病的诊治具有重要的指导意义。伏气理论至今仍有效地指导着中医临床，且在治疗一些难治性疾病时如白血病、红斑狼疮、流行性出血热、病毒性肝炎等，越来越显示出这一学说所具有的独特诊治优势和发展潜力。如何正确理解应用新感与伏邪理论，解决现代临床疑难问题，是值得我们深入研究和不断探索的重要课题。

第二章　寒温统一论

中医学理论体系的形成与发展过程，是自身不断提高与完善的过程，更是事物发展螺旋式上升的历程。中医理论自产生之始，寒温统一的问题一直存在。从春秋战国至东汉时期的《内经》《难经》《伤寒杂病论》的寒温合论；发展到清代温病学说形成之时，叶天士、薛生白、吴鞠通、王孟英分别著成《温热论》《湿热条辨》《温病条辨》《温热经纬》，形成了温病的完整理论体系，温病正式从伤寒辨证体系中分离出来，从而形成了寒温分论。之后清代医家雷少逸、民国时期医家张锡纯综合了伤寒学派和温病学派的精华，集寒温诸种外感病之大成，主张寒温合一；当代医家如程门雪、万友生、王乐匋、邓铁涛等诸多中医学家，在深刻认识到伤寒与温病的学术理论精髓的基础上，提出将伤寒与温病在新的时期重新进行统一。通过整理历代医家对伤寒、温病有关论述，可以清晰地展现寒温统一的历史沿革和发展历程，正确认识中医学发展与完善过程的曲折性和前进性。

一、寒温合论

（一）《内经》时期之认识

《内经》成书于先秦至汉代，是我国现存最早的中医学典籍，书中对汉以前的医学成就了进行总结。《素问·热论篇》中云："今夫热病者，皆伤寒之类也。"指出了热病的成因为"伤寒"。此处"伤寒"指的是"伤于寒"，而非后世作为病名出现的"伤寒"。《素问·阴阳应象大论篇》中云："冬伤于寒，春必温病。"以及

《素问·热论篇》中谓："凡病伤寒而成温者，先夏至日者为病温，后夏至日者为病暑。"为后世温病伏气学说提供了理论基础。除此之外，在《素问·热论篇》《素问·刺热论篇》《素问·评热论篇》等篇以及《灵枢·热病》《灵枢·寒热病》中对外感热病理论及治疗方法均有明确论述。如《灵枢·热病》言："热病三日，而气口静、人迎躁者，取之诸阳，五十九刺，以泻其热而出其汗，实其阴以补其不足者。身热甚，阴阳皆静者，勿刺也；其可刺者，急取之，不汗出而泻。所谓勿刺者，有死征也。"这一时期的外感病是寒温合论，但有论而无方。

（二）《难经》时期之论述

《难经》成书不晚于东汉，作者秦越人。《难经·五十八难》云："难曰：伤寒有几？其脉有变不？然：伤寒有五，有中风，有伤寒，有湿温，有热病，有温病，其所苦各不同。中风之脉，阳浮而滑，阴濡而弱；湿温之脉，阳濡而弱，阴小而急；伤寒之脉，阴阳俱盛而紧涩；热病之脉，阴阳俱浮，浮之而滑，沉之散涩；温病之脉，行在诸经，不拘何经之动，各随其经之所在而取之。"这一阶段提出了广义伤寒和狭义伤寒的概念，温病归属于广义伤寒的范畴，同时温病与狭义伤寒并列。这里的广义伤寒，即是一切外感热病的统称。

（三）《伤寒杂病论》时期之承前启后

《伤寒杂病论》成书于东汉，作者张仲景。原书已亡佚，经王叔和、林亿等人整理成《伤寒论》和《金匮要略》。《伤寒例》谓："若更感异气，变为他病者，当依坏病证法而治之。若脉阴阳俱盛，重感于寒者，变成温疟。阳脉浮滑，阴脉濡弱，更伤于风者，变为风温。阳脉洪数，阴脉实大，更遇温热者，变为温毒。温毒，病之最重者也。阳脉濡弱，阴脉弦紧，更遇温气者，变为温疫。以此冬伤于寒，发为温病，脉之变证，方治如说。"其中提到了"温疟""风温""温毒""瘟疫"等外感病证，都属于"伤寒"的范畴，在《难经》伤寒有五的基础上，因更感异气而发。《伤寒论·辨太阳病脉证并治》中言："太阳病，发热而渴，不恶寒者为温病。"太阳病篇主要以论述太阳伤寒证治为主，此处提到温病，但并没有给出明确的治则，由此可见《伤寒论》是详寒而略温。在这一时期，外感病仍然是寒温合论，但有别于《内经》《难经》的有论无方，《伤寒论》形成了理法方药完备的六经辨证体系，虽然详寒略温，但对外感病的认识起到了承前启后的作用。

（四）魏晋隋唐宋时期之深入探究

东晋医家葛洪在《肘后备急方》中谓："伤寒、时行、瘟疫，三名同一种耳，而源本小异。其冬月伤于寒，或疾行力作，汗出得风冷，至夏发，名为伤寒；其冬月不甚寒，多暖气及西风，使人骨节缓堕，受病，至春发，名为时行；其年岁中有疠气，兼挟鬼毒相注，名为温病。如此诊候并相似。又贵胜雅言，总名伤寒，世俗因号为时行，道术符刻言五温，亦复殊，大归终止是共途也。然自有阳明、少阴、阴毒、阳毒为异耳。少阴病例不发热，而腹满下痢，最难治也。"其中将伤寒和瘟疫等概念混淆，我们应当辩证地看，《肘后备急方》当时是备急的方书，虽然对于理论的论述不够精准，但是书中有"伤寒有数种，人不能别，令一药尽治之"的论述。虽然对于医理的论述较为模糊，但这种暂且放下争议而注重临床效果的方式在当时的环境下更为实用。

南北朝宋齐年间医家陈延之所著《小品方》中有云："古今相传，称伤寒为难疗之疾，时行瘟疫是毒病之气，而论治者不判伤寒与时行瘟疫为疫气耳。云伤寒是雅士之辞，天行瘟疫是田舍间号耳，不说病之异同也。考之众经，其实殊矣。所宜不同，方说宜辨，是以略述其要。经言：春气温和，夏气暑热，秋气清凉，冬气冰冽，此四时正气之序也。冬时严寒，万类深藏，君子周密，则不伤于寒。或触冒之者，乃为伤寒耳。其伤于四时之气，皆能为病，而以伤寒为毒者，以其最为杀厉之气也。中而即病，名曰伤寒；不即病者，其寒毒藏于肌骨中，至春变为温病，至夏变暑病。暑病热极，重于温也。是以辛苦之人，春夏多温热病者，皆由冬时触冒寒冷之所致，非时行之气也。凡时行者，是春时应暖，而反大寒；夏时应热，而反大冷；秋时应凉，而反大热；冬时应寒，而反大温。此非其时而有其气，是以一岁之中，长幼之病多相似者，则时行之气也。伤寒之病，逐日深浅，以施方治。今世人得伤寒，或始不早治，或治不主病，或日数久淹，困乃告师。师苟（不）依方次第而疗，则不中病。皆宜临时消息制方，乃有效也。"这里论述了伤寒、时气、温病的差异。

隋代巢元方在《诸病源候论》中阐述的热病概念尊崇《素问·热论篇》"今夫热病者，皆伤寒之类"的观点，在《热病诸候》中谓："热病者，伤寒之类也。冬伤于寒，至春变为温病，夏变为暑病。暑病者，热重于温也。"此外还在《时气病诸候》中论述了时行之气的证候，如"时行病者，是春时应暖而反寒，夏时应热而反冷，秋时应凉而反热，冬时应寒而反温，此非其时而有其气，是以一岁之中，病无长少，率相似者，此则时行之气也"。巢氏的观点，虽然有意将伤寒和温病分别论述，但仍从即病伤寒，而不即病至春变为温病的角度去分析，他在《温病诸候》中言"即病者，为伤寒，不即病者，为寒毒藏于肌骨中，至春变为温病"。这一时期，虽寒温有分论的趋势，但仍然是伤寒统热病。从中不难看出，对寒温病变的认识在不断地丰富和发展，这也为明清时期由量变到质变埋下了种子。

唐代孙思邈在《备急千金要方》中引用《内经》《小品方》、扁鹊、王叔和等诸家认识以论述伤寒，并附上三十六首辟温方于其后。在其晚年所著《千金翼方》中言："伤寒热病，自古有之。名贤濬哲，多所防御。至于仲景，特有神功，寻思旨趣，莫测其致。所以医人未能钻仰。尝见太医疗伤寒，惟大青、知母等诸冷物投之，极与仲景本意相反。汤药虽行，百无一效。伤其如此，遂披《伤寒大论》，鸠集要妙，以为其方。行之以来，未有不验。旧法方证，意义幽隐。乃令近智所迷，览之者造次难悟；中庸之士，绝而不思。故使闾里之中，岁至夭枉之痛，远想令人慨然无已。今以方证同条，比类相附，须有检讨，仓卒易知。夫寻方之大意，不过三种：一则桂枝，二则麻黄，三则青龙。此之三方，凡疗伤寒不出之也。"可见对于仲景的言论尤为看重。

北宋朱肱在《类证活人书》言："夏至以前发热恶寒，头疼身体痛，其脉浮紧，此名温病也。春月伤寒谓之温病。冬伤于寒，轻者夏至以前发为温病。"明确提出了温病有恶寒的表现。南宋郭雍在《仲景伤寒补亡论》中论述："医家论温病多误者，盖以温病为别一种。不思冬伤于寒，至春发者谓之温病；不伤寒而春自感风寒温气而病者，亦谓之温；及春有非常之气中人为疫者，亦谓之温。三者之温自有不同也。"他在前人所认为的伏邪致温的基础上将"春时自感温气"以及春季时行之非常之气也称为温病。

（五）金元时期之补充发挥

金元时期百家争鸣，中医理论得到了很好的发展。金元四大家之一的刘河间主以火热立论，在治疗热病时用药多主寒凉。在《伤寒直格方》中谓："春曰温病，夏曰热病，秋曰湿病，冬曰伤寒。伤寒者是随四时天气春温、夏热、秋湿、冬寒为名，以明四时病之微甚，及主疗消息，稍有不等，大而言之则一也，非为外伤及内病有此异耳。"这一时期伤寒仍统外感热病。

综上可知，这段时期的寒温合论，实则是对温病的理法方药体系认识不清，从而把温病看作是伤寒的一个类型，是温病学形成与发展的漫长历史进程中的一个阶段。因为此时温病并无专门的著作，有关温病病名、病因、症状、治疗、预防的记载，散见于中医文献之中。对温病虽有一定认识，但理论尚较简朴，概念上与伤寒未有明确划分，界限混淆不清，只是把温病看作是伤寒的一个类型，温病隶属于伤寒范围。正如《素问·热论篇》所云："今夫热病者，皆伤寒之类也。"也就是说此时对温病没有明确的认识，虽然宋金元时期对温病的认识和诊治在理论和具体方法上都有了重大发展，但温病仍只属于伤寒范畴内的一个类型，对温病的病变规律还没被真正认清，此时的温病没有形成独立的辨证论治体系。

二、寒温分论

元代末年，著名医家王安道首先为温病正名，提出温病不得混称伤寒。他在《医经溯洄集·伤寒温病热病说》中言："夫惟世以温病热病混称伤寒……以用温热之药，若此者，因名乱实，而戕人之生，其名可不正乎？"提出"温病不得混称伤寒"，治疗当以"清里热为主，而解表兼之，亦有治里而表自解者"，认为温病发热，系怫热自内达外，治疗应以清里热为主。从概念、发病机制和治疗原则上将温病和伤寒明确区分开来，成为温病学自成体系的开端，故清代温病学家吴鞠通称王安道"始能脱却伤寒，辨证温病"。

明清时期，温病学说得到蓬勃发展，盛行于大江南北。此时研究温病的医家辈出，对温病的认识更加深化，理论日臻完善，治疗方法不断丰富，温病专著不断涌现，创造性地总结出一套比较完整的辨证论治理论和方法，使温病在理法方药方面自成完整体系，形成一门独立学说。几千年的中国医学史上，温病学派的产生是一个跨越性的发展高潮。温病学说成功地总结了张仲景之后治疗外感热病的新经验，从理、法、方、药各个方面，全面继承了中医学辨证论治思想，并突破了《伤寒论》六经辨证体系，建立了卫气营血和三焦辨证等新体系，在临证实践中得到了巨大成功。此时的代表医家及其著作如：叶天士《温热论》及《临证指南医案》中有关温病的内容、薛生白《湿热条辨》、吴鞠通《温病条辨》及王孟英《温热经纬》等。此时的主要学术成就有：强调寒温分论，明确了温病与伤寒的区别；明确了温病概念的新内涵；提出了六淫化热、疠气、温邪等温病病因的新概念；创立了卫气营血和三焦为核心的辨证施治体系；发展了温病学的诊法内容，如辨舌验齿，辨斑疹白痦等；创制、发展了一整套治疗温病的治法和方剂。清代除了叶天士、薛生白、吴鞠通、王孟英等温病四大家外，尚有许多医家在温病方面有不少著作。如杨栗山的《伤寒瘟疫条辨》、陈平伯的《风温论》、余师愚的《疫疹一得》、柳宝诒的《温热逢源》、雷少逸的《时病论》、俞根初的《通俗伤寒论》、戴天章的《广温热论》等都从不同侧面补充和丰富了温病学说内容。温病学说经过无数医家的实践、总结、提高，在漫长的历史进程中，逐渐形成一门独立的学科，广泛而有效地指导临床实践。至此，温病学形成了具有独特理论体系的新学科，标志着中医在急性外感热病学方面的新突破和新发展。

寒温分论，是建立在温病从伤寒论体系中摆脱出来的过程中，是建立在对温病学理论体系清晰认识的基础之上的。《伤寒杂病论》是我国第一部理法方药俱备的中医经典著作，书中的理法方药奠定了中医学辨证论治的基础，自仲景编撰《伤寒杂病论》之始，一直统领一切外感热病证治，唐代以来更是出现了"法不离《伤寒》,方必遵仲景"的局面。仲景之书对伤寒的治法已经很完备,六经辨证对外感病与杂病均有普遍指导意义,但对于温病的治疗尚不完善。历代医家通过长期的实践观察和研究,发现温病在病因、病机、临床表现上具有共同的特点和独特的规律而有别于伤寒。在不断积累实践、不断深化认识的基础上,明清医家逐步总结出一套完整的理论体系和诊治方法,从而形成了温病学说。正是由于认识到温病与伤寒的不同,此时的"寒温分论"是历史发展的必然。

三、寒温之争

正是因为有了春秋战国至宋金元时期的《内经》《难经》《伤寒杂病论》及之后众多医家的"寒温合论",和明清时期温病理论体系形成之时的"寒温分论",才会有之后众多医家的"寒温之争"。

温病学派的逐渐形成,引起了中医学史上的伤寒学派与温病学派之间长久的论争。这里的伤寒学派是指属于温病学派中的一派,而不是指专门研究《伤寒论》的学派,其对温病的认识和诊治基本上从《伤寒论》论述出发。此派有两个突出的特点:一是坚持用仲景学说研究温病证治,即研究的对象是温病,而研究的观点、方法则尊崇仲景学说;二是具有强烈的排他性,极力抨击以叶天士为代表的温病学派的学术见解,认为该派之说是"标新立异,数典忘祖"。代表医家及其著作如:陆九芝《世补斋医书》、恽铁樵《药盦医学丛书》以及章巨膺《温热辨惑》等。

(一)"阳明为成温之薮"之病机观

伤寒学派认为有关温病的证治内容在《伤寒论》中早有论述,《伤寒论》阳明病就是温病。如陆九芝言"病之始自阳明者为温,即始自太阳而已入阳明者亦为温",总之,"质而言之,温病者,阳明也"。他认为自明代吴又可《温疫论》始,直至清代,温病学著述大量涌现,各种观点莫衷一是,在温病的病机认识上,都偏离了阳明为"成温之薮"这一基本点。如"喻嘉言移其病于少阴肾,周禹载移其病于少阳胆,舒驰远移其病于太阴脾,顾景文移其病于太阴肺,遂移其病于厥阴心包,秦皇士移其病于南方,吴鞠通移其病于上焦,陈素中、杨栗山移其病为杂气,章虚谷、王孟英移其病为外感"。陆氏将上述观点,列为"十大歧说"。

陆氏基于温病即是伤寒阳明病的基本观点,提出了相应的治疗方药:温病初起,当用仲景之葛根芩连汤辛凉解散,如此则病邪外达,一汗而解,热退身凉,神清脉静。若邪热入里,则应专清里热,用白虎汤或栀子豉汤辛寒泄热,里邪一清,外邪自解。若成腑实者,则用承气辈攻下。并从《伤寒论》中选出 13 首方、类方 8 首作为治疗温病的方药,诸如葛根芩连汤、大承气汤(小承气汤、调胃承气汤）、白虎汤（白虎加人参汤）、栀子豉汤（栀子甘草汤、枳实栀子豉汤、栀子柏皮汤）、黄芩汤、小陷胸汤、大黄黄连泻心汤、茵陈蒿汤、麻子仁汤、四逆散、白头翁汤、黄连阿胶汤、猪苓汤等，认为《伤寒论》中诸方，凡用辛凉而不参以温药者，都是治疗温病的方剂。

（二）温病初起证治之争

伤寒学派认为温病起自阳明，首当以辛凉解散始可达邪，并对温病学派所擅长使用的颇具特色的银翘散之治严加批驳。如陆九芝言："只须辛凉轻剂，其病立愈，然何以不出数日，遽入心包，为一场大病，以至于死？""用其所谓轻剂，而病不解，渐欲入营，血液受劫。"故断言"轻剂不可用矣"。由此产生温病初起证治之争。以下将这一论争的要点及其意义，作一简要评述：

其一，陆氏将葛根芩连汤列为《伤寒论》治温病方之首方，耐人寻味。既然认为温病即是阳明病，何不用白虎汤、承气汤直撤其热，而偏选葛根芩连汤？陆氏虽言温热为阳明里热，但认为初起为"里热达外之表"，故"惟辛凉始可达邪"，而"断无更用桂、麻之理"。用葛根芩连汤辛凉解散，能使病邪外达，一汗而解。并提出阳明证治有经证、腑证的先后次第，而其经证则"无不以汗出为先务"。可见，立葛根芩连汤为第一法，在于取其"达邪""一汗而解"之力，透邪外解。此与叶天士提出的"透汗为要"，以及邪入气分热未伤津，"犹可清热透表"的原则实际上是基本一致的。

其二，陆氏将葛根芩连汤推广用于温病证治，显然已超出《伤寒论》用该方于太阳误下，里热夹表邪下利的范围。值得注意的是，陆氏在实际运用时，并非径投原方，而是多有加减，或竟弃而不用。陆氏汇集临证验方而著《不谢方》，取"病愈而不谢，病愈之速而更不谢"之意，可见其效卓著。书中治伤寒成温、春温两方，都用葛根芩连汤加薄荷、桑叶、牛蒡、栀子、连翘、桔梗等辛凉轻清达上之品。而治风温方竟用葛根芩连汤，用金银花、连翘、薄荷、桑叶、竹叶、桔梗、防风、射干、马勃等味。冬温方亦用葛根芩连汤，认为病甚时可加石膏、大黄、黄芩、黄连。其治疹方虽用葛根芩连汤，但去黄连而加入金银花、连翘、升麻、柴胡、栀子、牛蒡、玄参、赤芍等味。可见，陆氏在临床实践中，亦积极采用温病学派擅长的轻灵之法，用药亦每多相似，以弥补《伤寒论》方之不足，对所谓"轻淡"之法实际上是颇为重视的。

其三，叶派轻清透解法以"轻"注目，陆九芝认为葛根芩连汤"乃仲景治温病之辛凉轻剂"，提出徐之才"十剂"之说中"轻可去实，麻黄、葛根之属是也"，说的就是"麻黄之轻扬，可去伤寒之实；葛根之轻扬，可去温病之实"。这种辛凉轻透以去温病初起之"实"而非辛温发汗的认识，以及药性应轻扬上达的观点与温病学派趋同。

温病学派认为，温病初起肺先受病，肺气失宣，上下不通，可出现所谓"实"证，导致叶天士批评的"俗医但晓邪滞攻击而已"。此乃无形气病，用重药推消，显系误治，导致误治的原因在于将该"实"证，误认为"积滞"。陆氏对此的认识也与温病学派趋同，如他批评李时珍将徐之才"十剂"之说中的"泄可去闭，葶苈、大黄之属"改成"去实"，将"轻可去实，麻黄、葛根之属"，改成"去闭"，认为这样的改动，其意必谓积滞，方可称实，这是李时珍"不解实字"的结果。

可见，在温病初起证治方面，伤寒学派与温病学派两者之间存在许多同一性：即应当用辛凉，而非辛温；应当"轻以去实"，而非用重药推消。并且，伤寒学派在实际运用中亦兼容了温病学派的"轻淡"之法。显然，陆氏的非议，主要是针对温病学派用药质轻味薄，嫌其撤热不力，主张积极兼用苦寒，而非重大原则的分歧。

（三）强调撤热，重视苦泄

撤热与养阴，是温病论治中的两个重要方面。对此，伤寒学派强调撤热，认为热邪伤阴，撤其热即所以存其阴，热之不撤，阴即难保，故主张积极撤热以存阴，反对片面强调养阴。认为片面养阴不仅被动，尚有滋腻难散，引邪内陷之弊。在祛邪撤热方药方面，推崇黄芩、黄连、石膏、大黄等药，主张用葛根芩连汤、白虎汤、承气汤等，尤力倡苦寒泄热。

温病学派则对应用苦寒之品甚为慎重，这在《温病条辨》中体现得尤为充分。首先，认为苦寒易化燥伤阴，吴鞠通曾于《温病条辨》中撰文专论滥用苦寒之弊，大声疾呼："唐宋以来，治温热病者……恐用苦寒，大队芩、连、知、柏，愈服愈燥，河间且犯此弊。"故在应用苦寒药时要注意两点：一是每用大队甘寒、咸寒养阴之品合用监制，"但令其清热化阴，不令化燥"，如清营汤、冬地三黄汤、黄连阿胶汤、连梅汤等均具此意。二是强调不可过用，中病即止。所谓"止有一用，或者再用，亦无屡用之理"。同时，由于苦寒之品具有化燥之性，故对于湿热类温病"不惟不忌芩、连，仍重赖之"，清热、燥湿，一举两得，尤于湿热蕴阻中焦，气机升降紊乱之证，应用颇多。

其次，苦寒之品具有沉降下趋之性，且有寒凉闭敛之弊，故温病学派对于上焦温病，每多避而不用。否则易致凉遏冰伏，碍其辛凉开达，以及味厚沉降走中，犯诛伐无辜之误。如吴鞠通所订的新加香薷饮，其虽深知黄连为清解暑热之良药，然针对暑湿内蕴兼寒邪外束之证，深恐黄连闭敛外束之寒邪，故用银翘而舍弃黄连，"取其辛凉达肺经之表，纯从外走，不必走中也"。再如大头瘟，吴氏主以普济消毒饮，且提出初起一二日，应去掉方中芩、连，"三四日加之佳"。仍是基于病初未至中焦，不得先用苦寒泄里药的基本观点。又如，湿热初犯未至中焦，其邪尚浅者，仍不可伍以苦寒。吴鞠通倡用微苦、微辛寒的三香汤轻清宣达，"以上焦为邪之出路"。此与叶天士"宜从开泄，宣通气滞，以达归于肺"之理一脉相承。除非邪已内陷，其热不能还表，方可苦泄，"法用通降，从里治也"。另外，即使气分热盛，但尚未化火之际，仍不可用苦寒直折，应以辛凉重剂白虎汤清热透邪，"达热出表"。《蒲辅周医疗经验》一书中亦介绍蒲辅周对此作过形象的比喻："在白虎汤中加三黄解毒泻火，这样方的性质由辛凉变为苦寒，就成了死白虎，反不能清透其热。"

而伤寒学派则力倡苦泄，这首先是基于祛邪撤热方能保阴液的基本观点，同时还认为《内经》所言的"久而增气"，是指久服黄连反兼火化者，非指一二剂治病之黄连。这种以辩证法的观点，从"治外感如将，兵贵神速"的特点去具体分析苦寒之弊，对于更全面正确地看待苦寒药物在温病中的运用，具有一定的积极意义。

再次，在温病初起证治中，陆九芝对葛根芩连汤增减化裁，并对温病学派的"轻灵"之法充分地兼收并蓄，这不仅证实了温病学派轻清透邪之法的优越性，以及陆氏的抨击有失公允，也反证了陆氏对苦寒之弊也是有所顾忌。尽管如此，仍倡兼用，根本原因在于强调温病初起为阳明胃热外达。认为必使胃热清降，在上的肺气始安，"所病本只在胃，于此而必曰肺病，势必徒用肺药"。对此，不少医家，包括一些温病学家也有类似的观点。如陈平伯所著《外感温病篇》中说："肺主卫，又胃为卫之本，是以风温外搏，肺胃内应，风温内袭，肺胃受病。"张锡纯也认为温病初起以"陡然而发，表里俱热"的证型居多，主张视表邪内热之轻重而分途施治。病机有别，其治亦异，倘若初起系阳明胃热外达，陆氏所倡之辛凉与苦寒结合的治法，则较温病学派轻清透邪更切病机，其力更雄，不失为一良法。

伴随着温病学派的形成，并得以自成体系，随即也出现了对温病学如何评价，以及怎样看待温病学与《伤寒论》二者关系的激烈论争，这就是温病学形成过程中影响甚大的"寒温之争"。

综上可见，伤寒学派独尊仲景学说，反对温病另立门户，自成体系，这一观点显然是错误的。在具体证治方面，虽力主伤寒方可以治温病，但实际上已结合自身的经验有所发展，超出了《伤寒论》的范围。其主张"阳明为成温之薮"、撤热以保阴，以及对苦寒药物的运用及其弊端的分析等，对于拓宽温病证治的研究思路，有一定的参考价值。尤其有意义的是，伤寒学派站在温病学派的对立面研究温病证治，摒去偏颇之论，将两者有关的内容进行比较研究，也是值得重视的。

温病学与《伤寒论》在学术上是一脉相承，不可分割的。《伤寒论》是温病学形成的重要基础，温病学又是《伤寒论》的发展和补充，充实完善了中医学外感热病体系。既不能认为在《伤寒论》之外再有温病学是多此一举，也不能认为有了温病学就可以替代《伤寒论》。寒温两派互相补充、互相为用、平行发展，并不矛盾，也不混淆，无须继续争论。对于温病与伤寒病变规律的认识，仍需在不断实践中继续完善、发展和提高，以解决现今临床中的实际问题。

四、寒温融合

伤寒与温病从最早的合论，到逐渐发展之后的分论，再到主张再次融合，伤寒、温病以期形成新的寒温统一。正是体现了事物发展的螺旋式上升过程，正确认识事物发展的曲折性和前进性，更是中医学哲学辩证法思想否定之否定规律的具体体现。如果能实现寒温新的统一融合，对于中医外感热病的辨证论治定会是一次新的变革，对于统一疾病发生发展的演变过程，让不同领域的人可以对中医认识疾病有一定的了解，众多医家为此不断探索。

（一）雷少逸开寒温合一之先河

清代医家雷少逸在《时病论》中，不以寒温立门户之见，开寒温合一之先河。自《伤寒论》问世后，伤寒学说在治疗外感热病方面一直占有统治地位，而在温病学说兴起后，虽然《伤寒论》仍受多数医家所推崇，但却不可避免地出现了"寒温之争"的局面。《时病论》中则不以寒温立门户之见，而是综合了伤寒学派和温病学派的精华，集寒温诸种外感病之大全，书中既有伤寒类的外感病，又有温病类的外感病，熔寒温为一炉。书中对前人之长兼收并蓄，如从辨证理论来看，既有叶天士的卫气营血辨证和吴鞠通的三焦辨证，又有张仲景的六经辨证，同时融合了脏腑辨证和气血辨证的内容。再从该书的立法处方来看，书中不仅有《伤寒论》的许多方剂，还广泛采用了后世许多医家的方剂。如治疗疟疾病湿浊较重者所用的宣透膜原法，就是从吴有性《温疫论》的达原饮化裁而来；培中泻木法，即是从刘草窗的痛泻要方化裁而来。再从本书所列的清热保津法、辛凉解表法、清凉透邪法、清凉透斑法、甘寒生津法等来看，都取法于叶、吴等温病学家。在《时病论》中还特别提到"香岩论温病当刻刻护阴"。另一方面，雷氏还直接引用了大量前贤温病著作中的方剂，如《温病条辨》中的银翘散、大定风珠等。

（二）张锡纯主张伤寒可统治温病

民国时期医家张锡纯提出中风、伤寒、温病皆可以伤寒统之。张氏认为《伤寒论》所论太阳之为病，实总括中风、伤寒、温病在内。中风、伤寒、温病皆可以伤寒统之，其病之初皆在太阳经，故可以太阳病统之。并认为《伤寒论》一书，原以中风、伤寒、温病平分三项，特于太阳首篇详悉言之，以示人以入手之正路。至后论治法之处，则三项中一切诸证皆可统于六经，但某经所现之某种病宜治以某方，不复别其为中风、伤寒、温病，此乃纳繁于简之法，亦即提纲挈领之法也。

张氏认为《伤寒论》中已有治温病之法。《伤寒论》六经分编之中，其方之宜于温病者不胜枚举，如麻杏石甘汤，其方原治汗出而喘无大热者，用以治温病，不必有汗与喘之兼证，只要外有表邪未解，内有蕴热者即可用。然用时须斟酌其热之轻重。若热之轻者，麻黄宜用钱半，生石膏宜用六钱；若热之重者，麻黄宜用一钱，生石膏宜用一两。他自己用此方时，又恒以薄荷叶代麻黄，服后得微汗，其病即愈。张氏认为薄荷叶为温病解表最良之药。另如大青龙汤，他认为该方既治伤寒，又治温病。他用此方治温病时，每重用生石膏至四两，又恒以连翘代桂枝。再如小青龙汤，外能解表，内能涤饮，治外感痰喘有奇效，伤寒、温病都可用，但治温病时宜加生石膏至一两。又如小柴胡汤，他认为该方可用于中风、伤寒或温病，用于温病时，多兼呕吐黏涎，于方中酌加生石膏数钱或两许，以清少阳之火。至温病传经已深，白虎汤、白虎加参汤、大陷胸汤、小陷胸汤、黄芩汤等，皆可用于温病。此外，一切凉润、清火、育阴、安神之剂，亦可应用。在具体选方上，《医学衷中参西录》比《伤寒论》书中所列诸方则有许多发展。由此可见，张氏虽认为《伤寒论》中已将温病的治法包括在内，但具体用药不能完全拘于《伤寒论》，针对温病与伤寒的不同属性，在药物的选择上，治温病者主用寒凉之品。

（三）程门雪学术有创新，主张寒温统一

现代著名中医学家、教育家程门雪深得伤寒和温病理论精髓，主张把伤寒和温病对热病的辨治理论相统一。他一生崇奉张仲景和叶天士，强调学伤寒、温病必须相互联系。程氏认为《温热论》是在《伤寒论》的基础上发展起来的，在温热病证治和方药应用上，是对伤寒六经辨治的补充，两者不可孤立认识。早年他在《未刻本叶氏医案》评注中指出："天士用方遍采诸家之长，而于仲师圣法用之尤熟……近人以叶派与长沙相距，以为学天士者，便非长沙；学长沙者，不可涉天士。真正奇怪之极。其时即从温热发明之故，貌似出长沙范围之外，宗奉者复加以渲染，或逾其量。如柴胡劫肝阴，葛根竭胃液之类，下语太死，引起反感。宗长沙者，因而诋之，愈积愈深，竟成敌国。承其后者，竟不窥天士一字，但知谩骂鄙视，不知叶氏对于仲景之学，极有根底也。"因此，他决定从叶天士入手，以跻仲景学术之室，融会伤寒、温病证治方药，而成为统一伤寒与温病的先行者，

这对现代中医热病学的创立具有较大的影响。

1. 温病是对伤寒的继承和发展

程氏从退热、攻下等方面讨论了温病是对伤寒的继承和发展。程氏认为："伤寒本寒而标热，温病本热而标寒，病源不同，治当各异。伤寒是基础，温病在伤寒的基础上有较大的发展。"又说："卫气营血辨证，是六经辨证的发展和补充。"他指出："伤寒用石膏、黄芩、黄连清热，温病也用石膏、黄芩、黄连清热，没有什么不同。但是温病在伤寒的基础上发展了一个轻清气热的方法，如金银花、连翘之类；发展了一个凉营清热的方法，如鲜生地黄、犀角（水牛角代）、牡丹皮、鲜白茅根之类。伤寒用下、温病亦用下，不过有轻重早晚之不同。在神昏谵语方面，温病与伤寒就大不相同了。伤寒谵语多用下，温病增补了清心开窍法，如紫雪丹、至宝丹、神犀丹一类方药，是非常可贵的。"程氏还指出："温病偏重于救阴，处处顾其津液；伤寒偏重于回阳，处处顾其阳气。救阴是一个发展，救阴分甘寒生津，重在肺胃，咸寒育阴，重在肝肾，更是一个发展……其实伤寒由经入腑入脏，由表及里，与温病由上而下，并没有很多区别。"程氏主张不应把六经辨证和卫气营血辨证完全对立，二者可以合一，可用于同一患者来进行辨证论治，不可过于拘泥。

2. 治温病与伤寒融会贯通

程氏对伤寒与温病学说，结合自己的经验多有独特之见，提出温病、伤寒治方不可截然分开。程氏承袭《难经·五十八难》中"伤寒有五：有中风，有伤寒，有湿温，有热病，有温病"的观点，认为伤寒有五，温病亦概括其中。程氏结合临床经验，认为"南方伤寒多温热"，温病初起，亦必有外感新邪引动之，不能尽如方书所说"温病不恶寒，惟二三日后寒自退而热大发"，并以温病之家多用伤寒方加减为治加以诠释说明。程氏强调温病、伤寒治方不可截然分开，初起可用同法治之。他用吴鞠通《温病条辨》中首列桂枝汤来举例即证明于此。温病纵有恶寒、头项强痛如桂枝证者，也只轻投桂枝、芍药二味或佐黄芩（即阳旦法），脉不缓而数者尤当注意，也可以荆芥、紫苏、葱白、豆豉代桂枝、芍药治之。程氏又论麻黄汤不需啜粥，不是恐其留滞麻黄之性，而是认为初起汗不出，恶寒未解，变化不定。若从热化，则用麻黄、石膏；若从寒化，则用麻黄、附子。唯当其初起，预后难测，故不用生姜、大枣，不须啜粥，以防传变。以后传经热证，轻者因太阳表邪不彻，余邪留恋而成；重则必有伏邪，外感引发。初起外邪未罢，寒热无汗，故可用麻黄；南方地暖肌松，多郁从热化，故"葱豉""银翘"之半即可。此外，纵观程氏医案，其既选用栀子豉汤、小柴胡汤、葛根芩连汤、泻心汤等伤寒诸方，又配合甘露消毒丹、三仁汤、桑菊饮等温病诸方同治临证中危重病候，并获得较好疗效。程氏实乃将伤寒、温病学说融为一体，灵活运用于临床之典范，其思想值得我们深入学习玩味。

程氏还善于在仲景经典方基础上灵活化裁治疗温病。程氏论及阳明病治法，则提出"黄龙汤原出大承""鞠通新制增液汤"等观点，把大承气汤、小承气汤、调胃承气汤、麻子仁丸与黄龙汤、增液汤比较，说明伤寒方经加减可用于温病所致津伤便闭，补仲景所未及。程氏论及寒厥之时又结合热厥，认为热深厥深，为热邪内陷心包，取至宝丹、紫雪丹及犀角（水牛角代）、羚羊角、生地黄、丹皮、赤芍药为治；论栀子豉汤证时，认为温病初起栀子豉汤"宣透上焦邪热滞"可为主治，鞠通银翘散本此方，叶天士《温热论》所论"夹风加薄荷、牛蒡之属；夹湿加芦根、滑石之流"其主方亦不出此方。可见，程氏善于在仲景方的基础上灵活化裁，治疗温病应手而瘥。

（四）万友生论八纲统寒温

当代著名中医学家万友生教授在其著作《寒温统一论》中也表达了和程门雪相同的观点，万氏言："六经体系和温病三焦、卫气营血体系，虽然各自有其特点，但都属于外感病辨证论治的范畴，应该冶于一炉，融为一体。何况伤寒学说比较详于表里虚实的寒证治法而重在救阳，温病学说比较详于表里虚实的热证治法而重在救阴，分之各有缺陷，合之便成完璧。"在具体做法上，他提出用八纲统一伤寒和温病的设想。万氏言："温病也和伤寒一样有广狭二义之分，而广义的温病也和广义的伤寒一样是包括六淫疾病在内的。因此，伤寒学说既论寒，也论温；温病学说既论温，也论寒。只是伤寒学说详于表里虚实的寒证治法，而温病学说则详于表里虚实的热证治法而已。也正因此，八纲不仅是伤寒六经辨证论治的总纲，也是温病三焦和卫气营血辨证论治的总纲。"在书中，他将外感病分为"太阳表寒虚实证治""卫分表热虚实证治""少阳半表半里寒热虚实证治""里热实（湿热、湿温）证治""里热虚（上中下三焦虚热）证治""里寒实（上中下三焦寒实）证治""里寒虚（太阴、少阴、厥阴虚寒）证治"。虽然在表面上看，寒温实现了统一，但从真正的辨证角度来看仍是寒温分论，万氏的分类方法并没能将伤寒、温病从根本上统一，但万老整合伤寒、温病的学术价值是毋庸置疑的。只有尝试更多的可能，外感热病乃至中医理论才能臻至完善。

（五）王乐匋倡导寒温并重与寒温并用

当代著名中医学家、新安医学家王乐匋教授认为伤寒和温病理论上同等重要，学术体系间是一种继承和发展的关系。由于历代医家对于伤寒和温病长期以来的学术偏见，因此形成了"寒温之争""寒温对立"的局面。

1. 理论上寒温并重

王氏认为伤寒学说是继承发展了《内经》"热论"的理论而形成的；温病学说则是在《伤寒论》及临床客观实际的基础上，补充发展了伤寒六经分证中的热病辨证理论，而形成了以卫气营血辨证和三焦辨证为核心的理论体系，经过后世温病医家对外感热病论治的补充和创新，使温病学说成为了一门独立的学科。王氏针对伤寒和温病学术体系上继承和发展的关系并结合临床实际，倡导寒温并重。

2. 临床上寒温并用

王氏在临床治疗中将寒温并用的治法，运用得十分精妙。无论外感内伤，凡本虚标实或寒温相杂者，根据具体情况均考虑寒温并用，即于寒队药中少加热药，或于热队药中少加寒药，又谓"反佐之法"。王氏在伤寒病的诊治过程中，对张仲景的有关温病学说和临床经验有着深入的学习和研究。但王氏在临床实践中并未盲目唯从仲景学说，而是有自己的见解和思考。王氏在临证中发现，明代医家张景岳的伤寒学说对治疗温病亦有着重要的作用。王氏从《景岳全书·伤寒典》《通俗伤寒论》等医著中悟出"回阳之中必佐阴药，滋阴之中必顾阳气"，创立了一系列寒温并用、邪正合治的方剂。另外，王氏在医疗实践中常用伤寒法治疗温病，另有其新义，此中蕴涵医理值得后学者深入探究。

（六）邓铁涛畅寒温统一

当代著名中医学家邓铁涛教授在《实用中医诊断学》中同样提出了"外感病辨证可以统一"的观点。邓老指出："过去多认为伤寒与温病有如水火之不同，两种辨证方法是不能统一的。其实，《难经》云：'伤寒有五'，已把温病归属于伤寒，张仲景继承《素问·热论》及《难经》之精神而作《伤寒论》。所以《伤寒论》中有'太阳病，发热而渴，不恶寒者，为温病。若发汗已，身灼热者，名曰风温'等关于温病的论述。但是由于时代所限，仲景之论确实详于伤寒而略于温热，温热病的辨证论治确为后世温病学家之所长。过去两派争论不息，实际上他们各有所长，所以把握两派之所长，首先结合临床实际，在外感病的范围，从辨证上加以统一，实属必要。为了进一步说明统一辨证的可能性与必要性，我们从外感病的病因、病机来分析。"邓氏认为外感病的病因、病机具有共通点，如伤寒六经传变为三阳至三阴由表及里，温病卫气营血和三焦同样由表及里传变，伤寒化热入里病及阳明，温病从表（卫、上焦）入里病及气分、中焦，三者实质相同，只是温病学派对伤寒有所补充。为此邓氏提出了"六经、卫气营血、三焦病机比较图"。根据由表入里传变规律相同，把三种辨证方法各取所长，根据临床需要，相互补充，会更贴合实际临床需要。

中医学术的发展与完善，外感和内伤的统一实现于仲景的《伤寒杂病论》，后又有所发展；寒温学术之争从寒温合论，到寒温分论，又到寒温统一的发展亦是历史发展的必然趋势。正确认识事物发展的曲折性和前进性，体现了事物发展的螺旋式上升过程，更是中医学哲学辩证法思想否定之否定规律的具体体现。现阶段在中医理论还没能再次实现质的突破前，我们不应只着眼于究竟是寒统温还是温统寒的问题，应该暂且搁置学术之争，全面掌握伤寒与温病理论之精髓，运用伤寒和温病的理法思想进行更全面系统的辨证，各取所长，以期更好地解决临床实际问题。

第三章 温疫病因论

温疫是温病学中具有强烈传染性并可引起大流行的一类疾病。中医学对温疫的认识由来已久，因其发病具有强烈传染性、流行性及病势危急等特点，因而中医学对其病因的论述也有别于一般的温病。历代医家对于温疫病因的问题一直高度重视，从不同层面上进行了积极的探索，进而据此认识和把握温疫的发生规律和病变特点，寻求和制订有效的防治对策。因此总结历代医家关于温疫的发病病因问题的论述，对推动中医病因学的发展与进步，提高中医疫病防治水平，发挥中医药在当今烈性传染性、流行性疾病防治实践中的作用，具有一定的临床意义和科学价值。现将历代医家对疫病病因的认识阐述如下。

一、运气致疫

运气理论与有三千年历史的干支纪时相结合，总结了中国几千年来疾病的发病规律，尤其对疫病的发病规律的阐述，对于现今研究外感性疾病有着重要的指导价值。《内经》提出了五运六气异常致疫理论。五运六气变化规律即指在一个六十年的甲子周运气变化中，气候时令有未至而至、至而未至的太过和不及规律，以及相互胜负的"亢害承制"规律，而致自然界气候出现异常变化，致使某气太过或被郁，均不能发挥正常政令，从而导致人体发生相应疾病。如果这一特定时段的异常气候恰符合按木、火、土、金、水分类的某种疫疠邪气的繁殖与传播，就会导致瘟疫类传染性疾病流行。《素问·刺法论篇》和《素问·本病论篇》均指出了客气六步升降失常，司天在泉之气不迁正、不退位，以及司天在泉上下错位造成的五运阴阳"刚柔失守"是导致疫病流行的重要原因；还提出了疫病发生与近三年运气变化相关，即"三年化疫"理论。2003年的SARS（重症急性呼吸综合征）以及2009年的甲型H1N1型流感流行时的五运六气条件均符合《内经》中郁气待时暴发，后三年化疫的理论。继《内经》后，历代医家继承了运气异常变化致疫的观点并有所发挥。

唐代王冰遵《内经》运气致疫观点，发掘并传承了运气之学。王氏之《玄珠密语》是其在进行次注《素问》的同时，专为疏注"运气七篇"的内容而著，又名《素问六气玄珠密语》。书中紧紧围绕运气理论这一主题，论述五运六气，以及运气相合与疫病发生的相关性，指出太阴湿土、少阳相火或少阴君火司天时与疫病发生存在正相关。如《玄珠密语·观象应天纪篇》云："又火在天，有温疫星见，其星四上二下。下二星如斗之身至少，而赤见之而天下大疫，人死之半。"

宋金元时期，对疫病的发生和运气异常变化相联系的认识与《内经》观点相一致。《圣济总录》首列"运气"二卷，认识到疫病的病因与运气异常变化的相关性。刘完素注重运气变化对疫病发生的影响，强调"不知年之所加，气之盛衰，虚实之所起，不可以为工矣"。他的火热病机理论，应是对当时流行温疫的研究所得，反映了当时疫病的特点。

明清之际，温疫频发，中医疫病学有了进一步发展，很多医家阐述温疫的病因时注重与运气变化规律的相关性。清代余师愚提出君相二火失调，运气变衍为火毒，发生温疫，以及五运六气异常变化易发温疫等观点。清代吴鞠通指出"医不备四时五行六气之学，万不能医四时五行六气之病"。他特别强调了君相两火加临易发生温厉，即"温厉大行，民病温厉之处，皆君相两火加临之候，未有寒水湿土加临而病温者"。《温病条辨·原病篇》指出各年发生温病，有早晚轻重之别，是由于每年的司天、在泉、客气循环变化和主气、客气之间相互加临不同的缘故。

二、乖候致疫

乖候之气致疫发病观的提出，对于区别疫病病因与一般外感病的病因有了明显进步。"非其时而有其气"的时行之气和"乖戾之气"，均属于乖候之气范畴。

1. 时行之气致疫

非其时有其气可以导致疫病的发生。在周代的典籍《礼记·月令》中多次提到"疫"，并认识到气候反常变化可导致疫病的发生。书中载有"孟春行秋令，则民大疫"，"季春行夏令，则民多疾疫"等论述。东汉末年曹植在《说疫气》中记载："建安二十二年，疠气流行……此乃阴阳失位，寒暑错时，是故生疫。"张仲景亦认为非时之寒暑致疫病流行。《伤寒杂病论》中记载"从春分以后，至秋分节前，天有暴寒者，皆为时行寒疫也。"晋代王叔和在《伤寒例》中指出疫病流行的原因是"非其时有其气"造成的，认为"凡时行者，春时应暖，而复大寒；夏时应大热，而反大凉；秋时应凉，而反大热；冬时应寒，而反大温。此非其时而有其气，是以一岁之中，长幼之病多相似者，此则时行之气也。"晋代葛洪的《肘后备急方》中也论述："是以一岁之中，病无长少多相似者，此则时行之气也。"

2. 乖戾之气致疫

隋代巢元方对传染病的病因有所创见，发前人所未发，提出了"乖戾之气"的新观点，把病因学说提高到一个新水平。巢氏在《诸病源候论·温病令人不相染易候》中提出："此病皆因岁时不和，温凉失节，人感乖戾之气而生病，则病气转相染易，乃至灭门，延及外人。"指出温疫的发病因素是"岁时不和，温凉失节"，病因是"人感乖戾之气"。书中对温疫列专章论述，提出："其病与时气、温热等病相类，皆由一岁之内，节气不和，寒暑乖候，或有暴风急雨，雾露不散，则民多疫疠。"这是对中医传染病学的早期认识，亦是当时临床实践经验的总结。《诸病源候论》已不局限以外感六淫阐述外感病，而是将伤寒、温病、时行均明确归因于人感受"乖戾之气"而致病，气候之温凉失节是一个诱因，并认识到这类疾病具有传染性。

3. 乖候之气致疫

唐代王焘提出了乖候之气致疫的观点。《外台秘要》卷第四《温病论病源》载有"冬时伤非节之暖，名为冬温之毒，与伤寒大异也。有病温者，乃天行之病耳，其冬月温暖之时，人感乖候之气，未遂发病，至春或被积寒所折，毒气不得泄，至天气暄热，温毒始发"的观点。宋代庞安时《伤寒总病论》中亦指出天行温病，乃乖候之气所致。庞氏强调：五大温热证即春有青筋牵、夏有赤脉攒、秋有白气狸、冬有黑骨温、四季有黄肉随，此均属乖候之气所致，绝不同于六淫之邪。并描述了疫病的不同流行程度，如谓："天行之病，大则流毒天下，次则一方，次则一乡，次则偏着一家。"

巢氏的"乖戾之气"和庞氏的"乖候之气"说，为吴又可"疠气"病因说的创立奠定了重要基础。

三、疠气致疫

明代吴又可受前辈先贤医家启发，创造性地提出系统的疠气病因学说。疠气作为温病病因的概念，最早出自晋代葛洪的《肘后备急方》，如谓："岁中有疠气，兼夹鬼毒相注，名曰温病。"其后医家也有所发挥，但是真正把疠气发展成系统的病因学说者当属吴又可。崇祯末年，吴又可脱离六淫致病的病因体系，著成《温疫论》。书中指出"疠气"是六淫邪气以外的另一种外感病因，也是引起温疫的病因。吴氏认为温疫病因的特点是"非风、非寒、非暑、非湿，乃天地间别有一种异气所感"。吴氏在《温疫论·原病》中强调："病疫之由，昔以为非其时有其气……得非时之气，长幼之病相似以为疫。余论则不然。夫寒热温凉，乃四时之常，因风雨阴晴，稍为损益，假令秋热必多晴，春寒因多雨，较之亦天地之常事，未必多疫也。伤寒与中暑，感天地之常气，疫者感天地之疠气。"吴氏还认为少数人只要所患的疾病与以往疫气流行时"病状相似"，也应当诊为瘟疫，这一认识，对瘟疫的预防与治疗有积极的作用。吴氏"疠气学说"的创立突破了明以前医家对疫病病因所持的时气说、伏气说及百病皆生于六气的论点，在宏观认识上比较确切地阐明了流行病因的本质，吴氏的疠气学说具有划时代的理论意义。

自吴又可之后，戴天章、杨栗山、熊立品、余师愚、刘松峰等医家形成了中医学中独具特色的"温疫学派"，他们对温疫的认识各有创见，但都力倡疠气致疫说，或在此基础上进一步解释和发挥。余师愚在《疫疹一得》亦强调："疫症者，四时不正之疠气。夫疠气，乃无形之毒。"熊立品参照吴又可之说在《治疫全书》中提出："疫病之气属杂气之一，但又甚于他气，为病颇重，名之为疠气。"刘松峰在《松峰说疫》中言："瘟疫者，不过疫中之一证耳，始终感温热之疠气而发，故以瘟疫别之。"近年有学者根据一年四季产生疠气的不同特点，把疠气按照六气属性进行分类，即分为风热疫邪、暑热疫邪、湿热疫邪、燥热疫邪、温热疫邪、疫毒病邪、风寒病邪七种疫邪。

应当明确，疠气与六淫都属于外感病因，但疠气不同于六淫。疠气致病发病急骤，病情危笃，传染性强，易于流行，除了可造成死亡、摧毁城市、瓦解文明，甚至可以灭亡族群、物种。疠气病因学说的创立，标志着从商周至明清时期近两千多年的历史进程中，中医疫病学说的发展与完善，自此中医传染病学初见端倪。

四、邪毒致疫

在古代中医学文献中，"邪毒"具有多重含义。秦汉时期，医家认识到"邪毒"是一种外来的致病邪气，并根据邪毒的证候属性加以简单分类，如《内经》认为偏盛之气为毒，并提出了寒毒、热毒、湿毒、大风苛毒的概念。《金匮要略》从发病学上提出阴毒、阳毒的概念，并论及相应临床表现与方药治疗。葛洪在《肘后备急方》中认为温疫是"厉气夹毒相注"所致。王叔和《伤寒例》认为毒可以潜伏，伺机发病，如"寒毒藏于肌肤，至春变为温病"；"其伤于四时之气，皆能为病。以伤寒为毒者，以其最成杀厉之气也"。隋唐宋金时期，对毒邪的分类、致病性及防治都已陆续论及，提出了"时气疫毒"的概念及毒邪伤人因体质等不同而有即时发病与不即时发病，以及毒邪性质有异等观点。《备急千金要方》指出"毒病之气"可致"时气瘟毒"。《伤寒总病论》中，强调一切外感病的共同病因是毒。毒分寒热，如寒毒、温毒、阴毒、阳毒等，言其传染性，故其病变均属疫病。明清之际，对邪毒的来源、成因已有了较为系统的认识，形成了外感火毒的病因理论体系，对防治外感温热病发挥了重要作用。吴又可的"疠气说"，使毒邪的含义进一步扩充，即毒不仅指六淫之甚，还包括六淫之外的一些特殊致病物质，认为"今感疫气者，乃天地之毒气也"。清代徐延祚认为，六淫邪气夹时疫邪毒致病易发生瘟疫，如其在《医医琐言》中所论"六淫之邪无毒不犯人"。王士雄指出"疫证者皆热毒，不过有微甚之分耳"。何秀山认为"疫必有毒，毒必传染"等。

"邪毒"之名，是强调其外感热病病因的毒力和危害程度，同时也包含着区别一般外感热病和急性传染病病因之意。周仲瑛提出"毒"是中医病因学说中一个特定的词义，意指病邪的亢盛、病情的深重、病势的多变，既可因多种病邪蕴酿形成，也可为特异性的致病因子伤人为病，表现为一毒一病，传统多用于温热病范围，现今已进一步广泛应用于多种疑难急症。

中医对于疫病病因学问题的认识，经历了一个不断探索、不断深入的过程，这其中既有认识思路的逐步完善，又有实践经验的不断总结；既有对疫病宏观发病规律的正确把握，又有对疫病微观致病因素的具体认识。形成了具有中医学思维与方法学特点的疫病病因学理论体系。尤其关于疫病的发生和运气异常变化相联系、"非其时有其气"可致疫病发生，以及"乖戾之气致疫""乖候之气致疫""疠气致疫""邪毒致疫"等认识，均为后人研究传染性疾病的防治规律提供了宝贵而有价值的经验，提出了值得深入探讨的病因学问题。

第四章　邪从口鼻论

"邪从口鼻而入"是温病主要感邪途径之一。这一认识，不单是温邪感邪途径的问题，还关系到受邪部位的问题，更直接关系到对温病病机特点的深入理解和临床的诊断治疗。因此，对邪从口鼻论的理解应予以综合全面认识，这对于深入理解温病"卫分证"的证候表现和临床治疗意义尤其重大。

一、"邪从口鼻而入"的理论渊源

早在《素问·刺法论篇》中就指出疫疠毒气为"天牝从来"，这里的"天牝"指鼻，明确提出疫疠毒气是通过"鼻"侵入人体。隋代巢元方在《诸病源候论》

中提出外邪毒气可附于饮食中，从口而入的观点，即"人有因吉凶坐席饮啖，而有外邪恶毒之气，随食饮入五脏，沉滞在内，流注于外，使人肢体沉重，心腹绞痛，乍瘥乍发。以其因食得之，故谓之食注。"又说："毒者，是鬼毒之气，因饮食入人腹内，或上至喉间，状如有物，吞吐不出；或游走身体，痛如锥刀所刺。连滞停久，故谓之毒注。"巢氏观点又不同于单纯的饮食所伤，古代假设的"毒气"一类都认为是引起传染病的原因，从"天牝""食注""毒注"而得病的教训，发现了经口鼻传染的途径。

明代缪希雍经过长期的临床观察与分析研究，认为"伤寒瘟疫三阳症中往往多带阳明者"。对于伤寒的侵犯途径，缪希雍不从皮毛侵入论述，而提出其与瘟疫之邪均从口鼻而入，认为口鼻为肺胃之门户。缪希雍明确指出"凡邪气之入，必从口鼻"，打破了几千年来邪从皮毛而入的藩篱。

明代吴又可在《温疫论》中强调："伤寒之邪，自毫窍而入；时疫之邪，自口鼻而入。""邪自口鼻而入，则其所客，内不在脏腑，外不在经络，舍于伏脊之内，去表不远，附近于胃，乃表里之分界，是为半表半里，即《针经》所谓横连膜原是也。"这种观点补充了传统认为邪从皮毛而入的侵袭途径，提出了温病特定的感邪途径。

清代温病学家叶天士在其著作中虽未重申关于邪从口鼻而入的观点，但他亦认为温邪多上受，多通过鼻窍吸入而得。如在温热案中提到"吸入温邪，鼻通肺络，逆传心包中"；暑案中亦提到"大凡暑与热，乃地中之气，吸受致病，亦必伤人气分"等。叶氏虽未明确提到邪从口鼻而入，但在《温热论》中明确指出"温邪上受，首先犯肺，逆传心包"，其"上受"实质既是说明温邪是从口鼻而入的。

清代温病学家薛生白在湿热病方面造诣颇深，其在《湿热论》原文第1条自注中明确指出："湿热之邪，从表伤者十之一二，由口鼻入者，十之八九。阳明为水谷之海，太阴为湿土之脏，故多由阳明、太阴受病。"又如："邪从口鼻而入，则阳明为必由之道路也。"强调了湿热之邪由口鼻而入的观点。

清代医家程钟龄在《医学心悟》中云："若夫一人之病，染及一室，一室之病，染及一乡，一乡之病，染及阖邑，此乃病气、秽气相传染。其气息俱从口鼻而入。"刘松峰认同此说，故在《松峰说疫》卷一中摘录了此观点，其深受《医学心悟》时疫发病学思想的影响，《松峰说疫》中云："瘟疫者，不过疫中之一证耳，始终感温热之疬气而发，故以瘟疫别之。""其与伤寒不同者，初不因感寒而得，疬气自口鼻入"，"凡邪气之入，必从口鼻"，提出疬气自口鼻而入的观点。

清代温病学家吴鞠通在《温病条辨》上焦篇第2条自注中提及："温病由口鼻而入，自上而下，鼻通于肺，始手太阴。太阴金也。"在银翘散方论中指出："温病忌汗，汗之不惟不解，反生他患。盖病在手经，徒伤足太阳无益。病自口鼻吸受而生，徒发其表亦无益也。"在第16条原文中提到："温病忌汗者，病由口鼻而入，邪不在足太阳之表，故不得伤足太阳经也。"其在《温病条辨·杂说》中云："诚不若温病所受，受于身半以上，多从鼻孔而入。盖身半以上主天气，肺开窍于鼻，亦天气也。"同样强调了温邪从口鼻而入的论点。

二、"邪从口鼻而入"的临床基础

温病学家们随着临床实践的不断积累发现，温病初期阶段的证候表现并不只是卫表功能的失常，可见于或显于膜原，或显于肺胃，或显于三焦，又如湿热病多阳明、太阴等部位同病的证候。如吴又可在《温疫论·温疫初起》中指出："温疫初起，先憎寒而后发热，日后但热而无憎寒也。初得之二三日，其脉不浮不沉而数，昼夜发热，日晡益甚，头疼身痛。其时邪在伏脊之前，肠胃之后，虽有头疼身痛，此邪热浮越于经，不可认为伤寒表证，辄用麻黄、桂枝之类强发其汗。此邪不在经，汗之徒伤表气，热亦不减。又不可下，此邪不在里，下之徒伤胃气，其渴愈甚。宜达原饮。"吴氏描述的此段温疫初起的证候即显于膜原证。文中强调了"脉不浮不沉而数"，即表明此时邪既不在表也不在里，而是在半表半里之膜原，还强调"虽有头疼身痛"亦为邪热浮越于经，不可认为是伤寒表证。同时吴氏还指出了"伤寒感邪在经，以经传经"，"时疫感邪在内，内溢于经"。吴氏全面论述了温疫初起的临床表现为邪客于膜原证候，而不是卫表功能失常，表明邪自口鼻而入客于膜原，并针对性地创制了达原饮等治疫名方。

再如叶天士所说温病初起即见"发热咳喘"或"咳喘必兼呕逆，膜胀"；又言："口鼻吸入热秽，肺先受邪，气痹不主宣通，其邪热由中及于募原，布散营卫，遂为寒热。既为邪踞，自然痞闷不饥，虽邪轻未为深害，留连不已。"

戴天章认为温疫"见表症时未有不兼一二里症者"，"时症从口鼻而入，先中中焦，后变九传。其传自里出表"。戴氏在《广瘟疫论》中还提到："受疫邪，其湿热之气从其类而入肺，发其哮喘。"此乃对邪从口鼻而入侵犯太阴肺的症状描述，而对侵犯太阴脾亦有详细论述："时疫初起，有手足厥冷，恶寒，呕吐，腹痛自利者，全似太阴寒证。辨其为疫，只在口中秽气作黏，舌上白苔粗浓，小便黄，神情烦躁，即可知其非寒中太阴，是时疫发于太阴也。"疫邪从口而入，口中秽气侵犯太阴脾，则见舌上白苔粗浓。

刘松峰《松峰说疫》中有云："手阳明经属大肠，与肺为表里，同开窍于鼻；足阳明经属胃，与脾为表里，同开窍于口。凡邪气之入，必从口鼻，故兼阳明症者独多。"邪从口鼻而入，太阴、阳明皆可受其害而出现相应症状。

吴鞠通在《温病条辨》中指出："口鼻均入之邪，先上继中，咳喘必兼呕逆、膜胀，虽因外邪，亦是表中之里。"说明邪从鼻入"首先犯肺"是其中一种情况，另外温邪还可从口而入侵犯中焦脾胃，出现呕逆、膜胀等症状。正如吴氏所论："温病由口鼻而入，鼻气通于肺，口气通于胃。"因肺与胃皆上通于口鼻，故经口鼻而入之邪，其病变又有在肺、在胃之别。风热、燥热、温毒等邪，经口鼻而入，病变多以肺经为主；湿热、疫疠之气则多经口鼻入中焦脾胃。综合分析，这些温病初起症状是温邪从口鼻而入论的主要依据。

现代温病学家赵绍琴、李士懋均强调温病卫分证"恶风寒"的出现，非表气受邪。两位大家均认为温病卫分证的本质为肺经郁热证，他们对于温病卫分证恶风寒的病机分析，继承了前辈温病学家的观点，强调了卫分证恶风寒的出现，非表气受邪，而是由于温邪上受袭肺后，造成肺气膹郁，肺有郁热，表气不和，卫阳不得宣发敷布，外失卫阳之温煦，故出现恶风寒症状。这正是对"邪从口鼻而入"论具体的应用和阐发。

这些临床实践中观察到的病变特点，是温邪从口鼻而入论的主要依据。此外，明清以前的医家大多拘于皮毛受邪之说，而以麻、桂等辛温之品发散表邪，但往往难以中的，而致津伤、斑疹诸多病变。有鉴于此，说明多数温病初期病变部位的重心并非皮毛，而口鼻是外邪直趋内在脏腑部位的通道，因此推断温病的感邪途径是从口鼻而入。

三、"邪从口鼻而入"的辨证意义

温病的发生发展大多发病急骤，来势较猛，病程发展迅速，变化多端。只有早期识得病邪部位所在，才能拔除病根。许多温病学家正是以邪从口鼻而入这一受邪途径说为佐证，洞察病变初期的一些假象，从而判定出有别于伤寒初期的一些直达病所之方药。如恶寒发热并见，是许多外感病初期的表现之一，通常认为与卫表功能失常有关。这里值得注意的是：卫表功能失常是卫表受邪呢？还是感邪在里影响到表呢？如温疫初期有憎寒、发热、头身痛等，吴又可依据邪从口鼻而入的观点，并结合"脉不浮不沉而数"等症，主张初期以达原饮"直达巢穴，使邪气溃败，速离膜原"。杨栗山则强调"在温病，邪热内攻，凡见表证，皆里热郁结，浮越于外也"，进而指出"虽有表证，实无表邪，与伤寒外感之表证全无干涉"。因而治疗上注重开导里热，多获里热除而表象自解之效。又如余师愚"重用石膏直入肺胃，先捣其窝巢之害，而十二经之患自易平矣"的著名论点，也是在运用了邪从口鼻而入论并结合临床实践提出的。

再如医家们常把"下不厌迟"与"下不厌早"作为治疗伤寒与温病的区别之一。

对于它的机理，戴天章认为：一般风寒受自皮毛，渐次向里发展，化热入里成实，一般尚需一个过程，故下不厌迟。而"时疫从口鼻而入，先中中焦"，"其传自里出表，虽出表而里未必全无邪留"，所以下不厌早。

从上述温疫学派医家所言可以看出，在病变初起如拘于皮毛受邪说，则难以明辨真谛。他们在提出温病感邪途径的同时，每与伤寒对举而提，进而推导病机变化之异，所以，"邪从口鼻而入"这一感邪途径说，对温病摆脱伤寒亦起到了重要作用。即便以卫气营血和三焦辨证为主的叶天士、吴鞠通等医家，也在辨治中运用了这一观点。如叶天士云："若因口鼻受气，未必恰在足太阳经矣。"因为往往"虽因外邪，亦是表中之里"。对于这种情况，叶氏指出："设宗发散阳经，虽汗不解"；"温邪上受，首先犯肺"；"肺主气，其合皮毛，故云在表。"显然叶氏对温病病机的分析，是从肺到皮毛。所以吴鞠通曰："肺病先恶风寒者，肺主气，又主皮毛。肺病则气郁，不得捍卫皮毛也。"

四、"邪从口鼻而入"的治法特点

基于"邪从口鼻而入"对温病卫分证形成机理特殊性的认识，使用治疗温病卫分证的一些方剂，一方面应注意不使药过病所，另一方面也应注意病重药轻之患，使整个方剂的配伍既具发散之性，又有一定的向里性。如在用于温病初期的银翘散中，金银花、连翘、竹叶、芦根等也是清解气分邪热常用的药物；如吴鞠通在论述其创制的银翘散时谓："本方谨遵《内经》风淫以内，治以辛凉，佐以苦甘；热淫于内，治以咸寒，佐以甘苦之训。又宗喻嘉言芳香逐秽之说，用东垣清心凉膈散，辛凉苦甘。病初起，且去入里之黄芩，勿犯中焦，加银花辛凉，芥穗芳香，散热解毒，牛蒡子辛平润肺，解热散结，除风利咽，皆手太阴药也。合而论之，《内经》谓'冬不藏精，春必病温'，又谓'藏于精者，春不病温'，又谓'病温虚甚死'。可见病温者，精气先虚，此方之妙，预护其虚。纯然清肃，上焦不犯，中下无开门揖盗之弊，有轻以去实之能，用之得法，自然奏效。此叶氏立法，所以迥出诸家也。"吴鞠通的论述表明，银翘散虽为辛凉平剂，但其能"轻以去实"，证实银翘散非单纯清肺卫之邪的方剂，而是要清除在里之郁热。他亦指出"病自口鼻吸受而生，徒发其表亦无益也"。

杨栗山所著《伤寒瘟疫条辨》中以邪热怫郁为病机关键，以中焦为病变中心，以中焦传上下表里为传变形式，治疗立足祛邪，宣上通下、透表达里，创制了著名的以升降散为主方加味变化的治温十五方。其在对升降散的组方分析时指出："升降散取僵蚕，升阳中之清阳，姜黄、大黄，降阴中之浊阴。一升一降，内外通和，而杂气之流毒顿消矣。"充分体现了他对邪气从口鼻而入说的深刻领悟及在临床实践中的具体运用。

五、"邪从口鼻而入"以理解卫分证治意义

卫分证是因温病初起，温邪由口鼻而入侵袭于肺，造成肺气膹郁，肺有郁热，影响其外合皮毛，导致表气不和，卫阳被郁，不得宣发敷布肌表而致。肺有宣发卫气之功，外合皮毛，在病理上，肺气不宣与腠理闭塞、卫气郁滞相互影响，此时只宜宣透肺中邪气、散达卫气之郁闭，卫气就能正常敷布肌表而使诸症消退。深入了解"邪从口鼻而入"这一感邪途径，有助于深入理解卫分证的证治意义、温病病机特点以及临床诊治治疗。

温病学家赵绍琴在《谈谈我对"在卫汗之"的认识》一文中指出温病卫分证为温邪郁于肺卫，治疗只要"汗之"即可，并强调叶天士的"汗之"绝非用发汗之法。因此时已有轻度津伤表现，绝不可用辛温发汗治法，以免再度伤阴。赵老旁征博引，一语中的，指出"《素问·六元正纪大论篇》说：'火郁发之'。王冰注之曰：'发，谓汗之，令其疏散也。'柳宝诒则进一步论述说'暴感风温，其邪专在于肺，以辛凉轻散为主；热重者兼用甘寒清化'。温邪郁于肺卫，属'火郁发之'之例，亦即汗之令其疏散也，当用辛凉清解之法。辛能宣郁，凉可清热，轻清举上，清解肺卫热邪，邪去热清，卫疏三焦通畅，营卫调和，津液得布，自然微微汗出而愈。"最后论述，因表解里和，自然邪透汗泄，实则不发汗而达到了汗出的目的，它不是方法而是目的，此即"在卫汗之可也"的意义之所在。

国医大师李士懋在《谈"在卫汗之可也"与"测汗"》一文中谈到"肺主一身之气，卫气的宣发，津液的敷布，皆靠肺气的转输。当温邪自口鼻而入，侵犯于肺后，则肺气膹郁，卫气不得宣发，津液不得敷布。卫阳郁而发热，卫阳不能达于肌表而寒。这种寒热，虽与表证相似，但产生的病机不同，故实非表证"。他认为"卫分证的实际是一种郁热，就应该遵循'火郁发之'的原则进行治疗。欲使肺中郁得以透发，关键在于开达肺郁，舒展气机，使郁热有透达之路"。"银翘散、桑菊饮等辛凉之剂，作用在于宣解肺郁，而不在于发汗，所以把辛凉之剂称为'辛凉发汗'，是不够妥帖的，而应称之为'辛凉清宣'或'辛凉宣透'剂。而汗法，是祛除在表之邪的一种方法，邪在肺而不在表，妄用汗法，乃诛伐无过，恰如吴鞠通所言：'病自口鼻而入，徒发其表亦无益也。'"

综上所述，"邪从口鼻而入"的观点并非只是单纯说明感邪途径，其本质内容在于强调邪从口鼻而入可直趋在里之脏腑，从而导致一系列不同于皮毛受邪渐次向里发展的病理变化，进而说明治疗温病时要识得病机实质，注意直捣病巢，早除病邪为要。

第五章　温病养阴论

养阴法在温病的治疗中具有十分重要的意义。温病是由温邪引起，温邪为阳邪，必致阴伤。温邪与阴伤有因果关系：温邪为阴伤之因，阴伤为温热之果。同时由于阴伤后体内阴阳平衡失调，阳热易亢，更可助邪热之势，故温热与阴伤又可互相影响，形成恶性循环。故温病的各个阶段，除有明显的热象外，往往伴有口渴喜饮、咽干舌燥、小便短赤、大便秘结等津液耗伤之证。即使湿温病初起，伤津不显，后期也易化燥伤阴。通观温病，或本属燥热的温热性质者，或湿热化燥者，其证或素有阴亏，或本无阴液内耗，但一至气分火热炽盛，必耗阴液。阴伤则邪热无制，其势更盛。随之病位深入，病势加重。或由气传营，耗伤营阴，扰乱心神；或进一步入血，阴血更伤，邪热更胜，其有血热妄行、瘀热互结致吐衄、斑疹者，有热扰心中致躁扰不寐，甚至神昏谵语者；或热盛灼烁肝阴，热极动风而致抽搐痉挛、角弓反张；及至邪热久留，深入下焦，灼伤肝肾之阴，虚风内动者，不一而足。诸变之起，无不与邪热的深入及其伴行的人体阴液损伤密切相关。正如吴鞠通所说"温热，阳邪也，阳盛则伤人之阴也"，"盖热病未有不耗阴者，其耗之未尽则生，尽则阳无留恋，必脱而死也"。

温病过程中存在热盛和阴伤两大病机。初期以热盛为主，后期以阴伤为主。损及肝肾之阴时虚象更为严重，津伤阴耗已成为病程中的主要矛盾，更要以养阴为要，此时用复脉类方剂救其阴。"留得一分津液，便有一分生机"，"其有阳气有余，阴精不足，又为温热升发之气所烁，而汗自出，或不出者，必用辛凉以止其自出之汗，用甘凉甘润培养其阴精为材料，以为正汗之地"。在治疗中多用甘寒生津、咸寒增液、填补真精等治疗方法，体现了以救胃阴为要、救肾阴为急的救阴思想。方如沙参麦冬汤、益胃汤、五汁饮、增液汤、一甲复脉汤、二甲复脉汤、三甲复脉汤、大定风珠等；药用麦冬、生地、玄参、海参、阿胶、熟地、鸡子黄、龟甲、鳖甲等。这些方药的运用正是《素问·阴阳应象大论篇》所云"精不足者，补之以味""衰者补之"等理论在温病治疗中的具体体现。

一、温病养阴的理论源流

1. 养阴理论肇端于《内经》

《内经》首先提出以阴阳互根、阴阳消长、阴阳转化的阴阳平衡学说为基础的生理、病理现象。如《素问·阴阳应象大论篇》云："阴在内，阳之守也；阳在外，阴之使也。"《素问·生气通天论篇》云："阳强不能密，阴气乃绝；阴平阳秘，精神乃治；阴阳离决，精气乃绝。"《内经》对阴伤所产生的病理变化也作了详细论述。如《灵枢·本神》云："五脏，主藏精者也，不可伤，伤则失守而阴虚，阴虚则无气。"《素问·金匮真言论篇》指出："夫精者，身之本也，故藏于精者，春不病温。"《素问·至真要大论篇》中还提到"热淫于内，治以咸寒，佐以甘苦"，"诸寒之而热者取之阴"的温病养阴治疗原则。这些阐述为温病救阴思想的形成奠定了生理、病理基础。

2. 养阴理论奠定于《伤寒杂病论》

汉代医家张仲景在《伤寒杂病论》中首次对热病养阴理论作了比较系统的论述。纵观《伤寒杂病论》中，"扶阳气"的思想随处可见，而"存津液"之秘旨，则渗透于字里行间。《伤寒杂病论》认为正气能否抗邪、疾病传变与否与津液益损有直接关系，从而指明了"存津液"的重要意义，且较详细的论述了"亡津液""亡血""亡阴"的原因和病理衍变。如"大下之后，复发汗，小便不利者，亡津液故也"；"阳明病，自汗出，若发汗，小便自利者，此为津液内竭，虽鞕不可攻之"；"须表里实，津液自和，便自汗出愈"。再如"太阳病发汗，若下，若利小便，此亡津液，胃中干燥，因转属阳明"；"阳明病，本自汗出……以亡津液，胃中干燥，故令大便鞕"。由此可见，津液的益损与病情的传变或转归密切相关，并且在疾病的治疗中，"存津液"更是至关重要的。

同时仲景还制定了一些清热养阴的方剂，如人参白虎汤、竹叶石膏汤、黄连阿胶汤、麦门冬汤等。为了避免伤阴，仲景还指出了一些治疗上的禁忌证，如淋家、疮家、亡血家、衄家"不可发汗"等。这些理论均为后世温病养阴学说的发展奠定了基础。

3. 养阴理论发展于唐至明以前

唐代王冰在对《内经》进行了悉心研究之后，精辟地提出了"壮水之主，以制阳光；益火之源，以消阴翳"的论断，对温病养阴和伤寒养阴均具有重要的指导意义。

元代朱丹溪是养阴派代表人物。他吸取了刘河间"清热保阴"和李东垣"火与元气不两立"的学术观点，结合他的临床实践，提出了"阳常有余，阴常不足"的重要论断，创制了代表方大补阴丸，对温病养阴学说的发展贡献颇大。

明代医家张景岳根据阴阳互根互用的辩证关系，提出了"善补阴者，必于阳中求阴"的养阴法则。虽多用于杂病补阴，但对温病养阴也有一定启迪作用。

4. 养阴理论完善于明清

明清以来，涌现出诸多造诣精深的温病学家和许多有价值的著作。如叶天士的《温热论》、吴鞠通的《温病条辨》、王孟英的《温热经纬》等，这些论著中均对温病养阴理论作了精辟的论述。

叶天士强调治温病以保津液为要义。临证善用甘寒濡润之品或用咸寒柔润配以甘寒之品治津液不足或温病过程中热邪渐解，肺阴伤，或胃阴伤，或肺胃阴伤，或肾阴伤者。肺布水津，肾主水液，胃为水谷之海。土燥则水竭，水主之气不能上荣则肺津无供，肺津亏不能下滋，则肾液更匮。说明肺津、胃阴、肾液三者相互依存而又以胃阴为枢机。临床上证实，温热病伤阴主要表现于肺津、胃阴、肾液三方面或交互出现。总结叶氏之学，对于温病肺津、胃阴、肾液耗伤机理与表现及温病养阴有如下之论："舌绛而光亮，胃阴亡也，急用甘凉濡润之品"；"若斑出热不解者，胃津亡也，主以甘寒，重则如玉女煎，轻则如梨皮、蔗浆之类"；"热邪不燥胃津，必耗肾液"；"劫尽胃汁，肺乏津液上供"；"时医多用消滞攻治有形，胃汁先涸，阴液劫尽者多矣"；"汗则耗气伤阳，胃汁大受劫烁，变病由此甚多"；"胃气虽渐复，津液尚未充"；"病减后余热，只甘寒清养胃阴足矣"；"阳明阳土，得阴自安"等。概之叶氏之论，其主要是针对热病过程中，有关热盛阴伤之纵横交互、轻重缓急多种情况而言。其中包括两大中心问题：其一是阴伤燥劫程度决定着温热病变加剧程度；其二是温病治疗重视顾护阴液，强调养胃阴之法应主以甘寒。这些阐述是叶氏"养胃阴"的重要理论观点，也是研究叶氏"养胃阴"理论的素材。

吴鞠通强调温病治疗应处处顾护阴液。温病的发展过程中极易耗伤阴液，而阴液的盈亏存亡又与病情的轻重、预后的好坏直接相关，所以吴氏强调在治疗温病时应处处顾护阴液。吴氏在《温病条辨·中焦篇》中指出："温病伤人身之阴，故喜辛凉、甘寒、甘咸，以救其阴。"这句话提示了吴氏温病三焦辨证用药的规律。即邪在上焦肺卫或热盛于肺经之时，可分别投以辛凉轻剂桑菊饮、辛凉平剂银翘散或辛凉重剂白虎汤等。邪在肺卫时，温邪初犯，邪热尚未炽盛，体内阴伤不甚，所以治疗以祛邪为主，祛邪即可保津，即吴氏所说的"预护其虚"。但如肺热已盛，则应投用辛凉重剂白虎汤以清热保津；如邪热进一步炽盛则可传入中焦，导致胃热亢盛，势必耗伤胃阴，所以在用辛寒或苦寒清胃泄热之剂或用通腑攻下之剂的同时，当加用甘寒滋养胃津之品；若病邪深入下焦，必劫伤真阴，故养阴之剂以甘咸之品为主。若以三焦阴伤的不同来选取方剂，则上焦为肺阴伤，主以沙参麦冬汤；中焦为胃阴伤，主以益胃汤、五汁饮；下焦为肾阴伤，主以加减复脉汤。吴氏又提出："在上焦以清邪为主，清邪之后，必继以存阴；在下焦以存阴为主，存阴之先，若邪尚有余，必先以搜邪。"由此可见，吴氏在治疗温病时十分重视顾护阴液。

王孟英强调在温病治疗中以保阴为第一要义。温邪伤阴，为温病的重要病机变化。温病初起首伤肺阴，中期则伤胃津，后期伤肾精。王氏常用沙参、玄参、玉竹、知母、梨汁、百合等以滋养肺阴，并认为，凡治感证，必审胃汁之盛衰，如邪渐化热，即当濡润胃腑，俾得流通，则邪有出路，液不自伤，斯为善治。因此，救阳明之液，是治疗温病之真诀，首当顾及于此。顾护胃阴，忌用温燥和攻下，其滋养之法，甘凉濡润不嫌其多，喜用石斛、沙参、西洋参、天花粉、麦冬、西瓜汁、蔗浆汁。其胃阴衰亡，舌光绛无苔者，则用炙甘草汤去姜、桂，加石斛，以蔗浆易饴糖。对于肾精耗损者，王氏提出了自己的用药心得，如对于吴鞠通之加减复脉汤、大小定风珠等提出质疑，王氏认为其滋腻浓浊，胃难受纳。他则喜用犀角地黄汤佐入女贞子、墨旱莲、阿胶、枸杞、肉苁蓉，或龟甲、鳖甲、牡蛎等，尤其推崇集灵膏（人参、枸杞子、天冬、麦冬、生地、熟地、怀牛膝、甜水，砂锅熬膏，将成加白蜜）。

此外，柳宝诒在《温热逢源》中指出治疗伏温"当步步顾其阴液"；吴锡璜亦强调"治温病宜刻刻顾其津液"；新安温病医家的方广、程门雪、王乐匋等都提到了养阴在温病治疗中的重要作用。

二、温病养阴的主要方法

温病病变过程中，邪热的深入与阴液的损伤密切相关，因此，温病的治疗要步步顾其阴液。邪盛之时，治当以祛邪为主；邪退之后，治当以养阴为要。由于邪犯之部位和病机不同，养阴的具体方法也因之各异。

1. 邪在肺卫，透表以护阴

温邪侵袭，多由口鼻而入，首见肺卫证。症见发热、微恶风寒、口微渴、头痛、咳嗽，舌边尖红、苔薄白、脉浮数等。然因其温邪属热，故起始即可伴阴伤，除发热、恶寒、脉浮数外，已有口渴之象，肺为娇脏，肺之津液被温热之邪灼伤，此时，应早投辛凉宣透之剂祛邪外出，以护卫肺阴，防其入里灼伤津液，并可配伍少量甘寒生津之品，以补阴伤。可遵吴鞠通《温病条辨·上焦篇》所论："太阴风温……但热不恶寒而渴者，辛凉平剂银翘散主之。""太阴风温，但咳，身不甚热，微渴者，辛凉轻剂桑菊饮主之。"温邪从表而透，自无伤阴之弊，此二方能清肃上焦，宣畅气机，透泄郁热，邪去热清，自能护卫肺阴。吴鞠通创银翘散即属此意，他在《温病条辨》关于此方的方论中谓："此方之妙，预护其虚，纯然清肃上焦，不犯中下，无开门揖盗之弊，有轻以去实之功。"说明此方既可祛邪，又能护津。燥热病邪更易燥津伤液，初起治疗既要辛凉透泄，又要甘凉润燥，使邪退而不伤阴液。

2.邪在气分，清热以保阴

凡温邪不在卫分，又未传入营血分，皆可属气分证范围。其临床特点为发热不恶寒反恶热、口渴饮冷、舌红苔黄、脉数有力等症。其病变较广，涉及病变部位较多，或在肺，或在胸膈，或在胃腑，或在肠腑，或在胆腑，或在三焦等，因其所在病位不同，可出现相应脏腑功能失常的证候。因深入气分的病邪也有温热和湿热之别，所以其证候表现也各有区别。其中表现为邪热亢盛，正气未衰，津液已伤者，治疗宜速清泄里热而保其阴津，所谓"祛除一分邪热，保得一分津液"，以防邪陷生变。若无形邪热充斥阳明，见发热汗大出、渴喜饮冷、苔黄而燥，当用白虎汤，取其既能退热又能保津之意。吴鞠通强调："实其阴以补其不足者，阳盛则阴衰，泻阳则阴得安其位，故曰实其阴，泻阳之有余，即所以补阴之不足。"明确阐明了清热祛邪以保阴生津的道理。若邪热亢盛，气阴欲脱，喘而汗出，脉浮大而芤，应以白虎汤加人参治之，以清热固气保津，否则邪热陷营血，或成津气外脱之危证。吴氏强调此时补阴药有鞭长莫及之虞，唯白虎退邪阳，人参固正阳，使阳能生阴，乃救化源欲绝之妙法也。

3.邪热亢盛，苦寒以坚阴

温病气分火热炽盛、热郁化火之时，急以苦寒清泻火热之品直折邪热以坚其阴。苦寒以坚阴，属清气法中苦寒泻火范畴，其适应证为气分火热炽盛者。此治温思想为叶天士在《温热经纬·三时伏气外感篇》的春温论述中有所阐述："春温一证……昔贤以黄芩汤为主方，苦寒直清里热，热伏于阴，苦味坚阴，乃正治也。"叶氏之"苦味"即"苦寒直清里热"，指苦寒清热泻火之品；坚者，守也、固一也。"坚阴"即固守保存阴液之意。因此，所谓"苦寒以坚阴"有两层含义，一是清泄邪热，二是通过清热达到存津液的作用。既针对性地治疗了已有证候，又兼顾了其发展与预后，从而防止整体病情的加重。治以黄芩汤、黄连解毒汤等直捣病所，直折邪热，防止津伤以坚阴。

4.邪在肠腑，泻下以存阴

邪入阳明胃肠与积滞糟粕相搏，而成阳明腑实证。因燥结不通，气机郁闭，邪热无有出路，更伤津液，愈热愈燥，愈燥愈伤，此时宜急下以存阴。吴鞠通在《温病条辨·下焦篇》中指出："温邪久羁中焦阳明阳土，未有不克少阴癸水者，或已下而阴伤，或未下而阴竭。若实证居多，正气未至溃败，脉来沉实有力，尚可假手于一下，即《伤寒论》中急下以存津液之谓。若中无结粪，邪热少而虚热多，其人脉必虚……若再下其热，是竭其津而速之死也。故以复脉汤复其津液，阴复则阳留。"吴氏用下法的经验非常丰富，除了继承前人下法思路外，又根据温病病机特征，创制了增液承气汤、宣白承气汤、牛黄承气汤、导赤承气汤等诸泻下存阴之方，对邪结阳明、燥结阴伤之证可随证选用。吴氏强调："温病之不大便，不出热结液干二者之外。"吴氏还总结了"阳明下证，峙立三法：热结液干之大实证，则用大承气；偏于热结而液不干者，旁流是也，则用调胃承气；偏于液干多而热结少者，则用增液，所以回护其虚，务存津液之心法也。"

5. 邪在营分，清营透热以益阴

温热邪气深入营分，营阴受损，营热不透，则邪无外达之出路，致营阴更劫，临床可见热伤营阴，热扰心神，伤及血络等证。症见身热夜甚，口干但不甚渴饮，心烦不寐，时有谵语，或见斑点隐隐，舌质红绛无苔，脉象细数等。治疗宜清营透热，益其被灼营阴，祛邪而不伤正，益阴而不留邪，用清营汤清营透热、益阴增液。

6. 邪在血分，凉血散血以充阴

邪在血分为邪热深入阴分，损伤人体阴液的深重阶段。主要表现为血液溢出脉外的出血见症或瘀血见症，或血中之阴被耗的瘀血见症，或热瘀互结证，或血热动风证等，正如叶天士所说"入血就恐耗血动血"。对于此阶段的治疗大法，叶氏指出"直须凉血散血"。血分证的病机关键：耗血动血，热瘀互结。针对动血导致的各种出血见症，治宜凉血散血。若救不及时或救不得法，则多有亡阴、亡阳之危。血分证热瘀可因动血形成的出血致瘀，更可因耗血所致热灼阴液、血液黏滞而成，可见阴伤是温病血分证热瘀形成的关键因素。血热炽盛，一方面煎熬脉内阴血；另一方面，邪热炽盛可直接损耗脉外之津液，使得阴伤加重。血中津液亏乏，血液遂变黏稠，流速减缓，进而造成瘀血内停，治宜清热凉血、养阴散血，从而使热却血凉，津充血不滞，不滞则瘀通，是以凉血充阴而收通瘀散血救阴之功。

7. 邪在下焦，复脉以填阴

吴鞠通在《温病条辨·下焦篇》中详细阐述了邪在下焦宜复脉以填阴。《温病条辨·下焦篇》原文指出："热邪深入下焦，脉沉数，舌干齿黑，手指但觉蠕动，急防痉厥，二甲复脉汤方之。""下焦温病，热深厥甚，脉细促，心中憺憺大动，甚则心中痛者，三甲复脉汤主之。""热邪久羁，吸烁真阴，神倦瘈疭，脉气虚弱，舌绛苔少，时时欲脱者，大定风珠主之。"可见填阴针对的主要病机特点是热深厥甚，真阴欲竭，用药主以甘寒与咸寒。故填阴法一般适用于真阴耗损严重，壮火复炽，心烦不寐者，宜泻火填阴，黄连阿胶汤主之；邪少虚多，肝肾阴亏，真阴受劫者，宜潜镇填阴，加减复脉汤、救逆汤、三甲复脉汤主之；真阴欲竭，虚风内动，宜息风填阴，大定风珠主之。

三、温病养阴的主要机制

1. 养阴补不足

阴液耗伤为温病过程中的主要病理变化，温病养阴为补其耗伤之阴津。造成温病阴液耗伤的原因主要有三个方面：一是热邪伤津，如叶天士所言"热邪不燥胃津，必耗肾液"；二是失治误治，如吴鞠通谓"温病误表，津液被劫"，"热邪久羁，吸烁真阴，或因误表，或因妄攻"；三是素体阴虚，如叶天士言"初病即舌干"。针对阴液耗伤这一病理变化，需采用养阴生津法来补充阴液的不足，如《灵枢·热病》云："实其阴以补其不足。"因此，养阴生津法贯穿于整个温热类温病治疗的始终。如银翘散中的芦根，清营汤中的生地、玄参、麦冬，犀角地黄汤中的生地，以及加减复脉汤中的生地、阿胶、麦冬、白芍等，均是养阴生津之品，以补充阴液不足。养阴法在温病治疗中能起到两种作用：一是防止病情传变，二是补充已耗阴津。虽因温病种类不同及发病阶段不同，但在治疗中都贯穿着既要祛邪，又要固护津液，不使邪祛阴伤的原则，起到了对疾病既要治疗又要防变的作用。

2. 养阴抑邪热

温病养阴以抑其邪热。温邪属阳，津液属阴，温邪未有不耗阴者，制其阳者，唯有阴也。无论是在温病的初期、中期，还是末期，都存在着阴阳之间的相互制约。热邪的亢盛最易灼烁阴液，造成阴液的亏虚，阴损则阳更旺，更助热势，而使邪毒更盛，形成恶性循环，甚至导致亡阴，这是"阳盛则阴病"的病理变化，过亢之阳必然导致阴液的亏虚。吴鞠通说："热病有余于火，不足于水，惟以滋水泻火为急务。"而养阴生津就是以补不足之水，来制衡过亢之阳。临床上广为运用的甘寒生津之沙参麦冬汤、益胃汤，甘咸合用的增液汤，以及咸寒滋阴的加减复脉汤都具有滋阴降火的作用，正如吴鞠通所说"以补阴之品为退热之用"。

3. 养阴透邪出

伏气温病的治疗注重养阴生津有助于里热外透。伏气温病阴精先亏，加之病变过程中里热炽盛，阴液更易耗损，采用养阴生津法，有助于里热外透。伏气温病初起，可出现因阴液不足而致内伏之热不能透达。叶天士在《温热经纬·三时伏气外感篇》中云："春温一证，由冬令收藏未固，昔人以冬寒内伏，藏于少阴。"其"冬令收藏未固"说明肾精先虚。柳宝诒谓："尝读喻嘉言《尚论后篇》少阴温病，凡正虚不能托邪者，必用麻附细辛汤，以温经托邪。其用意仍不免偏于伤寒一面。但寒伤人之阳，温病烁人之阴，而其为正虚邪陷则一也。仲景既立助阳托邪之法，以治伤寒，从对面推想，岂不可用助阴托邪之法，以治温病乎？""伏温发于少阴，在肾脏先虚之人，不能托邪外达"，故提出"养阴托邪"，临证常用鲜生地、玄参与豆豉、薄荷配伍养阴托邪。其在春温的辨证治疗中，常将以玄参、生地、麦冬、芦根、天花粉等为主的养阴透邪药贯穿始终。

4.养阴祛热瘀

温病热瘀是多因素多环节病理共同作用的结果，而阴伤是温病热瘀形成的关键因素。血热炽盛，一方面煎熬脉内阴液；另一方面，邪热炽盛可直接损耗脉外之津液，使得阴伤加重。血中津液亏乏，血液遂变黏稠，流速减缓，进而造成瘀血内停。此时，如深入血分之热邪与新形成之瘀血相互搏结，即可出现瘀热交结的见症。阴伤与温病热瘀证的形成密切相关，邪热阴伤是导致温病热瘀的主要因素，阴伤导致脉道涸涩则是温病热瘀证的重要病理。养阴生津方药对温病热瘀证有着明显的治疗作用。

5.养阴敛阳固脱

根据阴阳互根理论，阴和阳二者相互依存，阴阳双方各以对方为自己存在的前提条件。如《素问·阴阳应象大论篇》有"阴在内，阳之守也；阳在外，阴之使也"，"孤阴不生，独阳不长"等论述。温病脱证，是由于邪盛正虚，或因汗、下太过，引起阴液骤损，导致亡阳气脱的危候。阴液骤损，进而造成元气的耗损，导致"气随液脱"，津气的暴脱，使得阳无以依存，形成了亡阳气脱证。临床症见汗出不止，烦躁不安，面色潮红，喘喝欲脱，脉象细数甚或散大，舌干红者，为阴液耗竭之象。针对阴液耗竭，吴鞠通强调："尽则阳无留恋，必脱而死也。"采用生津敛阳以固脱，使得"阴复则阳留"。临床运用的生脉散，益气敛阴固脱，可防止由阴竭而引起"亡阳"。

四、温病养阴的临床禁忌

"留得一分津液，便有一分生机"强调了温病治疗中养阴的重要性。临证必须识证准确，针对温病不同阶段采取有效的治疗措施。温病禁忌，需牢记在心，误用治法，可致诸多变证。

1.邪在卫分，忌辛温解表

温邪初起，邪在肺卫，应主以辛散凉泄之品疏通卫表风热之邪。若复加辛温之品，则易助邪增热，燥伤阴津，导致内陷生变，出现斑疹、动血、神昏、痉厥等危重症。即使是客寒包火证，也只能暂予或少佐辛微温之品，寒邪得解，须立即停用，改投寒凉之剂。

2.邪盛伤阴，忌淡渗利尿

邪热炽盛，耗伤津液，每致小便短少，甚或无尿，此非湿热内蕴，气化不利，故治宜养阴生津，津复则小便必自利。若淡渗以利尿，反耗竭津液，致病危殆。

吴鞠通谆谆告诫："温病小便不利者，淡渗不可与也，忌五苓、八正辈。""热病有余于火，不足于水，惟以滋水泻火为急务，岂可再以淡渗动阳而燥津乎？"

3. 温病燥热，慎苦寒化燥

汪瑟庵在《温病条辨》按语中说："燥证惟喜柔润，最忌苦燥。"温病为温热性质的病邪为患，苦寒似为正治，而吴鞠通却强调慎用苦寒。"温病燥热，欲解其燥，先滋其干，不可纯用苦寒也，服之反燥甚。"苦虽能降火，但也能化燥，而温热为病，多见伤津化燥，故当慎用苦寒，不可以燥治燥。如果滥用，则燥伤津液，反助热势，必致津枯液涸，而燥证不除。

4. 阳明阴伤，慎妄用攻下

通下是祛除体内有形实邪内结的主要方法，在温病的治疗中作用特殊，运用较多。吴鞠通严格下法的适应证，唯其"的系燥结痞满，方可用之"，"阳明温病，无汗，实证未剧，不可下"。通腑泄热实为"盖胃之为腑，体阳而用阴……故承气汤通胃结，救胃阴，仍系承胃腑本来下降之气"，即泄热以救胃阴。温病过程中，胃阴耗伤过甚，则进一步耗伤肾液，"温邪久羁中焦阳明阳土，未有不克少阴癸水者"，若误用、妄用攻下会伤阴津，带来不可逆的变证。故攻下法不可妄用，即使用也多是祛邪和护阴并用，如新加黄龙汤、增液承气汤、护胃承气汤等。

五、温病养阴的瘥后防复

在温病发生的过程中，由于热邪炽盛，耗伤人体的津液，再加上患病后人体脏腑功能失调，气血津液的产生减少，因此常常出现温病瘥后正气未复的情况。若此时不注重病后调摄，如过早劳作、暴饮暴食、复感新邪等，则可能使邪热复起，导致"温病复证"。因此，"瘥后防复"的思想对温病瘥后的调理和治疗都具有重要的指导意义。如谨记"病后防复"，在调理上，不仅要通过调节饮食、劳逸结合、适避寒热等来养护阴液，而且要根据阴虚部位和程度的不同，给予相应的养阴药物来进行调理，促使患者早日康复。

六、温病养阴的食养之法

王孟英擅长以食为药治疗温病。王氏认为"药极简易，性最平和，味不恶劣，易办易服"。只要辨明食物的寒热温燥之性，以纠正疾病寒热虚实之偏，即可作为药用。如梨汁滋阴补液，被称之为天生甘露饮。曾治张季妹得温病，先误用温散，继误用温补，病日重，王氏除用清热化痰药外，令日啖北梨数十枚，服旬日胸腹顿舒，黄苔尽退，先后啖北梨三百余斤，闻者莫不诧异。甘蔗浆甘凉、清热、充液，名天生复脉汤，乃风温证中救液之良药。其他如绿豆汤代水煎药以清热解毒；

荸荠、海蜇、葡萄干滋阴润燥；柿饼润肺；藕汁生津止渴；西瓜为天生白虎汤，甘寒清肺胃之热，用于霍乱转筋、目陷形消有特效；葱须通经；丝瓜络、冬瓜子通络蠲痰；陈细茶息风、养肺胃；猪肚补胃气；猪肉汤滋阴精等。此外，王氏还常用生萝卜、橄榄、莲子肉、桑椹、燕窝、小麦、红枣、糯米、芝麻等，这些食物大多清凉平淡，味美可口，居家所有，唾手可得。王氏还常用两种以上食物配伍成方，应用于临床，如以生橄榄、生莱菔子组成青龙白虎汤解膏粱鱼面之毒，并治喉症；以漂淡海蜇、鲜荸荠组成雪羹汤，清热涤痰而顾津液。他亦常以较多量的食物，令先煮汤代水煎药或以食汤送服丸药，如雪羹汤送服当归芦荟丸治疗顽症；藕汤煎服清热凉血之品治疗尿血茎痛等。总结王氏运用这些食物时，大致有以下几种方法：一是单味独用，以食代药；二是择食组方，提高疗效；三是药食配伍，相得益彰；四是食汤代水，煎药送丸。说明药贵对证，虽饮食平淡之品，用之得当，亦见奇功。

吴鞠通治疗温病所用方药亦体现药食同源之理。《素问·脏气法时论篇》指出："毒药攻邪，五谷为养，五果为助，五畜为益，五菜为充，气味合而服之，以补精益气。"《素问·异法方宜论篇》中把一切草药都称为毒药。吴氏颇受此影响，在温病治疗过程中，选用药食进行调理。尤其是温病瘥后，邪热虽已解除，但机体功能多未恢复正常，采用有效、适宜的调理措施，对促进机体早日康复，防止病情迁延反复具有重要意义。在临床中除要注意精神、起居、药物等方面外，饮食调理也是重要环节。《素问·五常政大论篇》强调"谷肉果菜，食养尽之"，正是其中道理。吴氏受此理论指导，在温病治疗中选用梨皮、梨汁、藕汁、谷芽、粳米、秫米、鸡子黄、鸡子白、牛乳、猪肤、猪脊髓、羊腰子、乌骨鸡、海参、鲍鱼等益气阴、清余热之品以调养之；而雪梨浆方、五汁饮、牛乳饮等方剂的创立更是基于此理论。

第六章　温病下法论

温病的下法，是临床常用的一种攻导里实、涤除热结的治疗方法，具有通腑泄热、荡涤积滞、通瘀破结、排除邪毒及给邪以出路等作用。温病中凡是有形实邪内结，如燥屎、积滞、湿滞、瘀血等皆可运用。临床按其作用特点的不同，又可分为苦寒攻下、扶正攻下、通瘀破结、导滞通下等治法，其中尤以苦寒攻下法运用机会最多。正如柳宝诒所说，"胃为五脏六腑之海，位居中土，最善容纳，邪热入胃，则不复他传，故温热病热结胃腑，得攻下而解者，十居六七"，就是指此而言。究其理论依据，主要源于《内经》，而其方药的应用，则推崇《伤寒杂病论》，其后深受金元时期刘完素、张子和等医家学术思想的影响，而至明清吴又可、戴天章、杨栗山、余师愚、吴鞠通等医家总结出许多宝贵的临床经验，并形成鲜明的特色。诸如温疫祛邪，下不厌早，强调温疫传染性、流行性强，且致病重，故可早期运用下法快速祛除疠气；又如温热保津，下之有度，强调温热类温病容易伤津，运用下法治疗当谨慎适度，防止津液进一步损伤；再如湿热建中，用轻法频下，注意到湿热类温病往往脾胃先伤再感湿热，运用下法清除湿热的同时，尤当顾护脾胃，重建中州。如此等等，表明温病下法已在理论和实践上日臻完善。温病下法与伤寒的不同，不是简单的"下不厌早"和"下不厌迟"的差异，而是有继承、有发展。历代有关温病下法的研究颇多，内容丰富，形成了诸多成果，为后世研究下法的运用提供了许多借鉴。

一、温病下法之探源

下法的治疗思路主要源于《内经》。《内经》中有关于下法理论的最早记载，如《素问·阴阳应象大论篇》中指出"中满者，泻之于内"，《素问·热论篇》中有云"其满三日者，可泄而已"，《素问·至真要大论篇》中载有"留者攻之"等论述。这些关于下法的治疗理论，说明临床上针对中焦脘腹胀满不舒，属于里实内结者，当用下法治之，此治疗思路对后世产生了深远的影响。

下法的有效方药则主要源于东汉医家张仲景的《伤寒杂病论》。张仲景深受《内经》下法治疗思路的影响，并真正将下法运用于临床实践，创制出许多有效的方药。张仲景在《伤寒杂病论》中创立了一系列下法代表方，如治疗阳明腑实证之大承气汤、小承气汤、调胃承气汤，治疗下焦蓄血证之桃核承气汤、抵当汤，治疗结胸证之大陷胸汤、大陷胸丸、十枣汤，治疗脾约证之麻子仁丸等。这些方药，既是对《内经》治疗思想的成功继承，同时又在自身实践中有积极的创新发展，对后世历代医家下法的理论研究和临床运用产生了重要的影响。

金元医家刘完素提倡"火热论"，善用寒凉，尤重视攻下。刘氏提出"无问风寒暑湿，有汗无汗，内外诸邪所伤，但有可下诸证；或表里两证俱不见，而日深，但目睛不了了，睛不和者；或腹满实痛者，或烦渴，或谵妄，或狂躁喘满者，或蓄热极而将死者，通宜大承气汤下之"，扩展了张仲景下法的临床运用范围。

金元医家张子和进一步拓宽了下法的运用范围。张氏创立"攻邪派"，擅用汗、吐、下三法，冲出六经辨证的束缚，理清祛邪扶正的关系，进一步拓宽了下法的范围，并严格把握下法的尺度。其在《儒门事亲》中指出：《内经》之所谓下者，乃所谓补也，陈莝去而肠胃结，癥瘕尽而营卫昌，不补之中，有真补者存焉。"指出下法可推陈出新，促进气血之运行，虽非补药而功似补药，"损有余，乃所以补其不足也……下中自有补"。干祖望指出张氏之说与古印度吠陀医学"净身"治法相似，重视机体自身的净化。

明清时期许多医家在温病下法理论和运用上有很多创新和突破。吴又可继承了张仲景关于下法的理论，同时又深受刘完素和张子和的影响。吴氏极力推崇刘完素与张子和之说，创立"逐邪勿拘结粪"理论，强调逐邪在温疫治疗中的重要性。后世诸多温病学家，如戴天章、杨栗山、余师愚等人，继承了吴又可祛邪的理论，并在此基础上有所发挥。戴天章《广瘟疫论》载"时疫下法与伤寒不同：伤寒下不厌迟，时疫下不厌早；伤寒在下其燥结，时疫在下其郁热……伤寒一下即已，仲景承气诸方多不过三剂，时疫用下药至少三剂，多则有一二十剂者。"此论承吴又可"逐邪勿拘结粪"之说，并深入探讨了温疫与伤寒在下法运用上的区别。杨栗山《伤寒瘟疫条辨》有云："伤寒其邪在表，自气分而传入血分，下不厌迟；温病其邪在里，由血分而发出气分，下不厌早。"将"下不厌早"从"时疫"扩展至"温病"，使"温病下不厌早"之说开始盛行。余师愚《疫疹一得》中指出："毒火注于大肠，有下恶垢者，有利清水者，有倾肠直注者，有完谷不化者……此热注大肠，因其势而清利之，泄自止矣。"指出热注大肠，大便不实，仍可攻下，进一步扩展了下法的临床运用范围。作为温疫学派的代表，吴又可提出温疫"逐邪勿拘结粪"，戴天章等温疫学派医家进一步发挥为"时疫下不厌早"，这是对温疫病因和发病特点的准确把握，同时也是对温疫下法在时机选择上的一种具体要求。

二、温病下法之特点

明清温病学家对温病下法的论述和现代医家对温病下法的研究甚广，以下从温疫类、温热类和湿热类探讨温病下法的特点。

1. 温疫客邪早逐，下不厌早

温疫是温病中具有较强传染性与流行性，且发病后病情较重的一类外感疾病。对于温疫，除了要加强防控外，治疗的重点在于迅速祛除疫邪。祛除疫疬之邪的治法很多，下法是较为重要的一种，治疗温疫运用下法时宜早、宜快。

明清时期，瘟疫肆虐。《明史》记载：崇祯"十四年……秋七月……临清运河涸，京师大疫。"此与吴又可在《温疫论·自序》中所言"崇祯辛巳疫气流行，山东、浙省、南北两直，感者甚多"当属同一年，即1641年。1642年吴氏写成《温疫论》，总结1641年温疫的流行特点和诊疗经验。该书指出"大凡客邪贵乎早治，乘人气血未乱，肌肉未消，津液未耗，病人不至危殆，投剂不至掣肘，愈后亦易平复"，说明了祛邪宜早的重要性。而祛邪要重视下法，"勿拘于下不厌迟之说……承气本为逐邪而设，非专为结粪而设也……邪为本，热为标，结粪又其标也"，明确指出温疫攻下的主要目的是祛邪。提出了"祛邪为首务，祛邪务早，攻下重在祛邪，祛邪重用大黄"的观点。吴氏"逐邪勿拘结粪"的重要观点，与"杂气说""膜原论"等著名论述是吴氏学术思想精华的重要组成部分。

对于温疫的治法，吴氏明确提出了攻下逐邪法。吴氏在《温疫论》中指出"诸窍乃人身之户牖也。邪自窍而入，未有不由窍而出之理"，"既无汗、吐、下之能，焉能使邪从窍出"，"夫疫者，胃家事也。盖疫邪传胃十常八九，既传入胃，必从下解，疫邪不能自出，必借大肠之气传送而下，而疫方愈"，明确指出邪从后窍而出的攻下逐邪法是治疫的重要方法。

温疫攻下法目的有三：其一，逐邪。因疫邪侵及人体，故逐邪为治疫之根本目的所在，为下之正务。其二，逐粪。又因邪内传可及胃肠，邪热煎灼肠中津液而成燥屎。其三，通塞。因邪传及胃，阻遏胃气，使之不能正常顺降，导致胃气壅塞。《温疫论·应下诸证》是专题讨论应下指征的篇章，其中所列应下之证29个，加上其他篇所论及的5种病证，共计34证，结合相应舌脉，即可全面概括吴氏可下之证。吴氏在《温疫论·注意逐邪勿拘结粪》中指出："温疫可下者，约三十余证，不必悉具，但见舌黄，心腹痞满，便于达原饮加大黄下之。"说明下法在温疫的治疗中，应用范围非常广泛，凡见应下指征者，均可综合考虑使用下法逐之。温疫攻下法的运用体现了"截断扭转"的治疗特色。下其邪热，截断疫邪深入扭转病势传变，从而缩短病程，提高疗效，达到邪去正安的目的。

2. 温热攻下保津，下之有度

治疗温热类温病当时时顾护其津液以防伤及真阴。温热类温病的病变特点是热象重，易伤津液，卫气分阶段常见肺、胃、大肠之津液不足；营血分阶段常有营阴损伤，致使血凝成瘀；到后期则可伤及肝肾真精。故而在治疗温热类温病时，当时时顾护其津液，以防伤及真阴。临床运用下法治疗温热类温病，当谨慎适度，以防下后伤津。

张仲景所著《伤寒论》中对固存津液，防止伤津亡阴早有论述。《伤寒论》中白虎、承气之辈均为攻邪保津之典范，更有"阳明三急下"（第252~254条原文）、"少阴三急下"（第320~322条原文）之证候，用大承气汤急下存阴，以防土燥水竭。可见，仲景对固存津液，防止伤津亡阴早有训诫。

吴又可在重视用攻下治疗温疫的同时亦重视保存津液。如其在《温疫论·数下亡阴》中指出"下证以邪未尽，不得已而数下之"，如已阴伤而"热渴未除，里证仍在，宜承气养荣汤"，攻下兼养阴。

叶天士在《温热论》中指出"热邪不燥胃津，必耗肾液"，热邪伤津是温病的主要病机，治疗上提出"救阴不在血，而在津与汗"，强调养阴当保津的重要性。

吴鞠通"寓泻于补，以补药之体，作泻药之用，既可攻实，又可防虚"而创制增液汤，意在护阴保津。其在《温病条辨·中焦篇》第15条自注中指出："但正气日虚一日，阴津日耗一日，须加意防护其阴，不可稍有鲁莽，是在任其责者临时斟酌尽善耳。"并创制攻下养阴的护胃承气汤。其后，又提到"阳明温病，下之不通，其证有五"，创制五种调胃承气汤的加减方，分别是新加黄龙汤、宣白承气汤、导赤承气汤、牛黄承气汤和增液承气汤。吴鞠通提出温热病易伤阴，"不得再用枳、朴伤气而耗液，故改用调胃承气"。可见，吴氏对攻下保津存阴之重视，更因《温病条辨》对调胃承气汤的灵活加减运用，使其成为温病攻下保津的典型代表。

3. 湿热搏结肠道，轻法频下

湿热类温病的发生因其内外合邪而致，先有脾胃受损，后又感湿热之邪，外湿引动内湿为病。《临证指南医案》指出："夏令脾胃司气，兼以久雨泛潮，地中湿气上干，食味重浊少运，所谓湿胜成五泄也。"《温病条辨》将湿温的病因进一步概括为"内不能运水谷之湿，外复感时令之湿"。故对湿热类温病的治疗，当清湿热与健脾胃兼顾。运用下法治疗湿热类温病时，更当在重建中州、顾护脾胃的基础上使用攻下之法。

湿热类温病若湿热阻滞肠道，湿热搏结，当用轻法频下。叶天士《温热论》第10条原文指出："伤寒邪热在里，劫烁津液，下之宜猛；此多湿热相搏，下之宜轻。伤寒大便溏，为邪已尽，不可再下；湿温病大便溏，为邪未尽，必大便硬，慎不可再攻也，以粪燥为无湿矣。"辨明了伤寒与湿温在下法上的区别，伤寒里热结实，津伤便坚，当猛攻以速去内结之燥屎，便溏则为邪尽之象，不可再下；湿热搏结肠腑，气阻便溏，宜轻下以缓除里滞之湿热，便干则为湿尽之征，不可再攻。湿热之病，本有脾胃先伤，感湿热则脾胃更伤，过度攻下则脾胃再伤，故当于治疗之全程护其脾胃。叶氏临证常顾于此，如《临证指南医案》载："肠胃属腑，湿久生热，气阻不爽，仍以通为法。"方用"生於术、川黄连、厚朴、淡生姜渣、广皮白、酒煨大黄"，通下清利湿热，同时兼顾脾胃。湿邪黏滞缠绵，无法速祛，湿热相合阻滞肠道，当缓缓图之，故使用攻下之法，当力轻而次频，即所谓"轻法频下"。俞根初承"轻法频下"说，而提出"每有迟一二日，热复作，苔复黄腻，伏邪层出不穷。往往经屡次缓下，再次清利，伏邪始尽"。俞氏《通俗伤寒论》虽为论伏暑，然可推广至湿热类温病。俞氏创枳实导滞汤，用攻下之法通导肠腑湿热积滞，兼顾脾胃。何秀山评价此方："开者开，降者降，不透发而自透发……此为消积下滞，三焦并治之良方。"

三、吴鞠通对下法的运用与发挥

清代温病学家吴鞠通继承了《内经》、张仲景、吴又可、喻嘉言及叶天士等前辈学者的学术思想，历经数十年临床实践，著成了温病学巨著《温病条辨》。其中，张仲景的《伤寒论》对其影响深远。吴氏在《温病条辨》中，以仲景方为依据，遵古法而不泥古方。书中所载方剂，多能体现仲景方之精髓，并有所创新，拓展了经方临床应用的新领域。如吴氏在《温病条辨·凡例》所言："是书仿效仲景《伤寒论》作法，文尚简要，便于记诵。""是书虽为温病而设，实可羽翼伤寒。"现将吴鞠通对仲景承气汤的运用与发挥阐述如下。

1.《伤寒论》承气汤的本旨

承气，始见于《伤寒论》诸承气汤方名中，承气汤是参《素问·六微旨大论篇》"亢则害，承乃制"之说，针对阳明证而设。如柯韵伯所述："夫诸病皆因于气，秽物之不去，由于气之不顺，故攻积之剂必用行气之药以主之，亢则害，承乃制，此承气之所由。又病去而元气不伤，此承气之义也。"三承气汤即大承气汤、小承气汤和调胃承气汤，皆出自《伤寒论》。伤寒邪热入传阳明，迫津外泄，胃中燥热，大便必硬，此乃阳明化热成实，内聚胃肠，气机阻滞，致里热实证。针对此病机，仲景创制了三承气汤方。《伤寒论》第207条原文："阳明病，不吐不下，心烦者，可与调胃承气汤。"《伤寒论》第208条原文："腹满而喘，有潮热者，此外欲解，可攻里也。手足濈然汗出者，此大便已硬也，大承气汤主之。……若腹大满不通者，可与小承气汤。"三承气汤主证是潮热便秘、腹痛拒按、神昏、谵语、苔黄燥、脉沉实等，治疗应下实热以护胃阴。三方又各具其特点，如大承气汤主治"痞满燥实"悉具之腑实重证，为三承气中之峻下剂；小承气汤为三承气中之轻下剂，主治"痞满而实"之腑实轻证；调胃承气汤为三承气汤中之缓下剂，主治腑实证"燥实"较甚，"痞满"不显著者。

后代医家对三承气汤的应用不断发挥。如俞氏经验方中的白虎承气汤、《温疫论》中的承气养荣汤、《张氏医通》中的解毒承气汤等，均由仲景的三承气加减变化而成，其主治亦有扩充和发展。

2.吴氏对《伤寒论》三承气汤的创用

吴鞠通深得"承气"要旨，并有颇多创用。《温病条辨》中言："承气者，承顺胃气也。"即承顺已失降之胃气，恢复其主降功能。"故承气汤通胃结、救胃阴乃系承胃腑本来下降之气。因其能攻下腑实、泄热救阴、承顺胃气，使塞者通、闭者畅而得名。"《温病条辨》对《伤寒论》三承气汤的运用灵活多变，书中有多处体现。《温病条辨·中焦篇》第1条原文，即选用大承气汤，从所列症状知其并非四症俱全，大、小承气汤的区别是以证之轻重而论。《温病条辨·中焦篇》第3条原文提到"阳明温病，诸证悉有而微，脉不浮者，小承气汤微和之"。腑实症状严重时，参合人体正气强弱，宜选用大承气汤治之。调胃承气汤的主症，则强调了热结旁流。《温病条辨·中焦篇》第7条云："阳明温病，纯利稀水无粪者，谓之热结旁流，调胃承气汤主之。""热结旁流"为何不用大承气汤而用调胃承气汤？吴氏在本条自注中强调："热结旁流，非气之不通，不用枳、朴，独取芒硝入阴以解热结，反以甘草缓芒硝急趋之性，使之留中解结，不然结不下而水独行，徒使药性伤人也。"提到了甘草可使攻下药"留中解结"延续药物功效的作用。

吴氏提出脉体反小而实者，可用大承气汤，与《伤寒论》思想一脉相承。《温病条辨》中的"脉体反小而实"是对《伤寒论》阳明腑实证"脉沉迟"的进一步应用，提示热结在里，应以下夺为主，治以苦寒泄热之大承气汤。《温病条辨·中焦篇》对舌象辨析甚详。舌苔老黄或焦黑，是腑实的共同征象，也是温病下法辨证用药选方的重要标志。吴氏虽然告诫"承气非可轻尝之品"，"舌苔老黄，甚则黑有芒刺，脉体沉实，的系燥结痞满，方可用之"，但临证不可拘泥于此，应舌脉合参。

吴氏擅用承气汤，却又慎用承气汤。如《温病条辨·中焦篇》第10、16条都提及不可单用承气；再如《温病条辨·中焦篇》第38条"面赤，身热……渴欲凉饮……大便闭"等，似有可下之症，但又见"黄滑苔……胸下痛"等症，所以诊为"水结在胸"，既有无形邪热，又有有形痰湿，故选用小陷胸加枳实汤，而不用承气汤。《温病条辨·中焦篇》第39条记载："阳明暑湿，脉滑数，不食不饥不便，浊痰凝聚，心下痞者。"因其湿热互结、痰浊凝聚，阻于中焦气分，故用半夏泻心汤去人参、干姜、大枣、甘草，加枳实、杏仁，亦不用承气汤。虽有"便结"可下之症，但见上焦证未罢，或夹湿、夹痰，或兼见阴伤者，吴氏不用承气，或不单纯用承气。吴氏以辛开苦降的配伍原则治痰浊夹湿之旨，亦遵《伤寒论》，如泻心汤、小陷胸汤等的应用，但又补充和发展了原方剂的适用范围。如《温病条辨·朱彬序》谓："一以仲景为依归，而变化于心，不拘常格，往往神明于法之外，而究不离乎法之中，非有得于仲景之深者不能。……仲景为轩岐之功臣，鞠通亦仲景之功臣也。"总之，吴氏深得仲景《伤寒论》要旨，临证中详析病机及证候，同时重视人体正气的强弱，灵活运用三承气汤方。

3.吴氏对《伤寒论》三承气汤的发挥

吴鞠通遵仲景之法而不拘泥并赋予承气新义。他参合了仲景承气大法，发展而成润下、急下、导下存阴等法，灵活化裁，在三承气汤方的基础上，创制了一系列以承气类方为代表的新方。如增液承气汤、新加黄龙汤、宣白承气汤、导赤承气汤、牛黄承气汤、护胃承气汤、承气合小陷胸汤、桃仁承气汤等一系列承气方剂，解决了单纯用承气汤下之不通的矛盾。吴氏发展运用八承气汤，使下法的运用趋于完善。

"津液不足，无水停舟者"，吴氏以增液汤或增液承气汤"增水行舟"以治之。正如吴氏所说："其因阳明太热，津液枯燥，水不足以行舟，而结粪不下者，非增液不可。"此法"寓泻于补，以补药之体，作泻药之用，既可攻实，又可防虚"。

新加黄龙汤用于阳明腑实证之危重症，为正虚不能运药之"邪正合治"方。本证为正气既虚，邪气复实，"拟黄龙法，以人参补正，以大黄逐邪，以冬地增液，邪退正存一线，即可以大队补阴而生，此邪正合治法也"，并指出"须知正气久耗，而大便不下者，阴阳俱惫，尤重阴液消亡，不得再用枳朴，伤气而耗液"。

宣白承气汤用于肺气不降，痰涎壅滞，而里证又实腑气不通者，宜此宣上通下之"脏腑合治"方。

导赤承气汤用于大、小肠腑热结实者，而表现为火腑不通，小肠热盛，下注膀胱，小便涓滴赤痛，宜用此"二肠同治"方。

牛黄承气汤用于"邪闭心包，神昏舌短，内窍不通，饮不解渴者"。阳明腑实，热入心包，此时用牛黄丸开手少阴之闭，以承气急泻阳明之结，救足少阴之消，宜此"两少阴合治"方。

承气合小陷胸汤"上下二焦合治"，用于痰热互结心下，兼阳明腑实者。

护胃承气汤"攻下护胃"，用于下后伤阴，余邪未尽，复聚阳明者。

桃仁承气汤攻逐瘀结，具有攻下泄热、活血逐瘀之功，用于少腹坚满，小便自利，大便闭，神识忽清忽乱者。

上述八承气汤方中，唯大黄不变，其他药物可依据病情加减变换，因热结阳明，唯大黄能直捣中宫，倾其腑实。温病易耗伤阴液，阴伤则肠燥便结，便结又可助长热势，互为因果，而形成恶性循环。故在临证中要详审病情，正确处理好清热、攻下、护阴三者的关系非常重要。清热即以养阴，护阴有助通便，泻下有利清热，三者相辅相成。可见，吴氏的承气类方所体现的下法在温病治疗中占有非常重要的地位。但需注意，应用下法时要时时顾护阴液，切记"下而勿损"，此为八个承气汤变方的共同点。后世医家强调的"存得一分阴液，便有一分生机"和"急下存阴"的温病治疗观便是承袭了吴氏的学术思想。

吴鞠通继承和拓展了仲景《伤寒论》的下法。吴氏对仲景承气汤方进行了发挥运用，并针对温病耗气伤津的特点，在《温病条辨》承气汤的变方中多加入护阴生津之品，而少用或不用破气耗津的枳实、厚朴类。吴氏运用承气类方的泄热存阴思想，与仲景《伤寒论》承气汤的创制思想一脉相承，同时又是仲景承气的变法，进一步拓展了仲景承气汤的临床运用。

第七章　温病与运气相关论

温疫作为温病中具有强烈传染性并能引起大流行的疫病，一直严重危害着人类的生命与健康。中医学对于温疫的认识较早，由于其流行特点的特殊性，故对温疫的研究与防治引起了历代医家的高度重视。历代医家通过对温疫的研究，不仅提出了许多著名的学术观点，并且留下了宝贵的防治经验，促进了对温疫认识的不断深化，不但有效地防治了温疫，同时也推动了中医学的发展与完善。深入研究温疫理论，在新型传染病肆起的今天具有很强的指导价值和现实意义。

一、温疫与运气异常变化相关性探析

中医药学在几千年的温疫防治过程中不仅有独特的理论研究，而且积累了较丰富的防治经验。《内经》作为中医学的基础理论渊源，其学术思想和理论精华，一直对医疗实践起着主导作用，有效的指导着临床各科。特别是其中的运气学理论对温疫的阐释，则更具有极高的科学研究价值，值得深入挖掘。

（一）温疫发生与运气升降变化的节律性研究

五运六气简称运气。运气学说主要是以五行、六气、三阴三阳等理论为基础，运用天干地支作为演绎工具来研究气候变化规律以及气候变化与生命节律、疾病流行之间的密切关系。涉及的学科，包括天文学、气象学、生物学、物候学、历法学等。

运气学说是以整体观念为基础，即生物各物种、自然界为不可分割的整体，其中，人与自然相应，即"人与天地相应"之"天人相应"整体观念。阐明要把自然的气候现象和生物的生命现象加以统一分析，从宇宙的节律来分析自然气候的变化，进而分析两者和人体疾病的关系，发现致病因素、掌握发病规律、确定治疗用药。

运气学理论，主要记载于《内经》的《素问·至真要大论篇》《素问·天元纪大论篇》《素问·气交变大论篇》《素问·五运行大论篇》《素问·五常政大论篇》《素问·六微旨大论篇》《素问·六元正纪大论篇》《素问·六节藏象论篇》《素问·刺法论篇》《素问·本病论篇》，以及《灵枢·九宫八风》《灵枢·岁露论》等篇中。

1. 六气变化规律提示温疫发生时段

《内经》中指出温疫发生与运气周期密切相关，并指出不同的温疫具有不同的运气特征，而在相同运气条件下的不同温疫，在病机证候上又有一定相似性。在《素问·六元正纪大论篇》中详细论述了温疫的发生时间和证候。

温疫的发生流行与六十年运气变化规律相关。运气理论主要是通过认识、运用宇宙间节律性周期运动、自然界天地变化规律，和人体疾病发生的周期变化相联系，进而预测疾病。《素问·六元正纪大论篇》原文从六气角度指出气化异常决定温疫易发时段不同。

辰戌之岁，指年支是十二地支的辰年和戌年，此年份太阳寒水司天，气化运行早于正常天时。即"凡此太阳司天之政，气化运行先天……初之气，地气迁，气乃大温，草乃早荣，民乃厉，温病乃作"。太阳寒水司天，初之气（始于大寒日，终于春分日）为少阳相火，此时段受上一年在泉之气迁移，气候偏暖，反常的气候易暴发温疫。

卯酉之岁，指年支是十二地支的卯年和酉年，此年份阳明燥金司天。即"凡此阳明司天之政，气化运行后天……二之气，阳乃布，民乃舒，物乃生荣。厉大至，民善暴死……终之气，阳气布，候反温，蛰虫来见，流水不冰，民乃康平，其病温"。阳明燥金司天的年份，气化运行迟于正常天时，二之气（始于春分日，终于小满日）客气为少阳相火，主气为少阴君火，臣位君，阳气敷布，易有疫病流行；终之气（始于小雪日，终于大寒日）客气为少阴君火，主气为太阳寒水，气候应寒反而热，冬行夏令，为"候反温"，容易发生温疫。

寅申之岁，指年支是十二地支的寅年和申年，此年份少阳相火司天，气化运行早于正常天时。即"凡此少阳司天之政，气化运行先天……初之气，地气迁，风胜乃摇，寒乃去，候乃大温，草木早荣。寒来不杀，温病乃起"。少阳相火司天，初之气客气为少阴君火，主气为厥阴风木，气候应凉却暖，故草木繁荣早，易发温病。

丑未之岁，指年支是十二地支的丑年和未年，此年份太阴湿土司天，气化运行迟于正常天时。即"凡此太阴司天之政，气化运行后天……二之气，大火正，物承化，民乃和，其病温厉大行，远近咸若，湿蒸相薄，雨乃时降"。太阴湿土司天，二之气客气为少阴君火，主气也为少阴君火，故称"大火正"。气候偏热，易出现温疫大流行。

子午之岁，指年支是十二地支的子年和午年，此年份少阴君火司天，气化运行早于正常天时。即"凡此少阴司天之政，气化运行先天……五之气，畏火临，暑反至，阳乃化，万物乃生乃长荣，民乃康，其病温"。少阴君火司天，五之气（始于秋分日，终于小雪日）客气为少阳相火，主气为阳明燥金，气候应凉而反热，易发温病。

巳亥之岁，指年支是十二地支的巳年和亥年，此年份厥阴风木司天，气化运行迟于正常天时。即"凡此厥阴司天之政，气化运行后天……终之气，畏火司令，阳乃大化，蛰虫出见，流水不冰，地气大发，草乃生，人乃舒，其病温厉"。厥阴风木司天，终之气客气为少阳相火，主气为太阳寒水，气候应寒反热，易发温病。

据以上论述总结出温疫易发生时段。温疫发生于初之气，为辰戌之岁"民乃厉，温病乃作"、寅申之岁"温病乃起"；温疫发生于二之气，为丑未之岁"温厉大行"、卯酉之岁"厉大至"；温疫发生于五之气，为子午之岁"其病温"；温疫发生于终之气，为巳亥之岁"其病温厉"、卯酉之岁"其病温"。由此可知，温疫流行的高峰季节渐次为"初之气""二之气""终之气""五之气"，而"三之气""四之气"的发病率不高。说明温疫容易暴发的年份中夏季至秋季发病率较低，见表7-1。

表7-1　六气变化规律及温疫发生年份举例表

年支	辰戌	卯酉	寅申	丑未	子午	巳亥
司天	太阳	阳明	少阳	太阴	少阴	厥阴
六气	寒水	燥金	相火	湿土	君火	风木
《内经》记载	初之气，民乃厉，温病乃作	二之气，厉大至，民善暴死；终之气，其病温	初之气，温病乃起	二之气，温厉大行远近咸若	五之气，其病温	终之气，其病温厉
清代及近年疫病发生年份举例	1694（甲戌）1742（壬戌）1748（戊辰）1760（庚辰）1790（庚戌）	1747（丁卯）1767（丁酉）1771（辛卯）1783（癸卯）1795（乙卯）	1674（甲寅）1668（戊申）1680（庚申）1728（戊申）1770（庚寅）	1703（癸未）1709（己丑）1757（丁丑）1793（癸未）2003（癸未）2009（己丑）	1702（壬午）1756（丙子）1786（丙午）1792（壬子）2002（壬午）	1677（丁巳）1707（丁亥）1785（乙巳）1797（丁巳）1827（丁亥）2019（己亥）

《素问·六元正纪大论篇》对丑未年气运的描述："凡此太阴司天之政，气化运行后天……二之气，大火正，物承化，民乃和，其病温厉大行，远近咸若，湿蒸相薄，雨乃时降。"在六十年中，年支为丑未的年份为太阴湿土司天，太阳寒水在泉，客气的二之气为少阴君火。由于主气、客气的二之气均为少阴君火，故曰"大火正"。所以，在春分至小满这段时间内，一般情况下，气候偏热，植物生长良好，人体感觉很舒服。但如果遇到二火加临，气候偏热，则人体容易感受温疫邪气而发生温疫，远近各地，证候表现大都相同，由于这样的年份太阴湿土司天、岁运为土运不及，所以温疫的证候表现也易以湿热症状为主。2003年与2009年年

支为丑未年，客气六步变化相一致，二之气"温厉大行"，2003 癸未年 SARS（重症急性呼吸综合征）暴发、2009 己丑年甲型 H1N1 型流感暴发的时段与运气阐述基本吻合。

2009 己丑年是太一（乙）天符年，其岁运、司天之气的五行属性和岁支的五行方位属性均为土，这样的年份在六十年中只有四年，在《内经》中被高度重视。《素问·六微旨大论篇》有云"太乙天符为贵人……邪之中也奈何？……中贵人者，其病暴而死。"说明这样的年份，气候变化剧烈，发生疫情后，疫邪具有病势发展快、病情严重、病死率高等特点。

2. 运气升降失常易致温疫

温疫的发生流行与运气的升降往来失常有关。《素问·刺法论篇》和《素问·本病论篇》均指出了客气六步升降不前，司天在泉之气不迁正、不退位，五运阴阳"刚柔失守"是产生疫疠的重要原因。若五运六气不能按正常规律升降、迁正、退位，从而造成气候反常变化，以致变生疾病，或引起疫疠的流行；天地气交的反常变化，破坏了四时的正常节序，影响万物生、长、化、收、藏的生化规律，可导致疫病的发生。《素问·本病论篇》指出："上下升降，迁正退位，各有经论，上下各有不前，故名失守也。是故气交失易位，气交乃变，变易非常，即四时失序，万化不安，变民病也。"《素问·本病论篇》指出丑未年客气升降失常能引发疫病。文中云："是故丑未之年，少阳升天，主窒天蓬，胜之不前；又或遇太阴未迁正者，即少阴未升天也，水运以至者，升天不前，即寒冰反布，凛冽如冬，水复涸，冰再结，暄暖乍作，冷复布之，寒暄不时。民病伏阳在内，烦热生中，心神惊骇，寒热间争；以久成郁，即暴热乃生，赤风气瞳翳，化成郁疠，乃化作伏热内烦，痹而生厥，甚则血溢。"丑未年客主加临情况见图 7-1。

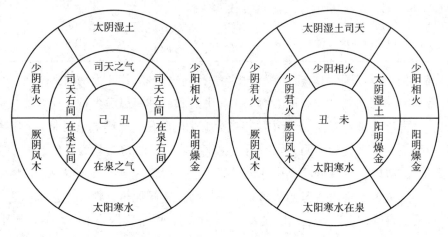

图 7-1　丑未年客主加临图

从上图试分析 2009 己丑年气运为太阴湿土司天，太阳寒水在泉，岁运为土运不及。二之气应属"升天不前"，少阴欲降，少阳欲升，又逢岁运土运不及，岁运之气，比正常时令晚到，致其所胜水运反侮而出现："水运以至者，升天不前，即寒冰反布，凛冽如冬，水复涸，冰再结，暄暖乍作，冷复布之，寒暄不时。"2009己丑年，司天之气不迁正，即不能应时而至，因 2008 戊子年，火运太过，少阴君火司天，气运不退位，留而不去，致使 2009 年气候变化仍有上年 2008 年的岁气特点，即病候表现为"民病伏阳在内，烦热内生"。由于气运变化的特点而致"寒热间争，以久成郁，即暴热乃生，赤风气瞳翳，化成郁疠"，加之自然环境、卫生防护意识、生活起居饮食失调等，致使疫疠之邪繁殖，并有可乘之机，易暴发温疫。

3. 郁气待时暴发三年化疫

瘟疫发生与近三年运气变化相关。《素问·刺法论篇》《素问·本病论篇》提出了气运失常后"三年化疫"。说明瘟疫发生的反常气候变化，有一个渐变的过程，先从气运失常，结而成郁，在三年左右，郁气待时暴发，疫疠乃行。疫情暴发的轻重，与运气失守程度相关。运气失守程度差异越大，则疫情流行范围越广，发病越迅速且病情危重；反之，则发病迟，流行范围窄，病情轻。

2009 年 H1N1 甲流疫情与"三年化疫"理论相关。2006 年恰好是《内经》原文中所举的丙戌年，该年太阳寒水司天，岁运为水运太过。年初"降地不前"，客气少阳欲将，又逢岁运的寒水太过，因水客火，故止而不前，火气才现，水气反生，故而出现"冷气卒至，甚即冰雹"。相火之气久不能降，而致"伏之化郁，冷气复热"等现象，与《素问·刺法论篇》《素问·本病论篇》中描述的"刚柔失守"的特征基本相符。按原文"三年变大疫"之说，在 2008~2009 年可能有疫情，其性质为"水疫"。"此者丙辛失守其会，后三年化成水疫，晚至己巳，早至戊辰，甚即速，微即徐，水疫至也"。

李杲创立脾胃学说的背景为金元之交大疫流行期间，亦符合气运失常后"三年化疫"理论。当时疫疠发于壬辰年，按时间推算是 1232 年，向前推 3 年即 1229 己丑年。瘟疫造成的人员严重死亡情况，在《内外伤辨惑论》中有较详细的描述。按《素问·本病论篇》中"甲己失守，后三年化成土疫"理论，若 1229 年运气失常，至 1232 年应发"土疫"。据《内外伤辨惑论》李杲见到的疫病确与脾胃相关，故李杲未用通常治疗火热疫之法，而用补中益气汤和升阳散火汤，甘温除热。

再如：据吴又可《温疫论》记载，崇祯辛巳正值疫气流行，阖门传染，疫情严重。《吴江县志》曾记载："一巷百余家，无一家仅免；一门数十口，无一口仅存。"崇祯辛巳是 1641 年，往前推 3 年是 1638 戊寅年，据清代马印麟《五运六气瘟疫发源》记载，崇祯十二年戊寅，"天运失时，其年大旱"。根据运气学三年后化疫，正是吴又可所经历之温疫。

再分析 2003 年的 SARS 疫情。2003 癸未年，岁运火运不及，岁气太阴湿土，二之气"其病温疠大行，远近咸若"。推至前三年，2000 年为庚辰年，《素问·刺法论篇》指出庚辰刚柔失守，三年变疠，名曰金疠，速至壬午，徐至癸未。意为如果疫疠来得快的话，在第二年的五之气（秋分至小雪）时发生疫疠，慢的话，在第三年的二之气（春分至小满）时发生疫疠。有学者专门对 2000—2003 年的广州、北京、安徽等地的实际气候情况与 2003 年 SARS 的发病情况进行了相关性研究，认为与五运六气理论基本相符。

4."三虚"为疫病发生的内因

异常气候变化是疫病发生的外在条件，疫病发生的根本原因是"重虚"或"三虚"。所谓"三虚"，即人体正气虚、运气虚、人神失守。《灵枢·岁露论》曰："乘年之衰，逢月之空，失时之和，因为贼风所伤，是谓三虚。"《素问·本病论篇》指出："人气不足，天气如虚，人神失守，神光不聚，邪鬼干人，致有夭亡。"说明疫疠为病必须具备三个条件：一是"天虚"，即岁运不及；二是正气不足；三是神气失守，加之疫邪的干犯，从而导致发病。《素问·刺法论篇》强调"不相染者，正气存内，邪不可干"，疫邪在正气虚时才能致人于病，此与《素问·评热病论篇》的"邪之所凑，其气必虚"的思想相一致，突出了《内经》以内因为主的发病学观点。

（二）温疫流行的临床证候特点

《素问·刺法论篇》有云："五疫之至，皆相染易，无问大小，病状相似。"指出温疫具有传染性，且症状相似，易引起广泛流行的特点。

1. 温疫的证候特征与运气周期变化相关

《内经》指出温疫的发生与运气周期变化有密切联系，并指出不同的温疫具有不同的运气特征，相同运气的不同温疫，在病机证候上又有一定相似性，且温疫的发生主要与君相二火加临有关。《素问·六元正纪大论篇》详细论述了温疫发生的时间和证候特征。

辰戌之岁初之气为少阳相火，此时段受上一年在泉之气迁易，气候偏暖，植被成长提前，出现反常气候，容易暴发温疫，多见身热、头痛、疮疡等热证。即"凡此太阳司天之政，气化运行先天……初之气，地气迁，气乃大温，草乃早荣，民乃厉，温病乃作，身热头痛呕吐，肌腠疮疡"。

卯酉之岁客气加临的二之气为少阳相火，主气为少阴君火，为臣位君。这种异常之气伤人重，致病迅速。客气加临的终之气为少阴君火，气候应寒反而为热，冬行夏令，出现异常气候，容易发生温疫。即"凡此阳明司天之政，气化运行后天……二之气，阳乃布，民乃舒，物乃生荣。厉大至，民善暴死……终之气，阳气布，候反温，蛰虫来见，流水不冰，民乃康平，其病温"。《素问·五常政大论篇》云："阳明司天，燥气下临，肝气上从，苍起木用而立，土乃眚，凄沧数至，木伐草萎，胁痛目赤，掉振鼓栗，筋痿不能久立。暴热至，土乃暑，阳气郁发，小便变，寒热如疟，甚则心痛。"这样的年份易出现胁痛、目赤、筋痿等病证，阳气郁极乃发，也会出现小便的异常，寒热往来的疟疾病证，甚则出现心的症状，说明此年份温病多见与肝、心有关的病症。

寅申之岁客气加临的初之气为少阴君火，主气为厥阴风木，少阳相火司天，气候应寒却暖，故"草木早荣"，易发温病，多见口鼻等人体上部的疾患。即"凡此少阳司天之政，气化运行先天……初之气，地气迁，风胜乃摇，寒乃去，候乃大温，草木早荣。寒来不杀，温病乃起，其病气怫于上，血溢目赤，咳逆头痛、血崩、胁满、肤腠中疮"。

丑未之岁客气加临的二之气为少阴君火，主气也为少阴君火，故称"大火正"，气候偏热，"远近咸若"指各地温病证候相似，均以湿热证为主。即"凡此太阴司天之政，气化运行后天……二之气，大火正，物承化，民乃和，其病温厉大行，远近咸若，湿蒸相薄，雨乃时降"。

子午之岁客气加临的五之气为少阳相火，主气为阳明燥金，气候应凉却热，秋行夏令，为"暑反至"，易生温病。即"凡此少阴司天之政，气化运行先天……五之气，畏火临，暑反至，阳乃化，万物乃生乃长荣，民乃康，其病温"。

巳亥之岁客气加临的终之气为少阳相火。气候偏热，蛰虫应藏却见，冰不结，草木仍生发，易发温病。即"凡此厥阴司天之政，气化运行后天……终之气，畏火司令，阳乃大化，蛰虫出见，流水不冰，地气大发，草乃生，人乃舒，其病温厉"。

据以上可知，年份不同，所发生的疫病不同，其临床证候特征也不同；同种疫病由于所发时段不同，所表现出的临床证候特征也不相同。

2.温疫的证候特征与运气异常变化相关

《素问·本病论篇》详细论述了司天之气不迁正、不退位，左右间气升降失常导致疫病的临床证候特征。司天之气不迁正、不退位所致疫疠的证候特征见表7-2，左右间气升降失常导致疫病的证候特征见表7-3。

表 7-2 司天之气不迁正、不退位所致疫疠的证候特征

年支	司天之气	证候特征
辰戌	太阳寒水	不迁正：民病温疠至，喉闭溢干，烦躁而渴，喘息而有音也 不退位：民病痹厥，阴痿失溺，腰膝皆痛，温疠晚发
卯酉	阳明燥金	不迁正：民病寒热鼽嚏，皮毛折，爪甲枯焦，甚则喘嗽息高，悲伤不乐 不退位：民病呕吐暴注，食饮不下，大便干燥，四肢不举，目瞑掉眩
寅申	少阳相火	不迁正：民病痎疟，骨热，心悸，惊骇，甚时血溢 不退位：民病少气，寒热更作，便血上热，小腹坚满，小便赤沃，甚则血溢
丑未	太阴湿土	不迁正：民病手足肢节肿满，大腹水肿，填臆不食，飧泄胁满，四肢不举 不退位：民病四肢少力，食饮不下，泄注淋满，足胫寒，阴痿闭塞，失溺，小便数
子午	少阴君火	不迁正：民病寒热，四肢烦痛，腰脊强直 不退位：民病膈热咽干，血溢惊骇，小便赤涩，丹瘤瘮疮疡留毒
巳亥	厥阴风木	不迁正：民病淋溲，目系转，转筋喜怒，小便赤 不退位：民病温疫，疵废风生，民病皆肢节痛，头目痛，伏热内烦，咽喉干引饮

表 7-3 左右间气升降失常导致疫病的证候特征

年支	司天之气	证候特征
辰戌	太阳寒水	民病温疫早发，咽嗌乃干，四肢满，肢节皆痛 民病卒中偏痹，手足不仁 民病面赤、心烦、头痛、目眩也
卯酉	阳明燥金	民病注下，食不及化 民病厥逆而哕，热生于内，气痹于外，足胫酸疼，反生心悸，懊热，暴烦而复厥 民病四肢不举，昏眩，肢节痛，腹满填臆
巳亥	厥阴风木	民病伏阳，而内生烦热，心神惊悸，寒热间作。日久成郁，即暴热乃至，赤风肿翳，化疫，温疠暖作，赤气彰而化火疫，皆烦而躁渴，渴甚 民皆昏倦，夜卧不安，咽干引饮，懊热内烦 民病掉眩，手足直而不仁，两胁作痛，满目㿠㿠
子午	少阴君火	民病风厥涎潮，偏痹不随，胀满。久而伏郁，即黄埃化疫也，民病夭亡，脸肢府黄疸满闭 民病大厥，四肢重怠，阴痿少力
丑未	太阴湿土	民病伏阳在内，烦热生中，心神惊骇，寒热间争。以久成郁，即暴热乃生，赤风气瞳翳，化成郁疠，乃化作伏热内烦，痹而生厥，甚则血溢
寅申	少阳相火	民病胁满，悲伤，寒鼽嚏，嗌干，手拆皮肤燥 赤风化疫，民病面赤心烦，头痛目眩也

（三）运气理论的治疫原则

运气学中治疗温疫的原则，即五运六气治则。据《素问·至真要大论篇》原文，邪气属阴，治疗选温热药（寒、湿、燥）；邪气属阳，治疗选寒凉药。治疗用药原则，详见表7-4。五运不及、太过之年的治疗原则，据《素问·六元正纪大论篇》原文，五运不及之年，因所不胜之气及所胜之侮气而致疫；五运太过之年，因本运之胜气和所不胜之复气而致疫，当分别确立治则，详见表7-5、表7-6。

表 7-4 五运六气用药原则

六气	治 则
太阳寒水	司天治则：平以辛热，佐以甘苦，以咸泻之
	在泉治则：治以甘热，佐以苦辛，以咸泻之，以辛润之，以苦坚之
	胜气治则：治以甘热，佐以辛酸，以咸泻之
	复气治则：治以咸热，佐以苦辛，以苦坚之
	客胜治则：以苦补之，以咸泻之，以苦坚之，以辛润之
	主胜治则：其泻以咸，其补以苦
阳明燥金	司天治则：平以辛温，佐以酸辛，以苦下之
	在泉治则：治以苦温，佐以甘辛，以苦下之
	胜气治则：治以酸温，佐以甘辛，以甘泄之
	复气治则：治以辛温，佐以苦辛，以苦泄之，以苦下之，以酸补之
	客胜治则：以酸补之，以辛泻之，以苦泄之
	主胜治则：其泻以辛，其补以酸
少阳相火	司天治则：平以酸冷，佐以苦甘，以酸收之，以苦发之，以酸复之
	在泉治则：治以咸凉，佐以苦辛，以酸收之，以苦发之
	胜气治则：治以辛寒，佐以甘咸，以甘泻之
	复气治则：治以咸冷，佐以苦辛，以咸软之，以酸收之，辛苦发之
	客胜治则：以咸补之，以甘泻之，以咸软之
	主胜治则：其泻以甘，其补以咸
太阴湿土	司天治则：平以苦热，佐以酸平，以苦燥之，以淡泄之
	在泉治则：治以苦热，佐以酸淡，以苦燥之，以淡泄之
	胜气治则：治以咸热，佐以辛甘，以苦泻之
	复气治则：治以苦热，佐以酸辛，以苦泻之，燥之泄之
	客胜治则：以甘补之，以苦泻之，以甘缓之
	主胜治则：其泻以苦，补以甘

续表

六气	治 则
少阴君火	司天治则：平以咸寒，佐以苦甘，以酸收之
	在泉治则：治以咸寒，佐以甘苦，以酸收之，以苦发之
	胜气治则：治以辛寒，佐以苦咸，以甘泻之
	复气治则：治以咸寒，佐以苦辛，以甘泻之，以酸收之，辛苦发之，以咸软之
	客胜治则：以咸补之，以甘泻之，以咸收之
	主胜治则：其泻以甘，其补以咸
厥阴风木	司天治则：平以辛凉，佐以苦甘，以甘缓之，以酸泻之
	在泉治则：治以辛凉，佐以苦甘，以甘缓之，以辛散之
	胜气治则：治以甘清，佐以苦辛，以酸泻之
	复气治则：治以酸寒，佐以甘辛，以酸泻之，以甘缓之
	客胜治则：以辛补之，以酸泻之，以甘缓之
	主胜治则：其泻以酸，其补以辛

表 7-5　五运太过之气治则

三阳年 ＼ 五运太过	太角	太徵	太宫	太商	太羽
太阳	酸和	甘和	甘温	辛温	咸温
少阳	酸和	甘和	咸和	辛温	咸温
少阴	酸凉	甘寒	苦热	辛温	咸温

表 7-6　五运不及之气治则

三阴年 ＼ 五运不及	少角	少徵	少宫	少商	少羽
厥阴	辛和	咸和	甘和	酸和	苦和
太阴	辛温	咸温	甘和	酸和	苦和
阳明	辛和	咸温	甘和	苦和	苦和

《素问·六元正纪大论篇》原文中详细阐述了一甲子六十年气化致疫时的具体用药原则，详见表 7-7。

表 7–7　一甲子气化致疫用药原则

年份	气化	用药原则
甲子、甲午	司天热化	咸寒
	中运雨化	苦热
	在泉燥化	酸热
乙丑、乙未	司天湿化	苦热
	中运清化	酸和
	在泉寒化	甘热
丙寅、丙申	司天热化	咸寒
	中运寒化	咸温
	在泉风化	辛温
丁卯、丁酉	司天燥化	苦小温
	中运风化	辛和
	在泉热化	咸寒
戊辰、戊戌	司天寒化	苦温
	中运热化	甘和
	在泉湿化	甘温
己巳、己亥	司天风化	辛凉
	中运湿化	甘和
	在泉火化	咸寒
庚午、庚子	司天热化	咸寒
	中运清化	辛温
	在泉燥化	酸温
辛未、辛丑	司天热化	苦热
	中运寒化	苦和
	在泉寒化	苦热
壬申、壬寅	司天火化	咸寒
	中运风化	酸和
	在泉风化	辛凉
癸酉、癸卯	司天燥化	苦小温
	中运热化	咸温
	在泉热化	咸寒

续表

年份	气化	用药原则
甲戌、甲辰	司天寒化	苦热
	中运湿化	苦温
	在泉湿化	苦温
乙亥、乙巳	司天热化	辛凉
	中运清化	酸和
	在泉火化	咸寒
丙子、丙午	司天热化	咸寒
	中运寒化	咸热
	在泉清化	酸温
丁丑、丁未	司天雨化	苦温
	中运风化	辛温
	在泉寒化	甘热
戊寅、戊申	司天火化	咸寒
	中运火化	甘和
	在泉风化	辛凉
己卯、己酉	司天清化	苦小温
	中运雨化	甘和
	在泉热化	咸寒
庚辰、庚戌	司天寒化	苦热
	中运清化	辛温
	在泉雨化	甘热
辛巳、辛亥	司天风化	辛凉
	中运寒化	苦和
	在泉火化	咸寒
壬午、壬子	司天热化	咸寒
	中运风化	酸凉
	在泉清化	酸温
癸未、癸丑	司天雨化	苦温
	中运火化	咸温
	在泉寒化	甘热

续表

年份	气化	用药原则
甲申、甲寅	司天火化	咸寒
	中运雨化	咸和
	在泉风化	辛凉
乙酉、乙卯	司天燥化	苦小温
	中运清化	苦和
	在泉热化	咸寒
丙戌、丙辰	司天寒化	苦热
	中运寒化	咸温
	在泉雨化	甘热
丁亥、丁巳	司天风化	辛凉
	中运风化	辛和
	在泉火化	咸寒
戊子、戊午	司天热化	咸寒
	中运热化	甘寒
	在泉清化	酸温
己丑、己未	司天雨化	苦热
	中运雨化	甘和
	在泉寒化	甘热
庚寅、庚申	司天火化	咸寒
	中运清化	辛温
	在泉风化	辛凉
辛卯、辛酉	司天清化	苦小温
	中运寒化	苦和
	在泉热化	咸寒
壬辰、壬戌	司天寒化	苦温
	中运风化	酸和
	在泉雨化	甘温
癸巳、癸亥	司天风化	辛凉
	中运火化	咸和
	在泉火化	咸寒

二、温病医家重视温病与运气相关性研究

自从运气学说被王冰补入《内经》之后，就出现了对相关理论的研究热潮，尤其是宋金元时期，医家们普遍关注运气学说的价值，但主要是从理论角度进行发挥，相对来说，从临床角度进行的研究比较少。在理论上，主要有刘完素、张元素等对运气学说重要的理论方面的发挥，如"亢害承制""升降出入""气化理论""标本中气"等理论，再有就是在运气学说方面的一些重要概念，比如"司天""在泉""左间、右间""迁正""退位""运气相合""运气同化"等。阐述这些理论的书籍也比较多，但这些理论比较玄奥难懂，从而使得运气学说被束之高阁。

运气理论和临床应用直接联系，能够体现出运气学说的重要价值。新安温病医家方广是强调运气在温疫、温病方面运用的代表，对后世温病学家影响很大，汪机、杨栗山、余师愚、吴鞠通以及雷少逸对运气学说在临床方面的运用就多有发挥。同时，温病学家找到了这样一个契合点，充分发挥了运气学说的特色，把它用于治疗外感性疾病。因为，五运六气是受天时气候的变化影响气候、物候，进而影响人体，所以它直接影响的是外感性疾病，而温病是外感性疾病，所以说运气学说运用于温病，尤其在温疫中，更能凸显出运气学说的临床价值。

（一）杨栗山提出治疫须知大运辨

杨栗山在《伤寒瘟疫条辨》卷一中，首先提出治病须知运气。他指出："天以阴阳而运六气，须知有大运，有小运，小则逐岁而更，大则六十年而易。"还指出："有于大运则合，岁气相违者，自从其大而略变其间也，此常理也。有于小则合，于大相违，更有于大运岁气俱违者，偶尔之变，亦当因其变而变应之。"杨氏的"大运"是与"主运"相对而言，大运的变化周期为六十年，主运为逐岁而更。因为大运、小运的变化周期不同，所以就会有大运、小运不相合的情况发生。杨氏特别强调当大运、小运不相合时不可拘束于小运，即其所谓"遗其本而专事其末也"。但杨氏也注意到疾病亦有与小运相合、大运相违，甚至与大运岁气俱违的情况发生。此时，杨氏强调以临床证候为要，而不以常局相推，体现出杨氏灵活的诊治经验和运用原则。

可以看出杨氏对运气理论有很深的研究，他十分重视运气变化对气候的影响，进而影响人体疾病的发生发展。同时还指出在治疗温疫类疾病时应根据该年的运气变化情况来选取相应的治疗方法。《伤寒瘟疫条辨》记载："乾隆九年甲子，犹及谢事寒水大运，证多阴寒，治多温补。……自兹已后，而阳火之证渐渐多矣。"乾

隆九年是 1744 年，往前推 3 年是 1741 辛酉年，若该年运气失常，三年变大疫，丙辛主化寒水，证多阴寒，治多温补。据上述论述，可加深对五运与疫病关系的理解与认识。

（二）余师愚阐述温疫与运气变化相关

古代医家大多精通运气理论，余师愚对此亦颇有造诣。他在《疫疹一得》的开篇就详细论述了运气变化失常与疫疹发生的相关性。如余氏在自序中云："参合司天、大运、主气、小运，著为《疫疹一得》。"书中对五运配十干之年、六气为司天之步、南政北政、药之主宰、六十甲子之年逐一详细阐述，令后学者一览而贯通。

1. 辨运气之南政北政以定药之主宰

余氏阐述了五运六气、南政北政、药之主宰等内容，总结了温疫类疾病辨证论治用药与五运六气的密切关系。五运即甲、己土运，乙、庚金运，丁、壬木运，丙、辛水运，戊、癸火运。六气中客气的司天和在泉之气分别为子、午少阴君火司天，阳明燥金在泉；丑、未太阴湿土司天，太阳寒水在泉；寅、申少阳相火司天，厥阴风木在泉；卯、酉阳明燥金司天，少阴君火在泉；辰、戌太阳寒水司天，太阴湿土在泉；巳、亥厥阴风木司天，少阳相火在泉。余氏对《内经》中五运和六气深入研究的同时，在书中还重点论述了运气南政北政、药之主宰等详细内容。甲己土运为南政，土居中央，君尊南面而行；余四运以臣事之，北面而受令也，所以有别焉。寸尺不应为南政之岁，三阴司天寸不应，三阳在泉尺不应；北政之岁，三阴司天尺不应，三阴在泉寸不应。药之主宰即为甲己岁甘草为君，乙庚岁黄芩为君，丁壬岁栀子为君，丙辛岁黄柏为君，戊癸岁黄连为君。一年为君，余四味为臣。书中具体论述了每一岁主运客运、主气客气、南北政、寸尺不应、药之主宰、客主加临各时段易发疾病和治疗原则等详细内容。现列表将六十年主运客运、南北政、寸尺不应、药之主宰情况总结如下，见表 7-8。

表 7-8　六十年中每岁主运客运、南北政、寸尺不应、药之主宰表

年支	年干	五运	客运初运	南北政	寸尺不应	药之主宰
	甲年	土	太宫	南政	两寸不应	甘草为君
	庚年	金	太商	北政	两尺不应	黄芩为君
子午岁	丙年	水	太羽	北政	两尺不应	黄柏为君
	壬年	木	太角	北政	两尺不应	栀子为君
	戊年	火	太徵	北政	两尺不应	黄连为君

年支	年干	五运	客运初运	南北政	寸尺不应	药之主宰
丑未岁	乙年	金	少商	北政	右尺不应	黄芩为君
	辛年	水	少羽	北政	右尺不应	黄柏为君
	丁年	木	少角	北政	右尺不应	栀子为君
	癸年	火	少徵	北政	右尺不应	黄连为君
	己年	土	少宫	南政	左寸不应	甘草为君
寅申岁	丙年	水	太羽	北政	右寸不应	黄柏为君
	壬年	木	太角	北政	右寸不应	栀子为君
	戊年	火	太徵	北政	右寸不应	黄连为君
	甲年	土	太宫	南政	右尺不应	甘草为君
	庚年	金	太商	北政	右寸不应	黄芩为君
卯酉岁	丁年	木	少角	北政	两寸不应	栀子为君
	癸年	火	少徵	北政	两寸不应	黄连为君
	己年	土	少宫	南政	两尺不应	甘草为君
	乙年	金	少商	北政	两寸不应	黄芩为君
	辛年	水	少羽	北政	两寸不应	黄柏为君
辰戌岁	戊年	火	太徵	对化北政	左寸不应	黄连为君
	甲年	土	太宫	南政	左尺不应	甘草为君
	庚年	金	太商	北政	左寸不应	黄芩为君
	丙年	水	太羽	北政	左寸不应	黄柏为君
	壬年	木	太角	北政	左寸不应	栀子为君
巳亥岁	己年	土	少宫	南政	左寸不应	甘草为君
	乙年	金	少商	北政	左尺不应	黄芩为君
	辛年	水	少羽	北政	左尺不应	黄柏为君
	丁年	木	少角	北政	左尺不应	栀子为君
	癸年	火	少徵	北政	左尺不应	黄连为君

2. 五运六气异常变化易发温疫

余氏强调温疫的发生流行与四时运气异常变化相关。他根据《内经》气候的五运六气变化规律，即自然界气候变化出现未至而至及至而未至时，则导致气候变化异常，致使某气太过，非其时而有其气，或某气被郁而失正常司布政令，使疠气得以繁殖与传播，则易于发生温疫。即余氏所言："五运六气，乃天地阴阳运行升降之常也。五运流行，有太过不及之异；六气升降，有逆从胜复之差。凡不合于德化政令者，则为变眚，皆能病人。"他在《疫疹一得·论四时运气》中指出：四时寒暄之序，加以六气司化之令，岁岁各异。凡春温、夏热、秋凉、冬寒，皆天地之正气；如春应暖而反寒，夏应热而反凉，秋应凉而反热，冬应寒而反温，皆四时不正之气也。天有不正之气，人即有不正之疾。疫症之来，有其渐也，流行传染，一岁之中病症相同者，五运六气所为病。《疫疹一得·参合六十年客气旁通图》中提到："客行天令，居于主气之上，故有温凉寒暑、蒙暝明晦、风雨霜雪、电霍雷霆不同之化。……则当其时，自有微甚之变。"余氏详布此六十年客气旁通图，列于主位之下，使知其气之所在，一览而知。余氏在《疫疹一得·论疫疹因乎运气》中再次强调了气运失常是温疫发生的原因。人与天地相参，人身一小天地，天地有如是之疠气，人即有如是之疠疾，人无可避天地之疠气，原夫至此终归运气条件的影响。于此可见，五运六气异常变化与温疫的发生关系密切。

3. 二火加临变衍为火毒温疫流行

余氏根据长期的实践观察，认为温疫的发生与君相二火加临变衍为火毒密切相关。他在《疫疹一得》一书中详细阐述了乾隆戊子年吾邑疫疹流行的五运六气变化条件。《疫疹一得·论疫疹因乎气运》中记载："乾隆戊子（1768）年，吾邑疫疹流行，一人得病，传染一家，轻者十生八九，重者十存一二，合境之内，大率如斯。"死者不可胜计，大小同病，万人一辙。余氏分析其原因，认为"缘戊子岁少阴君火司天，大运主之，五六月间，又少阴君火，加以少阳相火，小运主之，二之气与三之气合行其令，人身中只有一岁，焉能胜烈火之亢哉？"戊子年五运六气条件，岁运为火运太过，少阴君火司天，可知该年岁运的五行属性与司天之性的五行属性均为火，所以该年为天符年，在六十年中这样的年份有十二年。天符年气候变化剧烈，对物候、病候影响很大，正如《素问·六微旨大论篇》所云："天符为执法……中执法者，其病速而危。"更由于戊子年司天少阴君火与主气三之气少阳相火加临，"二火"合行其令，运气变衍为火毒而发生温疫。

余氏在《疫疹一得》一书中除详论戊子（1768）年所发生温疫外，还重点指出了甲申（1764）年、丙午（1786）年、壬子（1792）年、癸丑（1793）年、甲寅（1794）年所流行的温疫，书中强调了疫发之时为夏季或春夏间。现将这几年的运气情况列表分析如下，见表7-9。

表 7-9 《疫疹一得》中重点提到的温疫流行年份的运气情况表

年份	干支	岁运	司天	温疫发生时段	温疫发生时段客主加临情况
1764	甲申	土	少阳相火	夏（三之气）	两少阳相火加临
1768	戊子	火	少阴君火	夏（三之气）	司天少阴君火与主气少阳相火加临
1786	丙午	水	少阴君火	夏（三之气）	司天少阴君火与主气少阳相火加临
1792	壬子	木	少阴君火	夏（三之气）	司天少阴君火与主气少阳相火加临
1793	癸丑	火	太阴湿土	春夏间（二之气）	两少阴君火加临
1794	甲寅	土	少阳相火	夏（三之气）	两少阳相火加临

从上表可知这六年的运气变化情况均与"火"密切相关，温疫发生时段均是二火加临合行其令。从当时运气条件来看，确为暴暑流行的暑热疫。如甲寅土运之年"时久无雨，暑气盛行，人多疾病，病则必死"。《疫疹一得·疫疹案》中也阐述了暑热火毒的危害。文中云："瘟既曰毒，其为火也明矣。且五行各一其性，惟火有二，曰君曰相。内阴外阳，主乎动者也。火之为病，其害甚大，土遇之而赤，金遇之而熔，木遇之而燃，水不胜火则涸。故《易》曰：燥万物者，莫熯乎火。"强调了火为元气之贼的观点。余氏提出"火者疹之根，疹者火之苗"，形象地概括了疫疹与火毒的密切关系。

4.胃虚而感火毒疠气温疫发生

对于时行疫疹的认识，余氏认为疫疹发生的病机主要是由于胃虚而感受四时不正之疠气。他指出："疫症者，四时不正之疠气。夫疠气，乃无形之毒，胃虚者感而受之。"对吴又可的瘟毒从口鼻而入，不传于胃而传于膜原之说，指出"此论似有语病"。余氏认为"时行疫疹，未经表下，如热不一日而即发者"，因其胃本不虚，偶染邪气，不能入胃，犹之墙垣高大，门户紧密，虽有小人，无从而入，疫邪才达于膜原。而他对"有迟至四五日而仍不透者"认为是"其发愈迟，其毒愈重"，此类疫疹，非属胃虚受毒已深，而为发表攻里过当之故。因"胃为十二经之海，上下十二经，都朝宗于胃，胃能敷布于十二经，荣养百骸，毫发之间靡所不贯。毒既入胃，势必亦敷布于十二经，戕害百骸，使不有以杀其炎炎之势，则百骸受其煎熬，不危何待。瘟既曰毒，其为火也明矣"。因此，对于疫疹的发病机制，余氏既重视火毒疠气，又强调胃气的盛衰，在分析吴又可邪伏膜原之说的基础上，突出了火毒疠气与胃及十二经的关系。总之，疫疹之症是由胃受外来之淫热所致。盖淫热侵袭，人身之一水，不能胜烈火之亢哉，致使邪气伤人而发病。

5.治疫应明五运六气条件的影响

"治时病不知运气，如涉海问津"，余氏强调温疫的治疗，应注意随运气条件变化不同采取相应治法。他指出疫症之来，病如一辙，每遇一岁之中病症相同时，都会考虑运气条件对疾病的影响，按其所感之气而施治，无不取效。余氏在《疫疹一得·论四时运气》中强调"苟不参通司天大运、主气小运，受病之由，按经络源流而施治，焉能应手取效"；还在《疫疹一得·运气便览》中提出："运气者，所以参天地阴阳之理，明五行衰旺之机，考气候之寒温，察民病之虚实，推加临补泻之法，施寒热温凉之剂。"强调了医者必须按运气变化对人体的影响进行随症辨治的重要性。《疫疹一得·运气便览》中明确指出："夫人在气交之中，与天地相为流通，苟不立其年以明其气，临病施治之际，乌乎以用补泻之药哉？但运气不可不知也。"这与运气七篇大论《素问·五运行大论篇》中"先立其年，以知其气，左右应见，然后乃可以言死生之逆顺"及《素问·六元正纪大论篇》中"先立其年，以明其气，金木水火土运行之数，寒暑燥湿风火临御之化，则天道可见，民气可调，阴阳卷舒，近而无惑"的观点一脉相承，都强调了运气变化对气候和人体的影响。这就要求临证的医生必须清楚运气变化对疾病的作用，正如《素问·六节藏象论篇》中所云："不知年之所加，气之盛衰，虚实之所起，不可以为工矣。"

6.用药制方因时之运气条件而制宜

余氏创制清瘟败毒饮而重用石膏，实乃因时之五运六气条件使然。从上文论述可知，余氏行医三十年间所发生温疫时的运气条件情况均与"火"密切相关。他参合当时的运气条件，而悟温疫发生乃胃虚而受外来之暑热淫热疫邪，强调非石膏不足以取效。余氏正是针对当时温疫病因的火毒之性而创制清瘟败毒饮，自始至终以此方为主，方中重用大剂量石膏直清火毒而驰名当时。遇有热疫，辄投之，无不得心应手，三十年来，活人无数。石膏者，寒水也，以寒胜热，以水克火，投之百发百中。但应注意这是因为当时运气条件的影响所决定，实际上余氏善以石膏治热疫，而非以石膏通治疫。正如为《疫疹一得》作序的吴贻咏所言："夫师愚无必用石膏之意，而有必用石膏之症，观入秋数月以来，未尝轻用凉剂，其意亦可见矣。"

7.余氏行医三十年间疫病流行年份运气分析

具体内容见表7-10。

表7-10 余氏行医年间疫病流行年份干支运气表

序号	年份	干支	主运	司天
1	1763	癸未	火	太阴湿土
2	1764	甲申	土	少阳相火
3	1767	丁亥	木	厥阴风木

序号	年份	干支	主运	司天
4	1768	戊子	火	少阴君火
5	1769	己丑	土	太阴湿土
6	1770	庚寅	金	少阳相火
7	1772	壬辰	木	太阳寒水
8	1775	乙未	金	太阴湿土
9	1783	癸卯	火	阳明燥金
10	1785	乙巳	金	厥阴风木
11	1786	丙午	水	少阴君火
12	1790	庚戌	金	太阳寒水
13	1792	壬子	木	少阴君火
14	1793	癸丑	火	太阴湿土
15	1794	甲寅	土	太阳相火

上表表明：1763—1794 年的三十二年中，疫病流行年份十五年。在疫病流行的十五年中，主运为水运者仅为 1786 年，占 6.6%，且该年司天之气为少阴君火，在泉之气为阳明燥金。其余火运、金运各 4 次分别占 26.7%，土运、木运各 3 次分别占 20%。从主运分析，此十五年疫病流行，几无寒疫，而多发热疫、燥疫。疫病流行十五年中，司天为少阳相火 3 次，少阴君火 3 次，太阴湿土 4 次，厥阴风木 2 次，太阳寒水 2 次，阳明燥金 1 次。火占 40%，土占 26.6%，木占 13.3%，金占 6.6%。而太阴湿土 4 次的丑未之纪，太阴司天之政，二之气客气的少阴君火加临于主气少阴君火，为"大火正"。这十五年疫病流行从司天之气分析，易多发热疫、湿热疫。综合主运与司天，有火的干支年份共 9 个，占 60%。且从当时运气情况来看，确为暑热疫流行，如甲寅年主运之年而"时久无雨，暑气盛行"。

（三）吴鞠通论治温病深谙运气之理

温病的发生发展，与五运六气变化规律关系密切。清代著名温病学家吴鞠通对温病发生与运气变化的相关性作了详细阐述。吴氏生活年代温疫多发，温病横行。吴氏对温病进行了深入系统的研究，继承和发扬了外感热病的学术成果，积累了丰富的临床治疗经验，对中医温病学的发展做出了重要贡献。吴氏深谙运气之理，认为"医不备四时五行六气之学，万不能医四时五行六气之病"（《医医病书》），总结了温病与运气变化相关性的内在规律，值得深入研究。

1. 温疫发生时段与六气变化相关

吴鞠通强调了温疫发生时段与六气变化规律密切相关。在《温病条辨·原病篇》中开篇引用了运气七篇大论原文："《六元正纪大论》曰：辰戌之岁，初之气，民厉温病；卯酉之岁，二之气，厉大至，民善暴死；终之气，其病温。寅申之岁，初之气，温病乃起；丑未之岁，二之气，温厉大行，远近咸若。子午之岁，五之气，其病温。巳亥之岁，终之气，其病温厉。"六气变化规律与温疫发生年份关系见表7-11。

表7-11　六气变化规律及温疫发生年份举例表

年支	辰戌	卯酉	寅申	丑未	子午	巳亥
司天之气	太阳寒水	阳明燥金	少阳相火	太阴湿土	少阴君火	厥阴风木
在泉之气	太阴湿土	少阴君火	厥阴风木	太阳寒水	阳明燥金	少阳相火
《内经》记载	初之气，民厉温病	二之气，厉大至，民善暴死；终之气，其病温	初之气，温病乃起	二之气，温厉大行远近咸若	五之气，其病温	终之气，其病温厉
温疫发生时主气	厥阴风木	少阴君火	厥阴风木	少阴君火	阳明燥金	太阳寒水
温疫发生时客气	少阳相火	少阳相火	少阴君火	少阴君火	少阳相火	少阳相火
吴鞠通生活年代温疫发生年份列举	1760（庚辰）1790（庚戌）1814（甲戌）1820（庚辰）1826（丙戌）1832（壬辰）	1767（丁酉）1771（辛卯）1783（癸卯）1795（乙卯）1819（己卯）1831（辛卯）	1770（庚寅）1800（庚申）1818（戊寅）1824（甲寅）1836（丙申）	1787（丁未）1793（癸丑）1799（己未）1805（乙丑）1811（辛未）1823（癸未）1835（乙未）	1786（丙午）1792（壬子）1798（戊午）1816（丙子）1822（壬子）1834（甲午）	1785（乙巳）1797（丁巳）1815（乙亥）1821（辛巳）1827（丁亥）1833（癸巳）

可见，六气之中温疫的发生时段为初之气、二之气、五之气、终之气，与现代某些传染性疾病的好发季节相近。并且，温疫好发之时虽然主气各不相同，但客气均为少阴君火和少阳相火，其中所蕴医理值得进一步深入探讨。

2. 君相两火加临易发温厉

吴鞠通特别强调了君相两火加临易发生温厉。吴氏指出："试观《六元正纪》所载温厉大行，民病温厉之处，皆君相两火加临之候，未有寒水湿土加临而病温者。"《温病条辨·原病篇》提到："叙气运，原温病之始也。每岁之温，有早暮微盛不等，司天在泉，主气客气相加临而然也。"说明各年发生温病，有早晚轻重的不同，是由于每年的司天、在泉、客气的循环变化和主气、客气之间相加临不同的缘故。

吴鞠通指出"痘证与温病之发同一类也"。吴氏在《温病条辨·痘证总论》中提出："议病究未透彻来路，皆由不明六气为病与温病之源。"并阐述了痘证发生于子午、卯酉之年，而他年罕发的原因。痘证发生"人生之胎毒如火药。岁气之君火如火线，非此引之不发"，文中阐述："盖子午者，君火司天；卯酉者，君火在泉；人身之司君火者，少阴也。少阴有两脏，心与肾也。先天之毒，藏于肾脏。肾者，坎也，有二阴以恋一阳，又以太阳寒水为腑，故不发也，必待君火之年，与人身君火之气相搏，激而后发也。"卓识确论，千古不磨。

3. 气运不同温病的发生各异

（1）子午丑未之年多发伏暑　吴鞠通提出地支为子、午、丑、未的年份多发伏暑。《温病条辨·上焦篇》第36条原文指出："长夏受暑，过夏而发者，名曰伏暑。霜未降而发者少轻，霜既降而发者则重，冬日发者尤重，子、午、丑、未之年为多也。"吴氏并阐述了子、午、丑、未之年为独多者的缘由，即原文云："子、午君火司天，暑本于火也；丑、未湿土司天，暑得湿则留也。"

（2）气运为寒水之年易发寒疫　吴鞠通强调寒疫的发生与运气为太阳寒水的密切关系。太阳寒水司天、在泉的年份，阳干丙年水运太过之年或加临之客气为太阳寒水的时段均易发生寒疫。如吴氏在《温病条辨·寒疫论》中云："盖六气寒水司天在泉，或五运寒水太过之岁，或六气中加临之客气为寒水，不论四时，或有是证。"

4. 亢害承制、标本中气理论阐述温病

吴鞠通运用运气学中亢害承制、标本中气等重要观点论述温病。亢害承制，是关于六气相互制约关系的理论，阐述了自然界六气变化具有五行相互承制的特点。标本中气理论，主要研究风、热、火、湿、燥、寒六气变化规律及其与三阴三阳的相互关系。

（1）以亢害承制、标本中气理论阐发秋燥　吴鞠通根据亢害承制理论的相互承制关系，结合标本中气理论，阐述秋燥的发生。吴氏在《温病条辨·补秋燥胜气论》开篇即云："秋燥方论，及燥之复气也，标气也。盖燥属金而克木，木之子，少阳相火也，火气来复，故现燥热干燥之证。"《温病条辨·补秋燥胜气论》原文第1条云："秋燥之气，轻则为燥，重则为寒，化气为湿，复气为火。"吴氏自注中云："揭燥气之大纲，兼叙其子母之气、胜复之气，而燥气自明。重则为寒者，寒水为燥金之子也；化气为湿者，土生金，湿土其母气也。《至真要大论》曰：阳明厥阴，不从标本，从乎中也。又曰：从本者，化生于本；从标本者，有标本之化；从中者，以中气为化也。按阳明之上，燥气治之，中见太阴。"这也正是吴氏述本论"初未著燥金本气方论，而于疟疝等证，附见于寒湿条下"的原因。

（2）以胜复之理、正化对化、从本从标之道分析方药运用　吴鞠通运用胜复之理、正化对化、从本从标之道分析方药应用之理。吴氏在《温病条辨·补秋燥胜气论》中指出近代注释之家，多不深求甚考，而不明"胜复之理，与正化对化，从本从标之道"。并举例张仲景《伤寒论》中之麻桂、姜附"治寒之胜气也，治寒之正化也，治寒之本病也"；白虎、承气"治寒之复气也，治寒之对化也，治寒之标病也。余气俱可从此类推"。并在自注的释意中详论其理，云："太阳本寒标热，对化为火，盖水胜必克火，故经载太阳司天，心病为多。末总结之曰：病本于心，心火受病必克金。白虎，所以救金也。金受病，则坚刚牢固，滞塞不通，复气为土，土性壅塞，反来克本身之真水。承气，所以泄金与土而救水也。在经谓：寒淫所胜，以咸写之。"

（3）以标本中气理论阐明伤寒当汗、温暑不当汗之理　吴鞠通运用标本中气理论比较阐述伤于寒者当汗、伤于温暑不可发汗之理。《温病条辨·六气当汗不当汗论》原文云："盖伤于寒者，必入太阳，寒邪与寒水一家，同类相从也。其不可不发者何？太阳本寒标热，寒邪内合寒水之气，止有寒水之本，而无标热之阳，不成其为太阳矣。水来克火，如一阳陷于二阴之中，故急用辛温发汗，提阳外出。欲提阳者，乌得不用辛温哉！"吴氏提出温暑伤于手太阴断不可发汗。《温病条辨·六气当汗不当汗论》原文指出："若温暑伤于手太阴，火克金也，太阴本燥标湿，若再用辛温，外助温暑之火，内助脏气之燥，两燥相合，而土之气化无从，不成其为太阴矣，津液消亡，不痉何待！故初用辛凉以救本脏之燥，而外退温暑之热；继用甘润，内救本脏之湿，外敌温暑之火，而藏象化气，本来面目不可失矣。"此温暑不可发汗之理，并强调不发汗之辛甘，亦在所当禁。

5.精通气运之理，临证自有准的

吴鞠通强调精通气运之理，有先知之妙，临证自有准的。吴氏在《医医病书·气运论》提出"五运六气之理，天地运行自然之道"，强调了精通运气之理的重要性。原文云："精通气运之理，有先知之妙，时时体验其气之已至、未至、太过、不及。何者为胜气？何者为中气？何者为化气？何者为复气？再用有者求之，无者求之，微者责之，盛者责之之功，临证自有准的。"吴氏在《医医病书》中设有气运论、医不明六气论和医必备四时五行六气论等专论阐述运气理论对温病的重要影响，值得深入探讨。

（四）雷少逸重视运气理论辨治时病

雷少逸对《内经》五运六气学说有深刻领会，并且将之灵活阐释时病发生，并将之运用于临床实践。运气学说自被唐代王冰补入《内经》之时起便争议不止，虽然宋金元时期的医家普遍关注运气学说的价值，但是从临床角度加以阐发的多半也是偏于一隅，如刘完素的火热论，以及张元素从运气学说出发，对药性理论的发挥等。相比之下，雷氏研究运气学说的成功之处，就在于他找到了一个既能紧密结合临床实际，又能充分发挥运气学说专长的切入点，即外感病辨治体系。因为外感病的病因，是六淫之邪，六气异常的变化就是六淫，研究六气变化自当非运气学说莫属。因此也可以将《时病论》看作是一部从临床角度发挥《内经》五运六气学说的成功之作。雷氏《时病论》能够广为流传的原因之一，就在于他对《内经》五运六气学说的深刻领会，并且将之灵活运用于临床实践，在实践的基础上又总结出一套较为系统的外感病辨治理论。雷氏以发病节气鉴别疾病类型的方法，也是受到运气学说的启发使然。

1. 运气变化与时病发生密切相关

雷氏提出时病发生与五运六气变化密切相关。雷氏在《时病论》小序中言："春时病温，夏时病热，秋时病凉，冬时病寒，何者为正气，何者为不正气。既胜气复气，正化对化，从本从标，必按四时五运六气而分治之，名为时医。是为时医必识时令，因时令而治时病，治时病而用时方，且防其何时而变，决其何时而解，随时斟酌，此丰时病一书所由作也。"可见雷氏对四时疾病的发生与运气之间的关系极为重视。《时病论》的附论中，雷氏专门撰写"五运六气论"阐明研究运气学说对于外感病防治的重要性。《时病论·附论》中云："治时令之病，宜乎先究运气。经曰：不知年之所加，气之盛衰，不可以为工也。戴人云：不读五运六气，检遍方书何济。由是观之，治时病者，可不知运气乎！近世之医，皆谓五运六气，与岁多有不应，置之弗习，是未达夫天地之常变也。"雷氏提示，用运气理论预测气候变化，虽不能百分之百准确，但是五运六气学说揭示的自然规律确是客观存在的，对于研究外感病的发病和辨证施治规律很有帮助。雷氏又指出："在学者，先宜熟此有定之常，然后审其无定之变可也。倘欲深求底蕴，再考《内经》，慎毋惑于飞畴运气不足凭之说耳。"雷氏并非简单地将运气学说当作预测气候变化的工具而束之高阁，也不是谈玄说妙地对运气学说进行理论的发挥，而是认为掌握五运六气变化的"常"与"变"对疾病的影响，对于临证有效辨治温病有重要指导价值。

2. 运用五运六气理论指导临床实践

雷氏临床上亦擅长借助运气学说分析和治疗疾病。雷氏对于时病的辨证，始终以六气为中心，根据患者发病时间，分析风寒暑湿燥火的太过或不及，再结合患者的临床表现，将时令与病症相互参照印证，做出最后的诊断，然后依据六气五行更胜的规律确立治法、选择方药。如雷氏所言："春时病温，夏时病热，秋时病凉，冬时病寒，何者为正气，何者为不正气。既胜气复气，正化对化，从本从标，必按四时五运六气而分治之，名为时医。是为时医必识时令，因时令而治时病，治时病而用时方，且防其何时而变，决其何时而解，随时斟酌，此丰时病一书所由作也。"雷氏还附有医案阐述其理。例如，"霉湿时病"医案："东乡刘某，来舍就医，面目浮肿，肌肤隐黄，胸痞脘闷，时欲寒热，舌苔黄腻，脉来濡缓而滞。丰曰：此感时令之湿热也，必因连日务农，值此入霉之候，乍雨乍晴之天，湿热之邪固所不免。病者曰：然。丰用芳香化浊法，加白芷、茵陈、黄芩、神曲治之。服五帖，遂向愈矣。"（《时病论·卷四·临证治案》）此案中雷氏从整体上推断梅雨季节湿热偏胜的气候特点，当看见患者浮肿为患，其职业特点又常常冒触湿邪，自然就可以排除其他原因，而明确指出"此感时令之湿热也"；既然是湿热为患，其立法当然是祛湿清热，所以选用其自拟"芳香化浊法"方（藿香叶、佩兰叶、陈广皮、制半夏、大腹皮、姜厚朴、鲜荷叶），其方化湿为主，清热之力不足，因此又加茵陈、黄芩之类，共奏清热祛湿之功。

雷少逸对运气学说的运用非常精妙。从《时病论》的内容来看，虽然没有更多的提及"司天""在泉"等运气学术语，但是从其书名、提纲到病证分类、说理论治、方药分析、临证医案都在彰显出运气学说的应用价值。

综上，中医学在几千年的温病防治过程中积累了丰富的经验，尤其对温疫这类烈性传染病的防治形成了独特的理论体系。温病学医家杨栗山、余师愚、吴鞠通、雷少逸分别在各自的代表著作《伤寒瘟疫条辨》《疫疹一得》《温病条辨》《时病论》中对温病和温疫的发生、发展和证治与运气变化的相关性做了深刻阐述。主要观点有四：其一，气运异常变化导致温疫发生流行，并强调了人体正气的决定性作用。其二，温疫发生与二火加临密切相关。温疫发生时段多为君相二火加临、主气君火与客气君火加临或主气相火与客气相火加临。其三，丑未岁瘟疫多发。吴又可、余师愚、吴鞠通等生活年代发生的疫病丑未岁均较多。丑未岁太阴司天之政，二之气两少阴加临，《素问·六元正纪大论篇》称之为"大火正"，2003年的 SARS 和 2009 年的甲型 H1N1 流行之年均为丑未岁。其四，治疫应明运气。临床医生应当了解运气情况，充分考虑运气变化对人体疾病的影响，这对疫病防治意义重大。

深入发掘温病学家对温病与运气变化条件的相关论述，对于指导 SARS、禽流感、手足口病、甲型 H1N1 流感及新型传染性疾病的研究和治疗，仍具有重要的现实意义。在气候变化无常、新型传染病不断出现的今天，深入研究运气变化对疾病的影响仍是当今临床和科研的重要内容。

第八章 卫气营血辨证论

卫气营血辨证和三焦辨证理论是温病学的核心理论，不仅适用于温病的辨证施治，在中医临床各科中都有广泛的应用。卫气营血辨证和三焦辨证纵横交错，经纬相依，构成了完整的温病辨证论治理论体系。温病辨证论治理论体系的诞生，标志着中医学理论体系的成熟与完善，它对温病乃至临床各科疾病的治疗，都有着非常重要的指导意义。现代医学中的大多数急性传染病、急性感染性疾病等都可归属于温病的范畴，临床上多参考温病学的理论进行辨证论治。

卫气营血理论作为温病的辨证体系在清代被确立，是由温热大师叶天士所创立，并经以后的温病学家如吴鞠通、王孟英、章虚谷等加以充实和完善，最终形成的具有独特证治内容的辨治理论体系。

一、卫气营血理论的学术源流

（一）《内经》《伤寒论》是立论基础

卫气营血理论的学术发展可谓源远流长。《内经》中有关"营卫气血"的论述，大都侧重于生理学方面，认为营卫气血是人体生理结构中不可缺少的一个组成部分，是维持人体正常生命活动的基本物质，它们来源于先天而充养于后天。营卫气血是一个有机联系的整体，但其活动范围和具体作用则有所不同，在层次上有浅深之分。具体可分为卫气、营气、宗气和元气。从营卫气血的阴阳属性来讲，"卫""气"是无形之气机，"营""血"是有形之物质。分而论之，卫主表而气主里，营卫虽同源而生成有先后，营为血中之气；合而论之，气以统卫，血以统营。

《内经》在病理方面的论述，如"虚邪之中人也……搏结于内，与卫气相搏"，又说"玄府不通，卫气不得泄越，故发热"，均简要阐明了人体卫气与入侵外邪抗争所产生的病理变化。对气的病变，书中提出了"百病生于气"的论点，强调气之为病非常广泛。对营的病变，书中多营卫并论，提出了"营卫不可复收""营卫留止"等病机概念。对血的病变，除论述了多种出血证外，还提出了"血闭""留血"等有关瘀血的病机概念。这些论述虽然简朴，但对后世以卫气营血阐述病机进而作为辨证论治的依据有着深远的影响。

张仲景的《伤寒论》是中医学论述外感热病辨证论治的第一部专著，它主以"六经"为纲，但亦运用了"卫气、营气"概念来阐述病机。如论述太阳病时说："病人脏无他病，时发热，自汗出而不愈者，此卫气不和也"，"卫气不共荣气谐和"及"发热汗出者，此荣弱卫强"，说明了卫气失常，进而造成营卫不和，是太阳中风证的病理基础。他还提出了"但气痞耳"等有关气的病机概念。有关营血的论述还有"血弱气尽"，"营气不足，血少故也"，以及蓄血证，热入血室等与血有关的病变。

（二）历代医家的不断发展完善

金元四大家之一的刘完素，创立了以寒凉清热为中心的温病治疗学，人称寒凉派。他大胆地创立新论：认为六经传变，皆是热证，六气皆从火化；创立新法：用药以寒凉清热为主；创订新方：制定了双解散、防风通圣散等名方。刘河间的学术思想一直影响到明清诸位温病大家，对卫气营血理论的产生有着重大的影响。

元代罗天益在《卫生宝鉴》中，按邪热在上、中、下三焦及"气分""血分"不同部位分别制方用药，对后来温病学卫气营血和三焦辨治体系的形成有着一定的影响。

张景岳在阐释营卫气血时，认为卫和气同类，其作用在人体的浅层；营和血同类，其作用在人体的深层。根据卫气营血生理上浅深层次的不同，结合《伤寒论》和《金匮要略》有关卫气营血病理概念的论述，以此来阐释温病的病变层次与传变次序。

吴又可在他的温病专著《温疫论》中，首先提出了邪在"气分""血分"的概念。书中写道："凡疫邪留于气分，解以战汗；留于血分，解以发斑。气属阳而轻清，血属阴而重浊。是以邪在气分则易疏透，邪在血分恒多胶滞。"这是运用气血概念区分温疫病邪病位浅深，分析病机转归的最早记载，对后世卫气营血辨证纲领的提出产生了重大的影响。

清代温病大家吴鞠通进一步将卫气营血辨证与三焦辨证一炉而冶，以三焦为经，以卫气营血为纬，形成了比较系统的温病辨证体系。叶氏的卫气营血理论，经吴氏整理、发挥、补充而更加完善。章虚谷补充了卫气营血的主要临床见证，并进一步阐发了温病发生发展的一般规律。清代另一位温病大家王孟英补充了伏气温病外发的卫气营血的传变情况及各阶段的证候特点。而后，何廉臣、陈光淞、吴锡璜、丁甘仁等医家，对卫气营血理论的发展也做出了一定的贡献。

（三）临床证治经验是理论的依据

卫气营血理论之建立，主要依据于历代医家积累的丰富临床经验，而且这一理论又能广泛指导温热病临床的证治。叶天士临床诊疗经验十分丰富，而且具有独创精神，他善于汲取前人学术经验和运用传统理论来分析解决实践中的诊治问题，并在实践中不断总结，不断探索，从而提出了新的思路，创建了新的学说。他所创立的卫气营血辨证理论，就是在运用传统营卫气血理论的基础上，结合自己的临床实践而创造性地提出来的。叶天士认为"肺主气属卫，心主血属营"，可见卫气营血辨证的核心，实质上是气血层次之辨。由于温邪的致病特点及《内经》所论营卫气血生成功能及分布层次的不同，叶天士倡导"卫之后方言气，营之后方言血"，并提出了"在卫汗之可也，到气才可清气，入营犹可透热转气……入血就恐耗血动血，直须凉血散血"的治法纲领，指导后世医家治疗温病以证候为基础，有是证便用是法，病机、证候、治法，丝丝入扣，使卫气营血理论成为一个较为完整的温病辨证施治纲领。

二、卫气营血辨证的临床意义

温病发生和发展的全过程，具有一个特殊内在的变化规律，这个规律就是卫气营血的病机演变规律。它反映了温病病变过程中由轻到重的四个不同阶段，反映了温病病变由浅到深的浅深层次，是温病发生发展客观规律的正确揭示。四个阶段的判定主要依靠临床上所表现出来的四大症候群，不同的症候群反映不同的病理机制，并据此全面分析进而辨证施治。叶天士所创卫气营血理论的意义主要在于阐明了温病过程中的病理变化，并根据其病机概括出的证候类型，作为辨证论治的依据，从而立法制方以治疗温病。

卫气营血辨证的临床意义，从总体上说主要是作为理论原则，指导温病和其他疾病的辨证施治。具体表现在以下几个方面。

（一）区分证候类型

卫气营血证候类型的划分，是以证候表现的差异为依据的，它反映了病理机制的不同。温病过程中，不同阶段的病机变化不同，证候表现也相应有所区别。掌握这些区别，临床上就能正确区分卫气营血证候的不同类型，即卫分证、气分证、营分证、血分证四大症候群。也可以出现相兼症候群，如卫气同病、气营两燔等。

1. 卫分证

以发热微恶寒为主症，并见头痛，少汗，口微渴，或有咳嗽，苔薄白舌边尖红，脉浮数等。

2. 气分证

以但发热不恶寒为主症，并见口渴引饮，大汗，苔黄，脉洪数等。

3. 营分证

以身热夜甚，心烦谵语，舌质红绛为主症，并见口干反不甚渴饮，或有斑疹隐隐，脉细数等。

4. 血分证

以吐血，衄血，便血，尿血，斑疹密布等出血见症为主症，并见灼热躁扰，或神昏谵狂，舌质深绛等。

上述不同的证候表现，是由内在的病机变化差异所决定的，它并不只是从现象上对温病不同阶段的临床表现进行简单的归类和分型，而是在分析病机与证候表现内在联系的基础上所做出的一种规律揭示。

（二）分析病变机制

卫气营血亦称之为荣卫气血，在生理上主要是指维持人体生命活动的基本物质和人体的功能活动。而在温病过程中的卫气营血之病机变化，则是指人体在温邪作用下所导致的卫气营血的某一部分功能失调或实质损害，它体现了温病过程中不同证候的内在本质，是温病过程中卫气营血不同证候类型产生的基础。卫气之病机变化，以功能失调为主，患者往往表现为相应脏腑组织功能活动的障碍及代谢失常；营血之病机变化，以实质损害为主，主要脏器的实质结构损害较为严重，功能紊乱亦更严重。在卫气之间和营血之间，又有病理变化程度轻重之差异。故叶天士《温热论》第8条云"大凡看法，卫之后方言气，营之后方言血"，指明了卫气营血病机的浅深层次。

（三）判定病情轻重

温病过程所出现的卫气营血证候，体现了温病发展的不同阶段，在病机层次上有着相应的深浅之分，反映在病情上则有着轻重之别。而病情的轻重与预后又有着密切关系。一般来说，卫分证见于病之初期阶段，对机体损害尚不显著，故病情轻浅；气分证多见于卫分证之后，病位渐深，邪势转盛，邪正剧争，以功能障碍为主的病变亦渐显著，病情明显增重；邪入营分，邪势深入，病理损害更为严重，营阴受损，抗邪能力下降，出现以神志异常或皮肤斑疹隐隐为主要表现的症状，病情更为深重；血分证大多是在营分证基础进一步发展而成，邪热更盛，病理损害亦更为广泛而严重，其病情最为深重。

（四）识别病情传变

温病证候的发展变化，在本质上就是卫气营血病机的演变和转化，这种发展变化过程，通常称为传变。在卫、气、营、血四个病理阶段中，卫分证是温病的初期阶段，病位主要在肺卫；气分证一般为温病的中期，病位在肺、胃、肠、胆、脾、膀胱等，以这些脏腑功能失常为主要标志；营分证乃温邪深入于里，多为温病的极期，病位易涉及心与心包，易发生"昏、痉、厥、脱"等危重病证；血分证也多发于温病的极期，病位则在心、肝、肾，除了可以出现营分证的危重病证外，还以"动血"为主要标志。

温病传变概括起来说大体有以下几种：①邪犯卫分，经治疗后邪从外解而病愈。②病邪由表入里，渐次内传。即初起邪在卫分，而后传入气分，进而深入营分、血分。这种由浅至深，病势由轻传重的发展，多见于新感温病，为温病传变的一般规律。③表邪内传，深陷于里。即卫分之邪入里后不经气分阶段而直接内陷于营分，这是一种病情骤然由轻转重的突变，可以称之为"逆传"，如肺卫之邪直接传入心包就称为"逆传心包"。④表邪入里，流连气分。即卫分之邪内传入里后，始终在气分留连而不再深入营血。⑤病发于里，里热外达。有些温病初起即病发于里而见里热证候，其里热有在气在营之别。里热可进一步内陷，也可由里向外透达。营分里热转出气分，里热外达是病情由重转轻的标志。⑥病发于里，进一步深入内传。如病发于气分可进一步深入营分，发于营分的里热可进一步深入血分，或内闭心包，或陷入肝经，这是温病过程中最为严重的一种传变。

造成不同传变形式的原因，主要是由于感受病邪的性质不同和体质因素的差异，从而导致了邪正态势的不同，进而形成了不同的发展转归。

（五）指导立法制方

叶天士针对卫气营血证候的不同病机特点，在治疗上提出了如下原则："在卫汗之可也，到气才可清气，入营犹可透热转气……入血就恐耗血动血，直须凉血散血。"即卫、气、营、血的治疗大法分别是"汗之""清气""透热转气"和"凉血散血"。其相应的具有代表性的治疗方剂一般认为是银翘散、白虎汤、清营汤和犀角地黄汤。

"汗之"是卫分证的治疗大法。华岫云言"辛凉开肺便是汗剂，非如伤寒之用麻桂辛温也"，提示了"汗之"的用药特点。治疗卫分证，宜辛凉透达解表，使邪从外解，用药忌辛温发汗，以免助热耗阴，同时也不宜过用寒凉之品，以免凉遏冰伏，邪不外透。必须注意的是，由于表邪性质有风热、暑湿、湿热、燥热等不同，"汗之"的具体方法又不尽相同。

"清气"是指卫表之邪入里，治疗应以清气泄热为主。初入气分者，多用轻清透邪之品；热毒深重者，则可用苦寒沉降之药，但强调要使邪热外透。叶氏用"才可"二字，是强调清气之法不可早投滥用，须在温邪确实入气之后方可用之，以防早投寒凉，遏邪不解。由于气分证涉及病位广泛，有肺、胃、肠、脾、胆、膜原、胸膈、三焦等不同，感邪有轻重之别，病邪性质又有热、结、湿、痰、食等之分，证候类型各不相同，故气分证的具体治法较为复杂，"清气"乃言其梗概。

"透热转气"是指邪热进入营分，治宜清营热、滋营阴，并伍以轻清透泄之品，使入营之邪热仍然透转出气分而解的治疗方法。药如犀角（水牛角代）、玄参等配合金银花、连翘、竹叶等清泄之品，以达透热转气的目的。临床上要慎用滋腻养血和破散活血之品，以免腻滞留邪和破散伤血。

"凉血散血"是针对血分证的热毒炽盛，耗血动血，热瘀交结的病机特点而确立的治疗大法。该法具有"清、养、散"三方面的作用：①清，指清热凉血，药如犀角（水牛角代）等。因血热不除，血不归经，凉血之品具有宁血之效。②养，指滋养阴血，药用地黄等。因阴津不复，新血不生，养阴之品，有充养阴津、化生新血之效。③散，指消散瘀血，药用丹皮、赤芍等。因瘀血不去，血易妄行，故用散血化瘀之品，而收止血之效，并可防止凉血之品有碍血行。临证时对血分证的治疗一般不宜滥用炭类药止血而加重瘀血。

三、卫气营血辨证的具体内容

（一）卫分证辨治

1. 卫分证的基本内容

卫分证是温邪初犯人体肌表，导致卫气功能失调而产生的一类证候类型。见于温病的早期阶段，但不同的温邪侵犯卫分，症状各具特点，临床上具有温热和湿热两大类别。

（1）证候特点　发热，微恶风寒，头痛，无汗或少汗，咳嗽，口微渴，舌苔薄白，舌边尖红，脉浮数等。

（2）病机分析　卫分证是温邪初袭卫表，邪正交争于卫分所致。温邪从口鼻而入，首先犯肺，卫分首当其冲。其病机变化，一是温邪对人体的作用，即卫受邪郁，肌肤失于温养，而见微恶风寒；腠理开阖失职，则无汗或少汗；温邪袭表，阳热上扰清窍而头痛；肺经热郁，清肃失司，则咳嗽；温邪伤津，则口微渴。二是正气的抗邪反应，即正气抗邪，邪正相争而发热，虽然温邪郁遏卫阳而恶寒，但因温邪属性为阳热之邪，故恶寒较轻且短暂。总之，卫分证的病机特点是邪郁卫表，肺气失宣。

（3）辨证要点　发热，微恶风寒，口微渴。

（4）治疗方法　疏卫透表。其作用主要是调理疏通人体肺卫，透邪外出，使人体自然微微汗出，病自痊愈，即叶天士"在卫汗之可也"中的"汗之"治法。然而不同病因引起的卫分证其具体治法也有所不同。治疗卫分证的代表方是银翘散。

（5）转归　温邪犯卫，病变层次最浅，一般病情较轻，持续时间较短，若正气未衰，加上及时恰当的治疗，温邪可以从卫分表而外解，即为不传。若感邪过重，或治疗不及时或治疗不恰当，温邪可从卫分顺传进入气分；或因患者心阴心气素虚，温邪可由卫分而逆传心包，出现危重证候。

2. 卫分证的辨证思路

卫分证是温病初起的证候类型，由于温邪侵入人体，导致卫气功能失常所致。临床运用时一般应遵循以下辨证思路。

（1）首明卫分证辨证关键　确定邪在卫分的依据，是发热与恶寒并见，一般是发热重、恶寒轻。卫分证多属表热性质，所以临床除了具有发热、恶寒、脉浮和苔薄白等一般卫表见症外，多表现出发热重而恶寒轻、口微渴、舌边尖红和脉浮数等表热偏重的症状，这是与风寒表证做出区别的依据所在。口渴与否，是判断寒热属性的重要症状之一，口渴说明所感病邪的性质为温邪，卫分证因属温病的早期阶段，伤津不重，故为口微渴。因此将发热、微恶风寒、口微渴作为卫分证的诊断要点。

注意证候的阶段性，是卫分证辨证的另一个重要方面。卫分证只会出现于温病的初起阶段，一般病程较短，持续时间不长。但患者卫分证持续时间的长短仅为参考，临证尚需综合分析。此外，就病位而言，卫分证病位偏于上焦、体表，多涉及肺、脾等，病情大多单纯，病势亦较轻浅。

（2）次审卫分具体病因　在确定为卫分证的基础上，根据辨证求因的思路，进一步审察形成卫分证的具体病因，借以区分卫分证的不同类型。温病卫分证由于以风热病邪侵袭肺卫者居多，可见于风温的初起阶段。燥热病邪侵袭肺卫的特点，除具有风热卫分证的临床表现外，并可伴有口、鼻、唇、咽等清窍干燥见症，主要见于秋燥病的初起阶段。湿热病邪入侵人体，初期以脾为病变重心，形成内外合邪、卫气同病的独特类型。其卫表见症亦具发热恶寒的特点，但其发热大多表现为身热不扬，头昏身重，苔白腻而舌质正常。暑邪侵袭人体，虽多先发于气分，但亦有因兼感寒邪束于肌腠，或暑邪兼夹湿邪而伴见表证的。但这种卫表见症既非单独存在，亦不同于其他温邪在表的见症。由此可见，在确立卫分证的基础上，要进一步辨察其特异表现，便可正确的探求病因，区分卫分证的不同证型。

（3）再察卫分病位重心　现代医学的各种急性传染病和急性感染性疾病，在发病初起，一般都表现有卫分证。卫分证是这些疾病早期的共有证候，但不同温病的卫分证也有病位重心的差别，有的侧重在肺，有的侧重在脾胃等。在确立了卫分证及其不同类型的基础上，要运用中医的辨证与现代医学的辨病相结合的方法，再察其病变的病位重心所在。不同的病种，由于其病因、病理、病位的差异，而常具有独特的表现，只是卫分阶段病程较短，而往往不能与卫分证的一些基本见症同时显露出来。因此，辨察时就必须有意识地注意诊查能体现不同病种、病位的独特征象。如皮疹、项强呕吐、咽喉溃烂白腐、头面肿胀、嗜睡、咳喘胸痛和腹胀下利等症，在辨别病种及其病位方面，均具有独特意义。早期发现这些特征，便可早期达到辨证与辨病相结合的目的，从而在治疗上更有针对性。

（二）气分证辨治

1. 气分证的基本内容

气分证是温病过程中由于邪热入里后影响气的功能活动所导致的一类病证。凡温邪不在卫分，又未传入营（血）分的证候，皆属气分范围。气分证的病变范围较广泛，涉及的脏腑及部位主要有肺、胃、脾、肠、胆、膜原、胸膈等。由于气分病邪性质的不同，临床上可分为温热性的气分证和湿热性的气分证两大类，临床表现较为复杂。

（1）证候特点　气分证因病变部位、病邪性质的不同而有多种证候表现。

温热性的气分证，有其共同特点，多见壮热，不恶寒反恶热，汗多，渴喜饮冷，尿赤，舌质红苔黄，脉数有力等，其中以但发热不恶寒、口渴、苔黄为主要表现。但其临床类型较多，一般以热盛阳明证作为代表。其他病变部位的临床证候，将在三焦辨证中叙述。

湿热性的气分证，病变复杂，临床症状特殊。湿热病邪（或暑湿病邪）流连气分，涉及的主要病变部位有脾胃、膜原、少阳、肠道等，其共有的症状是发热、脘腹痞满、苔腻。发热的类型，随湿热偏盛程度而异。湿偏盛者，热为湿遏而身热不扬，多为白腻苔；热重湿轻，或湿热俱盛时，则身热汗出，不为汗衰，舌苔变为黄腻苔或黄浊苔。其中，特殊的热型、脘腹痞满、苔腻是辨别气分病变有湿邪内阻的基本依据。

（2）病机分析　正气奋起抗邪，邪正剧争，脏腑气机功能失常，是气分证的主要病机。

温热性的气分证，邪正剧争，里热蒸迫，热炽津伤，临床症状极为明显。热盛阳明，是最常见的气分证。阳明为十二经脉之海，多气多血，抗邪力强，故邪入阳明，正邪抗争，里热蒸迫，而见全身壮热。温邪在里不在表，故仅有发热而不伴有恶寒。里热亢盛，迫其津液外泄而多汗，热炽津伤而口渴喜凉饮。气分热炽，舌苔则由白转黄，脉洪大而有力。热盛阳明的病机特点是正邪剧争，里热蒸迫，热盛津伤。

湿热性气分证病机复杂，但有其共同的特点，外在的湿热病邪与人体内的湿邪相合，内外相引，黏腻滋滞，阻滞气机，流连气分，缠绵难愈，复杂多变，又有伤阴、伤阳的不同转归，涉及的主要病变部位是脾胃，还有膜原、胆腑、肠道等。

（3）辨证要点　气分证临床类型较多，以热盛阳明最为多见，其诊断要点为壮热、烦渴、大汗出、脉洪大。若为湿热性气分证，湿偏盛者，可见身热不扬，头重，胸脘痞满，苔白腻，脉濡缓；热偏盛者，可见身热汗出不解，口渴口苦，苔黄腻，脉濡数。

（4）治疗方法　清解气热，叶天士称为"清气"。不同的气分证其具体治法有很大的差异。气分证的代表方是白虎汤。但对湿热在气分者，治当清热化湿并施。

（5）转归　邪在气分，邪气既盛，正气抗邪之力亦强，邪正相持之时，若正气奋起抗邪，或经及时而正确的治疗，可冀邪退而病愈。相反，若正不敌邪，或有失治、误治，温邪可自气分而陷入营血分，病变趋于严重，而进入危重时期。

2. 气分证的辨证思路

气分证是温病发展过程中的一个关键性阶段，持续时间长，病情复杂多变，常常是病情好转或恶化的转折点。因此，临床重视气分证的辨别，是提高温病治疗效果的一个重要环节。近年来对温病的治疗，医学界有人提出"把好气分关"，即是根据诊治热病的实际体会而总结出来的，颇具临床指导意义。针对气分证的病变特点，结合临床诊治经验，正确辨别气分证的关键在于掌握以下几点。

（1）掌握基本特点，首辨温热湿热　气分证范围广泛，证候繁多，且有温热与湿热的不同，因而辨证时难以有统一的标准。一般说来，只要脱离了卫分，尚未出现营血的见证时，即可归入气分证。一般来讲，气分证正邪剧争，临床上具有反应激烈、症状明显、病位明晰、定位准确等特征，症状多有发热、口渴、苔黄等基本特点，这些均可为辨证提供依据。

温热性的气分证多见壮热，不恶寒反恶热，汗多，渴喜饮冷，尿赤，舌质红苔黄，脉数有力等，其中以但发热不恶寒、口渴、苔黄为主要表现。

湿热性的气分证病变复杂，临床症状特殊。其共有的症状是身热，脘腹痞满，苔腻。发热的类型随湿热偏盛程度而异：湿偏盛者，热为湿遏而身热不扬，舌苔多白腻；热重湿轻或湿热俱盛时，则身热汗出，不为汗衰，舌苔变为黄腻苔或黄浊苔。

（2）次辨病位所在，区别具体证型　气分证病变，可涉及人体上、中、下三焦。由于作用部位的不同，可产生不同的证候类型。常见的如邪热壅肺、热郁胸膈、热郁胆腑、阳明热炽、阳明腑实、湿热困脾、暑湿弥漫三焦、湿阻大肠、湿流下焦等证，这些证候虽均属气分证范围，但因其病位、病邪不同，病机、证候有异，故具体治法亦有区别。辨别气分证的不同类型，除了掌握它们的共同特点外，还必须掌握能反映各种不同证候类型的病位、病机特点的特有临床表现，如邪热壅肺所见的咳嗽、气喘等肺经症状，热郁胆腑的身热、口苦、脉弦数的胆腑症状。临床上辨清气分证的具体证候类型，是确立治法的需要，是提高临床疗效的基础。

（3）分清外蒸内郁，辨察痰湿兼夹　气分证的病变态势，有"外蒸""内郁"的不同，临床表现相应有异。一般来说，里热蒸腾于外，反应剧烈，症状明显，表现为体表壮热、面赤大汗、脉象洪数有力等，通常称其为表里俱热证，如热盛阳明证。热郁于里的，虽体表热象不及前者壮盛，但心烦、口苦、溲赤等热邪内郁的证候则比较突出，其热邪易化火、化毒，多称其为气分郁热证或气分伏热证，如热郁胆腑。辨清气分里热的不同态势，是决定治疗使用辛寒泄热外达，还是用苦寒直清里热不同治法的前提，同时也是把握证候传变趋向的依据。

气分证病程中可因气机被郁，津液不布，而产生兼夹痰湿的情况。痰湿性属阴邪，与阳热相兼夹，病情颇为复杂，临床治疗必须充分考虑，否则邪热每多留恋难解，易致病情迁延难愈。辨察是否兼夹痰湿，注意胸脘有无异常感觉及舌苔表现是辨证的重要依据。如在气分证的基础上伴见胸闷、咯痰或脘痞呕逆、舌苔黏腻等症，则为兼夹痰湿之象。但其中又有偏痰、偏湿的不同，临床还需根据具体表现加以区别。

（4）注重动态观察，把握传变趋向　气分证邪正剧烈交争，势均力敌，处于病情恶化或好转的转折关头，此际证候虽有典型表现，但却易于变化。因而要注意观察证候的动态变化情况，特别要辨察有无邪热深陷内传的征象出现，如邪热传营的斑疹隐隐、心烦不宁、舌色转深等，热盛动风的惊搐、手足震颤、两目直视等。还要特别注意诊察有无正气欲脱的征兆，如骤然发生的身热陡降、肢冷汗出、面色苍白、脉象细数等。根据临床证候表现的动态变化进行辨证分析，是判断证候传变，进行随证施治的需要，更是掌握疾病的转归，在治疗上探索有效措施以截断证候传变的依据。

（三）营分证辨治

1.营分证的基本内容

温邪入营，以营热阴伤，扰乱心神为主要特点。确定温邪进入营分的依据，一是发热类型为身热夜甚，它不同于卫分的发热与微恶风寒并见，也不同于气分的但恶热不恶寒。二是有不同程度的神志异常，轻则心烦不寐，重则时而谵语。气分证虽然也可出现神志的变化，但无营分证明显。三是舌质红绛，一般无苔垢。叶天士说："其热传营，舌色必绛。"可见舌质红绛是营分证所具有的特异舌质变化，是判断温邪传入营分的重要标志。

（1）证候特点　身热夜甚，口干反不甚渴饮，心烦不寐，时有谵语，斑疹隐隐，舌质红绛，脉细数等。

（2）病机分析　营分证的主要病机是热灼营阴，心神被扰。营分受热，则营阴被劫，而见身热夜甚，脉细而数。营热蒸腾，则口干不甚渴饮，舌质红绛。营阴受热，循脉及心，侵扰心神，而见神志异常，轻则心烦不寐，甚则时有谵语。营分受热，则血亦受迫，热窜血络，出现斑疹隐隐。总之，营分证的病理特点是营热阴伤，扰神窜络。

不同类型的温邪传入营（血）分，病机变化、证候类型大多基本相似，临床症状显示不出明显的差异及区别。但湿热病邪（或暑湿病邪）化燥入营时，可见湿热燥化未净，而余湿留于气分之象，既有身热夜甚、时有谵语、斑疹隐隐、舌红绛、脉细数等营分热炽的症状，又有苔腻等气分湿热征象，实际上为气营同病。

（3）辨证要点　身热夜甚，心烦谵语，舌质红绛。

（4）治疗方法　清营泄热。叶天士云："入营犹可透热转气。"方选清营汤。

（5）转归　营分病变介于气分与血分之间，温邪既可转出气分，又可深逼血分。这两个方面的转归，视营热阴伤程度及治疗是否得当而异，一般而言，如营分邪热得以外达，则营分之热可以转出气分而解；但若营分邪热久炽，营阴耗伤较甚，或因失治、误治，温邪可进一步深陷血分，使病情加重，甚至转危。

2. 营分证的辨证思路

营分证是热邪深入营分，劫灼营阴、扰乱心神所产生的证候类型。大多由卫分、气分传变而来，是病情转重的阶段。及早辨识营分证候并及时进行治疗，对防止邪热进一步内传导致病情发展恶化具有十分重要的意义。辨析营分证的关键在于以下几点。

（1）辨识营分特征，重视神志变化　营分证之基本特征，主要表现在神志与舌象方面。及早辨识营分特征，及时把握病机传变，对于及时准确治疗，意义颇大。营气通于心，温邪欲入营分，其早期多见神志症状。舌为心之苗，故亦见舌绛等舌象。若在气分证阶段，出现心烦不宁，间有谵语，或见斑疹隐隐等症，舌质由红渐转为红绛，便为邪热即欲入营分之征，应及时采取有效治疗措施，以冀初入营分之邪透出气分而解。

营分证多有神志方面的异常变化，在程度上有着轻重之异。邪热初入营分时，由于邪势尚不太盛，神志见症较轻，大多表现为心烦不宁，"夜甚无寐"；此后随着营分之热转盛，则神志见症亦相应加重，多表现为躁扰不宁，时有谵语等。若营热炽盛，兼邪热内陷心包，则进而出现神昏谵语，甚或昏愦不语等严重神志见症。因此，辨别神志见症的具体表现及其程度轻重，是确认营分证候、判断轻重转归及是否兼有热闭心包证的重要依据。

（2）审视证候兼夹，注意体质差异　邪热入营的传变过程，每常出现证候兼夹，如营热已炽而卫分、气分之邪未净，即通常所说的"卫营同病"和"气营两燔"。这在治疗上就与单纯营分证有所不同，必须根据具体证情采用泄卫透营和气营两清之法。辨察有无卫分或气分邪热未解或解而未净的征象，舌苔表现是一个重要依据。如邪热入营后，舌色虽呈红绛但舌面有黄白苔未退者，即为气分或卫分之邪未解之征。同时，营分证也有兼夹痰湿秽浊之邪者，表现为绛舌上有黏腻苔。

注意患者的体质差异，并分析其对证候发展变化的影响，亦是辨析营分证的重要一环。小儿脏腑娇嫩，形气未充，邪热入营，劫灼营阴后，极易产生窍闭动风之变。年老体弱者，邪入营分后，不仅易于内陷深入，且极易导致内闭外脱之变。产妇血室空虚，一旦邪热入营，极易内陷而成热入血室之证。"平素心虚有痰"者，热入营分后，极易内闭包络。素有"瘀伤宿血"者，热邪传营后极易形成瘀热互结之证。凡此种种，皆因患者体质差异所致。临床辨证掌握了这些特点，治疗上就能采取相应的措施而防其变。

（四）血分证辨治

1. 血分证的基本内容

血分证是指温邪深入血分，引起耗血动血，瘀热互结为主要病机变化的一类证候类型。

（1）证候特点　身灼热，躁扰不安，或神昏谵狂，吐血，衄血，便血，溺血，斑疹密布，舌质深绛。

（2）病机分析　血分证的症状特征基于"血热"：一是血分热毒过盛，血络损伤，经血沸腾，离经妄行，上下内外泛溢，形成多部位、多窍道急性出血，如呕血、吐血、咯血、鼻衄、便血、尿血、阴道出血、斑疹，或肌衄等。二是血热炽盛，血为热搏，瘀热互结，炼血耗血，脉络内形成广泛的瘀血阻滞，正如何廉臣所说："因伏火郁蒸血液，血被煎而成瘀。"症见斑疹紫色，舌色深绛等。三是瘀热内阻，上扰心神，《灵枢·本神》说："心藏脉，脉舍神。"故脉络瘀热炽盛，逼乱心神，而见严重神志异常，如躁扰不安、神昏谵语等。

（3）辨证要点　急性多部位、多窍道出血、斑疹密布及舌质深绛。

（4）鉴别诊断　血分证与营分证的鉴别在于：①血分证有急性多部位、多窍道出血，斑疹显露，而营分证仅因营热窜络出现斑疹隐隐，并未有窍道出血现象。②血分证的舌质由红绛转为深绛。

（5）治疗方法　主要治法：凉血散血。方选犀角地黄汤。

（6）转归　血分证病情危重凶险，积极而恰当的救治，可使血分热渐衰，正气逐渐恢复，病情可望获得缓解。血分热毒极盛，正不敌邪，可因血脉瘀阻，脏气衰竭或急性失血，气随血脱而死亡。

2. 血分证的辨证思路

血分证是邪热深入血分，导致耗血动血之变而产生的一种证候类型，其特征性症状是高热，多部位、多窍道的出血及斑疹密布，舌质深绛。血分证多是营分证病变的进一步加重及发展，对脏腑、经络造成更严重的损害，是温病发展过程中病情最为深重的一个阶段。根据血分证的特点，辨证时应抓好以下几个环节。

（1）辨清出血部位，明确所在脏腑　血分证应首先辨清出血的部位。血分证的主要特征是出血见症。出血部位除可表现为全身性的广泛出血外，还往往因病种不同、病位的重心有异、伤络动血的部位有别而出现不同部位的出血见症。如风温、暑温等病过程中，可因热伤阳络而出现咯血、衄血，其病变脏腑在肺。湿温病过程中，由于湿热化燥灼伤阴络而产生大便下血，其病变脏腑在肠。辨清出血部位，明确体内脏腑，对于在治疗上加强制方用药的针对性有着非常重要的意义。

（2）谨析血瘀程度，慎察神志变化　血分证的病机，为热盛迫血，热瘀交结。其瘀的产生，每与邪热迫血妄行致离经之血，或因血脉内阴血耗损，血行涩滞等因素有关，病变机制十分复杂。临床上因瘀而易致"动血"难以控制，"动血"又可以形成新的"瘀血"，互为因果，恶性循环，严重者可导致血瘀气脱之变。因此，辨证时要特别注意血瘀之表现，分析其轻重程度，其中舌象变化、斑疹色泽、血液颜色以及脉象等变化是辨证的主要着眼点。及时发现血瘀的轻重，并准确应用活血化瘀之法，是正确治疗血分证的关键。

心主血，血热必扰心神，血分证多有神志方面的异常，神志异常的轻重程度及其表现差异，对于判断邪热的轻重、病机的浅深有重要意义。一般来说，血热较轻者，多表现为躁扰不宁，甚或偶有谵语。热毒炽盛者，可为昏狂谵妄。血热致瘀，瘀热扰乱心神则可致如狂、发狂等神志异常。

（3）关注正气盛衰，判明预后转归　对于血分证的辨证，还要密切关注正气盛衰，及时判明预后转归，临床上特别要及时发现正气欲脱征兆，以便及时抢救。辨察的着眼点主要是审察发热、出汗、面色、神情、气息和脉象等表现及其动态变化。如在病程中若发现患者有面色苍白、神情萎靡、四肢不温和脉象微细欲绝等征象，则为正气欲脱或外脱之兆，临床应予高度重视。此时如能识证准确，采取及时有效的治疗措施，则有可能阻断病情的进一步发展，否则可造成严重后果。

总之，卫气营血四类证候，病机不同，表现各异。临床辨证时，要首先正确区分其四大类型。从总的方面来说，四者辨别要点一般不外如下几方面：第一是掌握各自的证候特点，第二是区分病程阶段，第三是审察动态变化，第四是注意类症鉴别，第五是辨别证候兼夹。这是辨别卫气营血的基本辨证思路。

四、卫气营血辨证的现代研究

新中国成立以来，中医界对卫气营血辨证理论，从理论研究、临床运用以及试验研究等方面进行了多层次、多途径、多角度的深入研究，取得了许多可喜的进展。

（一）理论研究

现代温病学家们通过对历代中医文献的研究，对卫气营血辨证体系的形成发展和演变规律进行了探讨，阐明了温病学中的卫气营血与《内经》中所阐述的营卫气血生理学说有着一脉相承的关系。后者是前者发展的基础，前者是后者的引申与发展。温病学家们又通过对叶天士有关温病论著的深入研究，从中整理出有关卫气营血论述的基本内容和主要含义，在此基础上再吸取叶氏之后主要温病学家如吴鞠通、王孟英等著作中有关卫气营血辨证理论的阐述，并加以充实和完善，形成了内容完整、理论系统、规律性强的现代温病辨证体系。

研究表明，温病卫分证是温邪侵入体内脏腑而在体表所出现的症状，既有体表的病变，也有脏腑的病变，只不过是表证显著而脏腑病变的症状比较轻微而已。气分证，实质上是温邪引起的人体各脏腑组织器官相应气机功能改变的病变，涉及面相当广。营分证，除了热灼营阴，心神被扰外，还可伴有热伤脉络的病变。血分证与营分证的主要区别是动血的程度，血分证的动血较为明显。血分证中，血热是必须具备的基本病理，动血、耗血、血瘀均是由血热引起，它们之间相互作用，相互影响，严重的血分证往往出现热瘀气脱证。

（二）临床研究

在中西医结合防治多种急性传染性、感染性疾病的实践中，根据辨病与辨证相结合的原则，在运用卫气营血普遍规律进行分型的基础上，还结合了不同病种的特点，体现了卫气营血在现代临床运用上内容的普遍性与特殊性相结合的特点。例如大叶性肺炎与流脑是两种不同疾病，在运用卫气营血普遍规律对其进行辨证施治的基础上，又根据各自的特点，在辨证上分别充实了两种疾病在卫气营血各个阶段的独特表现,治疗上亦补充了现代所积累的辨病治疗经验。这正是卫气营血辨证理论在现代实践中的充实和发展,其他疾病也大多如此。

卫气营血辨证理论,在临床各科都有着广泛的应用,且各科对卫气营血证候的表现也有新的描述,增加了各科独有的一些特点。如提出耳病卫分证常伴有耳内闷胀,微痛或疼痛,听力减退,耳膜淡红、内陷或微肿,外耳道红肿疼痛等表现。鼻病卫分证可兼有鼻塞,嗅觉减退,流涕黄浊,头痛明显,鼻甲肿大等表现。同时,临床各科对卫气营血之病因病机、病位传变等的认识也有进展,如耳鼻喉疾病气分证的病位虽表现在各官窍局部,但其疾病之源多来自于肺、脾、胃、肝、胆。眼科的单纯疱疹性角膜炎病变多局限于卫分,角膜上皮层同属肺卫,是一身之表的一部分。

(三)试验研究

卫气营血不同阶段的病变是有其规律性的,其内在变化是可以运用现代科研手段,从不同角度加以验证和深入探讨的。

从病理学角度研究卫气营血的内在本质及其传变规律,是较早开展的一种中西医结合研究方法。结果表明:邪在卫、气分时,以机体功能的代谢改变为主,在形态结构上常见实质细胞的变性或某种类型的炎症反应。邪入营血时,则主要脏器的结构损害较为严重,脏腑功能紊乱亦较危急。卫气营血,由表入里、由轻到重的传变过程,与急性传染病的一般发展规律是相通的。卫分证,多类似于急性传染病的前驱期,所见发热、咳嗽、头痛等症为该类疾病所共有,以上呼吸道炎症与体表神经、血管反应为主,局部为充血水肿。气分证,类似于急性传染病的症状明显期,此期以较显著的毒血症状及由高热所致的体液、电解质代谢紊乱为主,伴有实质脏器混浊肿胀及功能紊乱。营分证,类似于急性传染病的极盛期,所见神昏、斑疹、出血等症,乃因显著的中枢神经系统变性、坏死,凝血功能紊乱以及血管壁的中毒性损害进一步发展所致。血分证,据其出血、痉厥等变化可归属于衰竭期,此期多种重要部位如中枢神经、心、肺、肾和肝等损害严重,机体反应性与抵抗性降低,可出现弥漫性血管内凝血等。

血液流变学指标的检测,是揭示卫气营血证候内在变化的一个重要方面。一些重型乙型脑炎患者,营血分阶段的血沉、K值、红细胞电泳和纤维蛋白原明显高于正常值,而卫气阶段仅红细胞电泳时间增加。在其他温病的指标检测中,也发现白细胞总数及中性粒细胞、全血黏度(高、低切变速率)、红细胞及血小板电泳时间、纤维蛋白原、甘油三酯和胆固醇等,在卫气营血各阶段均有改变,且有着显著差异,这种差异与卫气营血证候的传变规律相一致。试验证明,卫气营血全过程的血液流变学改变均属高黏综合征，并随着卫气营血的传变而逐步加重。血液黏度增高、白细胞总数增多、血细胞表面电荷减少而聚集、单位细胞压积增加、甘油三酯和胆固醇增加等，均可能成为高黏综合征的原因，亦即瘀血的原因。

在微循环方面，主要通过观察毛细血管袢的清晰度、排列、外形、数目、长度、管径、袢顶亮度及血流、血色、毛细血管袢周围的渗出、出血和毛细血管袢的冷刺激、针刺激以及微血管运动计数等多项指标，用积分计算的方法得出微循环诸指标改变的积分。结果表明，卫气营血之间差异非常显著（$P < 0.01$），提示各病变阶段不仅都存在着微循环形态改变与功能障碍，而且随着病程发展而逐渐加重。

生化、免疫等指标的测定，也是探讨卫气营血病变实质的一种研究方法，气分阶段，IgM、IgG 在正常范围内显著提高，免疫能力强。气分阶段往往因高热引起体液丧失，导致酸碱平衡失调、电解质代谢紊乱，而多见呼吸性碱中毒，其次为代谢性酸中毒及碱中毒，呼吸性酸中毒少见。其余各阶段均有与其病变性质相一致的指标变化。

动物试验为进一步揭示卫气营血不同证候的内在病理变化规律开拓了新的途径。采用大肠杆菌内毒素已成功复制出实验性卫气营血动物模型，分别在卫气营血各阶段处死动物，经肉眼和组织切片观察，证实卫气营血证候各个时期既有病理变化的连续性，更有不同的阶段性。采用遥控监测法，对试验性温病卫气营血证候兔模型的皮层脑电图进行观察，发现其神志变化的时相性具有脑电生理学变化的基础。此外，还有大量的有关卫气营血的动物实验，可参考相关文献。

第九章　三焦辨证论

三焦辨治理论为清代温病学家吴鞠通所倡论。吴鞠通以《内经》对三焦的论述为依据，并结合自己的临床实践，阐述了温邪在病变过程中由上及下、由浅及深所引起的各种病证的发生发展和变化规律，并用以说明病邪所犯脏腑的病理变化及其证候特点，作为指导温病临床辨证论治的依据。

三焦辨证具有病位明确、病机具体、证候典型等特点，主要在于阐明三焦所属主要脏腑的病变部位、病机变化、证候类型及其性质等。其与脏腑辨证多有相似之处，但二者又有区别，三焦辨证还能反映温病的发生、发展及传变规律，预测温病的发展趋向，判断温病的预后，能基本反映温病全过程的病机演变规律。

一、三焦理论的学术源流

三焦理论起源于《内经》《难经》，而三焦辨治理论发展于温病学派，完善于吴鞠通的《温病条辨》。

（一）《内经》《难经》的认识

自《内经》以降，对三焦的概念历代论述颇多，在《内经》和《难经》中对三焦概念的认识，可以归纳为如下几个方面。

一是人体脏腑中的一腑。《内经》中三焦作为五脏六腑之一，是人体的一个功能单位，《素问·五脏别论篇》云："夫胃、大肠、小肠、三焦、膀胱，此五者……名曰传化之腑。""传化之腑"是指参与饮食物的消化、吸收、传导变化的五个腑。再如《灵枢·本输》说："三焦者，中渎之腑也，水道出焉，属膀胱，是孤之腑也。"其"孤"即独一无二之意，言三焦为人体内最大之腑。关于三焦是"孤之腑"的问题，张景岳在《类经·藏象类》中解释说，它是"脏腑之外，躯体之内，包罗诸脏，一腔之大府也"。

二是强调其功能。一方面是人体阳气运行的通道，如《难经·六十六难》云："三焦者，原气之别使也，主通行三气，经历于五脏六腑。"另一方面是人体水液运行的通道，如《素问·灵兰秘典篇》中说："三焦者，决渎之官，水道出焉。"强调三焦是人体水液运行的道路，主持气化功能。关于上、中、下三焦的生理功能，《灵枢·营卫生会》云："上焦如雾，中焦如沤，下焦如渎。"即三焦分布在人体上、中、下三个部位，是人体阳气和水液运行的通道。饮食物的受纳、腐熟，其精微的运化及糟粕的排泄，均和三焦的气化功能有关。

三是划分人体上、中、下三个部位。《灵枢·营卫生会》云："上焦出于胃上口，并咽以上，贯膈而布胸中……中焦亦并胃中，出上焦之后……下焦者，别回肠，注于膀胱而渗入焉。"即上焦是指胃上口以上，胸中的部位；中焦是指胃腑所在的部位；下焦是指大肠、膀胱所在的部位，上、中、下三者合起来统称三焦。

（二）历代医家的发展

时至汉代，三焦的概念开始涉及三焦的病理变化。张仲景的《金匮要略》中有"热在上焦者，因咳为肺痿；热在中焦者，则为坚；热在下焦者，则尿血，亦令淋秘不通"等记载，即明确以三焦来划分温热病的三种不同病变部位。其后的一些医学著作，在论述具体病证时，也每提及"三焦"，从其含义看，大多为病位概念。如《诸病源候论》中云："客热者，由人脏腑不调，生于虚热，客于上焦，则胸膈生痰实，口苦舌干；客于中焦，则烦心闷满，不饥不食；客于下焦，则大便难，小便赤涩。"宋代严用和的《济生方》在论述胃痛时把其病机概括为"邪正交击，气道闭塞，郁于中焦"，明确提出中焦是胃病的病位所在。以上所述认为，三焦病位主要是指杂病而言。而运用三焦分部概念于热病病位，并进行温病论治的则始于金元和明代。如刘完素《素问病机气宜保命集·热论》中说："上焦热而烦渴者，牛黄散……上焦热，无他证者，桔梗汤。"刘完素《素问玄机原病式》中提出"热客下焦"等观点。元代医家罗天益在《卫生宝鉴》中，对热病已提出了按邪热在上、中、下焦和气分、血分不同的病位制方用药的见解，开温热病运用三焦进行辨证施治的先河。明末温病学家吴又可在《温疫论》中论述阳明腑实证时，亦曾用三焦概念来分析病机。他说："肠胃燥结，下既不通，中气郁滞，上焦之气不能下降，因而充积，即膜原或有未尽之邪，亦无前进之路。于是表里、上中下三焦皆阻，故为痞满燥实之证。"可见这里所说的三焦，主要是指胸腹范围的上下部位而言。

时至清代，喻嘉言强调温疫的三焦病变定位。他在《尚论篇》中说："然从鼻从口所入之邪，必先注中焦，以次分布上下……此三焦定位之邪也。"并提出三焦分治原则："上焦如雾，升而逐之，兼以解毒；中焦如沤，疏而逐之，兼以解毒；下焦如渎，决而逐之，兼以解毒。"

清代温热大师叶天士，在创立卫气营血理论阐明温病病机的同时，还论述了三焦所属脏腑病机变化及其治疗方法，如他在《临证指南医案》中就有"邪气分布，营卫皆受，上中下三焦交病"之说。值得注意的是，清代另一位温病学大家薛生白还在《湿热病篇》中倡论"湿热三焦辨证"，它是针对湿热之邪在三焦不同部位而分别立法用药的辨治方法，体现了湿热病的一般演变规律，这与吴鞠通的三焦辨证有所不同。但由于湿热病邪为患的广泛性和特殊性，故将"湿热三焦辨证"的主要内容也概括充实进吴鞠通的三焦辨证体系中。

（三）吴鞠通的集成完善

吴鞠通的《温病条辨》一书以三焦为纲，并将三焦与卫气营血一炉而治，相辅而行，完善了温病的辨证论治体系，论述了四时温病及其他温病的病因、病机、感邪途径、传变规律、治疗原则等，丰富了温病的证治内容，详备了温病病证的理、法、方、药，具有很高的理论水平和实用价值。吴鞠通把卫气营血辨证融合到三焦辨证中，使二者有机地结合起来，形成了系统的、完善的温病辨证纲领。这是一个伟大的创举，是清代中医最辉煌的医学成果之一，时至今日，还一直有效指导着温病及其他各科的临床辨证治疗。

二、三焦辨证的临床意义

三焦辨证理论在温病临床上的意义，主要在于把辨证和识病结合起来，确定病变部位，认识病变性质，从而正确指导温病的治疗。

（一）确定病位，阐明病机

作为六腑之一的三焦，主要功能是化气行水，但有上、中、下三个部分。吴鞠通在此基础上，把五脏六腑都划入这三个部分：上焦主要包括手太阴肺与手厥阴心包；中焦主要包括足阳明胃、手阳明大肠及足太阴脾、足少阳胆等；下焦主要包括足少阴肾及足厥阴肝。

由此看来，三焦辨证的内涵，实际上就是温病过程中人体上、中、下三部所属脏腑病机及其表现的综合概括。所以三焦范围内每一脏腑病变，病位均很明确，病机亦较具体，并具有相应的临床表现。临床辨证时，只要掌握了三焦所属不同脏腑病变的独特表现，就不难辨识其病位所在，进而分析其病变机制，为进一步明确区分证候类型，并指导治疗奠定了基础。

（二）区分证候，揭示传变

三焦所属不同脏腑的生理特点不同，在温热病邪作用下各自形成的病机变化亦不同，由病机所决定的临床证候也就不同，将这些证候进行区分，就可以为正确施治和判定转归提供依据。三焦辨证的主要思路，就在于把温病的各种证候归纳为上焦病证、中焦病证或下焦病证。

三焦所属脏腑的病变，不仅病位不同、证候有别，而且病程中出现的时间亦有先后之分，从而体现了温病发展过程中的不同阶段，反映了温邪在体内的传变规律，即吴鞠通所说的"始上焦，终下焦"，这与卫气营血理论的温邪首先犯肺，先表现为卫分证，继而出现气分证，最后可发展为营血分证的传变规律既有相似之处，也可互为补充。

（三）制法立方，指导治疗

吴鞠通根据三焦不同部位的生理功能与病理特点的不同，制定了三焦病证治疗的相应指导原则，即"治上焦如羽（非轻不举）；治中焦如衡（非平不安）；治下焦如权（非重不沉）"。上焦手太阴肺卫的病变，病势在上、在外，治疗宜取质轻性浮之品以透邪外达，"如羽"形容其用药须如羽毛之轻，因非轻浮上升之品不能达到在上的病位；如果属中焦之病证，则轻透之品不能胜任，又不宜使用重浊味厚之药，而应使用不轻不重切合病机的持平之品，犹如杆秤称物之平衡，不平衡就不能平安；下焦病证属真阴亏损而阳不潜藏，治疗宜取味厚质重之品，犹如秤砣之重坠潜沉，如果不用性质沉重的药物就不能直达在下之病所。吴氏用"羽""衡""权"三字，突出了治疗三焦的主要治则。

根据以上的治疗原则，吴鞠通总结出了一套行之有效的具体治法和方药，以指导临床治疗。

三、三焦辨证的具体内容

（一）上焦证辨治

1. 上焦温病的辨证思路

上焦证，主要是指位于上焦的肺和心（包）的病变。其辨证要特别注意肺和心（包）的定位性症状，在具体证候的辨析过程中，还须注意类证的鉴别，兼证、变证的分析，以及动态变化的观察等。

（1）手太阴肺病证　辨别肺经证候一般不难，主要根据其典型的临床表现及病程阶段进行辨析，辨证过程应掌握好以下几个环节。

①辨明定位主症，区别表里浅深：手太阴肺的病变，主要表现为肺失宣肃而产生的咳嗽、气喘、咯痰等三大主症。这些肺经特有的见症，是辨别邪在手太阴肺的主要依据。在此基础上，再通过症状的综合分析，便可进一步区别病机上的表里浅深。临床表现虽均属肺经见症，但其轻重程度差异很大，同时伴随的全身症状亦有显著差异。应根据咳喘的微甚、痰的多少、热势高低、是否恶寒、口渴程度以及舌苔、脉象等表现，并结合病程阶段进行辨析。如邪袭肺卫时，肺经见症较轻而必见微恶寒、苔白、脉浮数等卫分表现。邪热壅肺时，肺经见症较重且必有高热、苔黄、脉数等气热之象。

②排除风寒外感，明辨病因属性：上焦手太阴肺的卫表证候，也可见于风寒外感初起，但其性质属寒邪在表。临床辨证时，应明辨在表之邪的寒热属性。辨别要点在于发热恶寒的相对轻重，有无口渴，舌苔、脉象等。温邪犯肺时，热象偏重，症见发热较重，恶寒较轻，口中作渴，苔薄白而舌边尖红，脉浮而数等。上焦肺的病变还常见燥热和湿热的不同类型，燥热伤肺，多发于秋季，在咳、喘、痰的同时并见有燥热表现，如口鼻干燥等。湿热阻肺，则见胸闷、咳嗽、恶寒而身热不扬、苔腻等，为卫受湿郁，肺失肃降之象。此外，若为肺经气分热邪波及营络，则可见皮肤红疹与发热咳嗽并见等症。

③审察兼证变证，严防病情恶化：温邪袭肺，病情大多单纯轻浅。但在临床上常可观察到温邪袭肺病变的兼证，如兼湿、夹痰，以及素体阴亏气虚等。在辨

证上必须根据不同的证候，结合素体状况，全面分析，在治疗上给予应有的考虑，以免造成病情的迁延和变化。邪在肺卫，就其证候性质而言，病情大多轻浅，但在疾病发展过程中，也有因体质虚弱或感邪太重而病情突变的。临床上比较常见的如正虚邪陷、逆传心包等，这些在邪犯肺卫阶段所出现的严重变化是疾病发展过程中的一种突变，其来势急骤，病情严重，每可产生严重后果，临床上应予高度重视。临床上还常见到痰热阻肺，腑有热结者，表现为既见痰热阻肺之喘痰，又见腑有热结之潮热便秘，为肺肠同病之证。

（2）手厥阴心包病证　主要包括热闭心包和湿蒙心包，前者为热邪内陷或内传心包导致机窍阻闭，后者为湿热酿痰内蒙心包，手厥阴心包病变病位虽在上焦，但病情已很深重，正确辨证，及时治疗，对于疾病的转归预后至关重要。

①辨别神志症状，区别证候类型：手厥阴心包病证的必有症状是神志异常，但产生神志异常的病因病机各不相同，具体症状亦有差异，从而表现出不同的证候类型。热闭心包证的神志异常表现为神昏谵语或昏愦不语；湿蒙心包证的神志异常表现为神识昏蒙，似清似昧或时清时昧。二者的具体表现及轻重程度有很大差异。同时，伴随的全身症状也有区别：热闭心包尚有灼热、舌蹇肢厥等症，而舌质红绛，或纯绛鲜泽为其标志性舌象；湿蒙心包可见身热朝轻暮重和舌苔垢腻、脉濡数等。临床通过必有症状、全身症状的全面辨析，一般不难区别这两种证候类型。此外，温病过程中还可因营分热邪扰乱心神，阳明腑热上乘心神等原因而出现神志变化，其病机均属邪热干扰心神，病位重心尚未及心包，虽有神志变化但一般不作心包证看待。

②分析传入途径，探求证候成因：因病种及邪正状况不同，形成热闭心包的途径也各不相同：有的是上焦肺卫之邪逆传进入心包；有的是气分热毒不得外解而进入心包；也有的是热入营血后再进一步内闭心包。判定不同途径形成的邪闭心包，主要是从病种及邪入心包前的证候加以区别。分清传入心包的途径，对于掌握疾病的传变特点，指导方药的合理配伍具有一定意义。一般来说，邪从肺卫逆传陷入心包者，在清心开窍的同时常酌情配伍宣开透泄之品，以透邪热外达；如从气分陷入者，每配伍透热清气之品；邪从营血陷入者，则须合以清营凉血之品。这样配伍既是为了清除原有病位的邪热，又可促使内陷之邪外透，从而提高临床疗效。

③仔细识别兼证，密切审视变证：热闭心包之证，在病变过程中常伴有热炽营分、阳明腑实、热盛动血等病理变化。如热入心包兼有阳明腑实，在身热、昏谵的同时，常伴有便秘、苔黄等。这些兼有的病变每与热闭心包互为因果、相互影响而致病情更加复杂。因此临床辨证在识得热闭心包证的基础上还须注意辨察

有无其他证候相兼，进而再根据兼证类型在治疗上给予相应的考虑。与此同时，还须注意观察证候的动态变化，密切审视在热闭心包证的基础上可能突然发生的"内闭外脱"等严重变证，以便及时有效地进行救治。正确辨析邪入心包的兼、变之证，对于掌握传变趋向，判断预后转归，正确进行治疗十分重要。

2. 上焦温病的转归

上焦温病一般属于发病初期。感邪轻者，因正气抗邪，邪气受挫而不传变，邪从表解；感邪重者，温邪由卫入气，演变为肺热壅盛等，更严重者导致化源欲绝而危及患者生命。若患者心阴、心气素虚，肺卫热邪可内陷逆传心包，甚至内闭外脱而死亡。正如吴鞠通指出的温病死证"在上焦有二：一曰肺之化源绝者死；二曰心神内闭，内闭外脱者死"。

（二）中焦证辨治

温邪传入中焦一般为外感热病的中期，或称为极期阶段，这一阶段的临床症状较为明显，病位中心比较明确，证候类型较多，病情变化复杂，持续时间较长，是温病三焦辨证中一个常见的重要阶段。

1. 中焦温病的辨证思路

中焦病证包括足阳明胃、手阳明大肠和足太阴脾等部位的病变。阳明胃肠与足太阴脾同居中焦，互为表里，但二者的生理属性，有阴阳、湿燥之分，反映在证候上也就有燥热和湿热的不同性质。这就决定了在辨证时应有其独特的思路。

（1）阳明胃肠病证　温病邪传阳明，其性质多属燥热，但有"经证"和"腑证"之别。

①首辨经腑主症，分清有形无形：阳明经证、腑证在性质上均属里热实证，均有发热、口渴、苔黄等邪热在里见症。阳明经证，属无形邪热亢炽，蒸腾内外，弥漫全身，临床以热炽津伤，里热外蒸的"四大"见症为主要表现，而无胃肠有形实邪内结的征象。阳明腑证，属邪热与肠中燥屎相结而成的有形实邪结聚，其病位则以肠腑为主，病机以热结阴伤，腑气壅实为主要特点，临床除具有一般里热津伤见症外，必有腹满胀痛、便秘或纯利稀水、苔黄厚焦燥等燥屎内结肠腑的表现，这是辨别阳明腑实的主要依据。

②继辨腑实差异，区分燥湿两类：温病腑实证在类型上有属于燥热内结的，还有因湿热夹积滞搏结肠腑而成的。前者见身热腹满，大便秘结，苔黄燥，脉沉实等；后者见胸腹灼热，大便溏垢不爽，苔黄垢腻。临床辨证应通过证候的分析比较，明确燥、湿的不同类型，从而进行正确施治。

③再审腑实兼证，慎察复杂局面：温病阳明腑实证的兼证颇多，常见的如兼

痰热壅肺、热闭心包、热结小肠等。它们在病位上并不局限于中焦肠腑，而是脏腑合病，病情大多比较复杂，甚至可产生严重变化。如伴见小便涓滴不畅，溺时疼痛者为阳明腑实兼小肠热盛，肺热咳嗽与下利色黄热臭之稀便并见为肺热移肠等。在临床辨证时必须全面分析，明确有无兼夹以及兼夹证的类型。

温病阳明腑实证亦可因邪气太盛或正气素虚以及治疗失时失当等因素而产生"虚"的变化，从而形成邪实正虚的复杂局面，常见的有阴虚腑实、气液两虚腑实等。临证可见严重的气阴亏损之象与严重的腑实热结并见之证。这种虚实相兼的证候，病情复杂，易于变化，甚至造成严重后果，因此必须密切注意机体正气和阴液的盛衰状况，临床主要从患者的神色、气息、脉象以及口舌润燥等方面考虑。

（2）足太阴脾病证　该病证主要指湿热病邪蕴阻中焦、困遏脾胃的一种病变。临床辨证时可循以下思路进行。

①首辨湿热轻重，区别偏脾偏胃：温病湿热困阻中焦，有湿偏重、热偏重以及湿热并重的不同。足太阴脾的病证属于湿重于热，转化成热重于湿时，则病机以阳明胃热为主，兼有太阴脾湿未化。临床辨证应根据热象表现、口渴情况、舌苔以及脉象等进行区分。湿重热轻者，症见身热不扬，脘痞腹胀，苔白腻等。热重湿轻者，症见阳明气分热炽之"四大症"与太阴脾湿之脘痞身重、苔黄微腻并见之候。辨别湿和热的轻重，对于明确证候性质和病位重心，制订治法方药等都是十分重要的。

②次辨上下内外，再察虚实转化：足太阴之证主要见于湿温病过程中，病程较长，久羁气分，然其证候也是不断变化的。湿困太阴的病位虽以中焦为主，但湿有蒙上、蕴中、流下、外郁、内聚的特性，因此临床上应注意病证的动态变化。邪入中焦，亦会影响上焦肺的气化；中焦之邪也可引起在下二便失常；邪犯中焦还可表现为邪阻膜原，出现寒热往来，但寒甚而热微，舌苔白厚腻浊如积粉；湿热弥漫三焦的特征是上、中、下三焦之湿热症状俱见。

再察虚实转化，是诊治湿热病证过程中必须注意的。湿困太阴的一般发展过程，大多是由湿重于热逐步转化成热重于湿，继则可能化火化燥。湿热困脾之证一旦化火化燥，可有灼伤肠络而产生大便下血的变化，此证属血分证，严重者可造成气随血脱的危重局面。临床上湿热病亦有特殊变化的，如素禀阳气偏虚，或湿邪太重而久困不化者，可导致"湿胜阳微"的严重变化。所以临床辨证必须知常达变，注意审察有无变证征兆，早作判断，采取有效的防治措施。

2. 中焦温病的转归

邪在中焦，邪热虽盛，正气亦未大伤，尚可祛邪外出而解。但若腑实津伤，真阴耗竭殆尽，或湿热秽浊偏盛，困阻中焦，弥漫上下，阻塞机窍，均可威胁患者生命。正如吴鞠通指出，中焦温病，死证有二，"一曰阳明太实，土克水者死"；"二曰脾郁发黄，黄极则诸窍为闭，秽浊塞窍者死"。

（三）下焦证辨治

温邪从上、中焦深入到下焦，一般已经是温病的后期阶段。由于温邪最易耗伤阴津，温邪久留，多可深入下焦而耗伤肝肾阴精，临床上大多呈现邪少虚多之候，主要病变部位包括足少阴肾和足厥阴肝。

1.下焦温病的辨证思路

（1）足少阴肾病证　该病证是指温病后期邪热久羁下焦所致的真阴欲竭证候，性属阴虚内热，邪少虚多。

①首明病位主症，次辨轻重类型：足少阴病证病位在肾，主证为肾阴虚损所引起的阴虚内热证，以阴虚为主，邪热不甚，邪少虚多，所见低热、手足心热甚于手足背、舌绛不鲜、脉虚等症为虚热表现，而非实火引起。

足少阴病证在程度上有轻重之分，从而表现出不同的类型。轻者可表现为阴虚火炽，临床见到心烦不得卧、舌红、脉细数等火旺阴伤症状者，即可诊断。邪虽少而深留阴分者，则可见到夜热早凉、热退无汗之特征表现。重者则有阴精严重亏损，重要脏器失养，心神疲惫的表现；急重者则可出现阴精耗竭，阳不潜藏，时时欲脱的险恶证候。

②再察演变趋向，分析病变转归：足少阴肾病证之邪热虽然不甚，但如治不得法，病情可进一步加剧，常见的有阴虚动风和阴竭气脱两种发展趋势。前者是因阴精耗损致水不涵木，肝失滋养而发展为阴虚动风；后者是在阴竭的基础上，因阴阳离决而导致正气外脱。所以在临床辨证时，必须通过动态观察，分析其演变趋向，从而为正确救治和推断疾病转归提供依据。

（2）足厥阴肝病证　该病证主要是指因肾阴耗损而导致的肝风内动之证。因肝肾同源，故肾阴耗损每易导致水不涵木而引起虚风内动。

①掌握虚风特点，判断轻重预后：足厥阴肝经病变，系因阴精亏损引起，它是在肾精虚损的病理基础上发展而形成，性质属虚风。其动风的特点，是抽搐缓慢无力，手指蠕动，口角颤动，心中憺憺大动等，且多与舌干绛、脉虚细无力等肾阴耗损症状并见，临床上还可从热象、神情面容、是否昏迷、病程阶段等方面进行全面辨析。

阴虚动风在程度上有轻重之分，阴精耗损愈重，则动风愈甚，病情愈重，恢复愈困难，预后亦相应严重。故必须根据阴精的耗损程度及动风的轻重表现进行区分，以判断病变转归及权衡治疗用药的轻重缓急。

②详审虚中夹实，明辨夹痰夹瘀：阴虚动风的病机以虚为主，但亦可有实邪夹杂，如比较常见的有兼夹痰瘀，留滞经脉，阻塞机窍，从而形成虚中夹实的复杂局面。不少动风患者后遗的肢体震颤、瘫痪以及神呆失语等多与此有关。临床辨证应根据具体证候，特别是肢体活动情况、神情表现、语言表达能力及舌苔、脉象等进行辨析。

2. 下焦温病的转归

邪传下焦，多系外感热病的后期，一般为邪少虚多。若正气渐复，至正能敌邪，尚可祛邪外出而逐渐痊愈。但若阴精耗尽，阳气失于依附，则可因阴竭阳脱而死亡。正如吴鞠通提出，"在下焦则无非热邪深入，消铄津液，涸尽而死也。"

四、三焦辨证的现代研究

三焦辨证理论的现代研究，主要是从文献整理、内涵揭示、意义评价、中西医结合等方面做了一些理论、试验及临床研究。

（一）学术渊源

三焦辨证理论远宗《内经》《伤寒论》《金匮要略》，而孙思邈、刘河间、喻嘉言等历代医家对其发展、完善均有重大贡献。其作为温病的辨证纲领，始于叶天士，完善于吴鞠通。有学者通过文献整理，探讨三焦辨证的学术渊源，结果表明：《内经》所述三焦与吴鞠通所确立的温病"三焦"辨证体系虽然内涵不同，但两者存在着一定的内在联系。前者主要是指人体胸腹上、中、下三个部位的划分及其功能表现，偏重于生理；后者则是指温病过程中人体上、中、下三个部位所属脏器的病机和证候，偏重于病理。前者是后者形成体系的基础，后者则是在前者的基础上结合温病的临床实践在内容上的充实和发展。

（二）三焦内涵

三焦辨证中的"三焦"内涵，包括了居于人体胸腹部位的一些重要脏器，主要指心肺、脾胃肠、肝肾等。而三焦辨证体系，则是指这些脏器在温病过程中所产生的病机变化、证候表现及其内在联系。上焦包括心与肺，温病之属于手太阴肺、手厥阴心包者，为上焦温病；中焦包括胃肠与脾，温病属阳明胃肠和足太阴脾者，为中焦温病；下焦包括肾与肝，温病属足少阴肾、足厥阴肝者，为下焦温病。三焦的病情传变有一定的规律，即强调温病传变具有上焦传中焦，中焦传下焦的由上及下，由浅及深的规律。按三焦定治法，吴氏提出："治上焦如羽（非轻不举）；治中焦如衡（非平不安）；治下焦如权（非重不沉）。"

三焦辨证所揭示的脏腑病变，其具体病机主要侧重于温病方面。各个脏腑的病机证候虽然各具特点，但又是一个互相联系的整体，故三焦辨证能基本上反映出温病的传变规律，并据此而在治疗上有规律可循。这就是三焦辨证有别于一般脏腑辨证的根本所在。

（三）临床意义

现代温病学者对吴鞠通三焦辨证的临床意义认识不尽一致。有人认为它主要代表了温病过程中的初、中、末三个阶段，或主要体现了上、中、下浅深不同的病位；有人认为三焦辨证主要适用于湿热病证；还有人提出温病辨证应以卫气营血为主体，三焦为补充，或将三焦内容全部充实到卫气营血理论中而不再另立体系。上述种种见解，均未能全面确切地体现出三焦辨证的全部意义。随着研究的深入，对三焦辨证意义的阐述日趋客观和全面。也有人认为，吴氏所述"三焦"乃是指人体胸腹部上、中、下所属的主要脏器，而不只是三个部位或三个发展阶段。三焦辨证理论，既适合湿热性质的病证（主要指足太阴脾证），也适合温热性质的病证，且后者所占的比重更大。至于三焦与卫气营血辨证孰主孰次，卫气营血理论能否统括三焦的问题，并无必要做出肯定回答或强行加以统一，而应当从理论和实践的结合上加以审视，进行具体分析。实践证明，三焦辨证与卫气营血辨证既有内在联系，又各具特点，各有其适应范围，只有把两者结合起来才能适应临床实际的需要，具体可参见本章有关内容。至于认为三焦辨证理论主要用于湿热性温病的观点，则是把吴鞠通的三焦辨证理论与薛生白在《湿热病篇》中的三焦辨证混淆了。

（四）实质探讨

从中西医结合角度对三焦一些脏器的病证进行实质探讨，在文献中屡有介绍。其认识大体如下：上焦肺经证候主要见于呼吸系统某些急性感染性和传染性疾病。肺卫表证与急性上呼吸道感染的病理改变基本一致，以上呼吸道炎症与体表神经－血管反应为主。肺热里证，则与急性支气管炎、肺炎等病的某些类型或某一阶段的肺部炎症变化类同。心包证主要是见于严重感染所造成的中枢神经系统的严重病损（例如变性、坏死）或感染过程中产生的毒素引起的中枢神经系统中毒而导致的功能严重紊乱。中焦阳明证主要见于炎症感染的极盛期阶段。阳明经证多为毒血症高热所引起的失水及电解质紊乱等，而阳明腑证则是中毒性的肠肌运动功能紊乱甚至发生肠麻痹，以及中毒性的中枢神经系统功能障碍。下焦肝肾病变则见于多种急性感染和传染性疾病的后期衰竭阶段，其病理变化是心、肺、脑、肝和肾等的严重损害，病情极为严重。

从上可见，温病三焦辨证所包括的脏腑病变，是可以用现代病理学等加以印证的，三焦辨证的客观规律是可以运用现代医学科学的方法加以验证的。

（五）三焦辨证用于杂病

在现代临床研究中，三焦辨证不仅仅应用于治疗温病，在内伤杂病的领域中也有广泛的应用。如胰腺结石、胆结石、泌尿系结石的治疗，由于它们存在的部位有着上、中、下之别，而分别予以不同的治疗原则。在"上"之结石，着重于治痰，予以化痰治法，使津液得以敷布，结石得排；在"中"之结石，须给予疏与通的治法，使水谷运行通畅，结石随谷道而下；在"下"之结石，须运用滑利小便的方法，使结石随水道而出。又如对肾炎也可从三焦辨治：风邪初犯者，以芳香清利治上焦；水湿浸渍者，以调平升降理中焦；久病虚损者，以燮理阴阳补下焦。以三焦为纲，以脏腑气血阴阳为目，对肾炎的辨证论治有提纲挈领作用。再如糖尿病肾病在治疗上可按三焦辨治，分别施以温心阳益肺气、温脾阳益中气、温肾阳益元气疗法，疗效满意。急性白血病的发热也有着三焦的病理变化，临证可用三焦辨证论治，并针对急性白血病热毒较盛、阴液损伤、夹湿及出血等病理变化加以治疗。

第十章　温病辩证思维论

中医学辩证思维方法，是中华传统文化与思维的充分体现，也是中医能够取得良好疗效，并使中医学术传之千年而不衰的根基所在。在中医学的继承和挖掘工作中，必须认真整理研究和继承中医的辩证思维方法，进而更好地指导临床实践。如果舍此而求它，则必然是舍本而求末，舍精髓而求皮毛。在中医温病学术和临床诊治实践中，包含着非常丰富而典型的辩证思维方法。因此，整理研究这一内容，具有重要的理论与实践价值。

一、温病类比思维方法的挖掘

类比法是在比较的基础上进行的，是科学认识过程中获得新知识的一种重要方法，类比推理的哲学依据，是承认世界的物质统一性原则，各种不同的事物和现象之间存在着的多种必然联系，是类比方法的客观基础。科学史上许多重大发明，都是直接借助于类比方法的。中医学在探索及论证人体生理活动、病理变化规律时，广泛地应用了这一方法，这也符合中医的认知与思维特点。

（一）模拟类比三焦温病用药法则

吴鞠通《温病条辨·治病法论》中云："治上焦如羽（非轻不举）；治中焦如衡（非平不安）；治下焦如权（非重不沉）。"这是吴氏根据自己所创的三焦辨证理论，结合长期实践经验，依据温病病情轻重、受邪深浅、所病部位、脏腑性质及药物性味功能等多方因素，进行综合分析后提出的温病上、中、下三焦不同病变部位的组方用药原则。三焦部位有上、中、下之分，所属脏腑功能各异，故其用药也各有所宜。也就是说，因药物质地有轻重之殊，气味有厚薄之分，其作用趋向有升降浮沉之异，故临床上选药组方、煎服方法也只有各适其性，才能使其达于三焦不同病位而充分发挥治疗作用。

1."治上焦如羽"

心肺居于上焦，其位最高，故吴氏治疗心肺病证所用之药，力求其如羽毛般轻轻上浮，上举而达心肺，代表方如银翘散，治疗上焦肺卫之证；选药方面，多用质地极轻且具有芳香之气的花、叶、壳之品，如金银花、连翘、竹叶、薄荷等；在煎药方面，强调时间不可过长，以取其轻清芳香上浮之气，避免过煮导致味厚气失而入中焦；在服药方面，则采取时时频服之法，根据病情随时调整服药次数及间隔时间，既可防止病轻药重而过病所之弊，又可避免病重药轻之患，即用药如"羽"。其他如桑菊饮、桑杏汤、翘荷汤、新加香薷饮、清络饮等上焦肺卫及气分病证常用方剂，也多用质地极轻之品。而治疗热入心包之证所用的安宫牛黄丸、紫雪丹、至宝丹等方则含麝香、冰片、郁金、雄黄、木香、沉香、丁香、安息香等气味芳香之品，故可上达心包，发挥其开窍醒神之功。

2."治中焦如衡"

脾胃居于中焦，脾气主升，胃气主降，二者升降相因，互相协调，既不逆上，也不下陷，如衡器之平，才能保持其受纳、运化等功能正常；治疗中焦病证，必须平定邪势之盛，使机体阴阳归于平衡；对于湿热之邪在中焦者，应根据湿与热之孰轻孰重而予清热化湿之法，不能单治一边，也体现了"平"的特点。而邪入中焦，必然导致脾胃气机失常，受纳、运化功能障碍，故吴氏治疗中焦病证，极为注重调理脾胃气机，用药力求适宜病所。"如衡"则指中焦用药既不能失之太薄，也不可过于厚重，使升者自升，降者自降，达于平衡。如见热结阳明，大便不通，胃气不降者，则以承气之剂，咸苦攻下热结，通降胃气；再如湿热中阻，脾胃升降失司，见腹胀、便溏等症，则以加减正气散等方，苦辛配合，化湿清热，升降中焦气机。

3."治下焦如权"

肝肾位于下焦，肝主藏血，肾主藏精，且二者同源，相互化生，一荣俱荣，一损俱损，故热入下焦，势必导致肝肾精血阴液耗损和虚风内动之证。治疗则非质轻味薄上浮之品所能胜任，常须重用重镇滋填厚味之品，或加介类重镇之品，使其如秤锤般重坠沉下，达于肝肾，以填补精血，潜阳息风，即用药如"权"之意。吴氏所制加减复脉汤、一甲复脉汤、二甲复脉汤、三甲复脉汤、大定风珠、专翕大生膏等方，用牡蛎、鳖甲、龟甲、阿胶、猪脊髓、乌骨鸡等甘咸浊腻之品，且久煎以取厚味，可谓"治下焦如权，非重不沉"之范例。

吴鞠通提出的"治上焦如羽，治中焦如衡，治下焦如权"的三焦温病治疗用药原则，为温病的辨证论治及处方提供了理论依据和临床范例。他巧妙地运用类比思维，以"羽""衡""权"三字，高度概括了内涵颇为丰富的温病三焦病证用药原则的精髓。只要能深刻理解"羽""衡""权"三物的特点，就能从总体上掌握三焦温病的治疗用药方向，思维精妙至此。

（二）以将相之责类比外感内伤之治

吴鞠通《温病条辨·治病法论》中指出："治外感如将，兵贵神速，机圆法活，去邪务尽，善后务细，盖早平一日，则少受一日之害；治内伤如相，坐镇从容，神机默运，无功可言，无德可见，而人登寿域。"吴氏分别以"将""相"的称谓和职责特点类比治外感病、内伤病的不同。

1."治外感如将"

外感，是指由外邪所引起的一系列病症，主要包括伤寒和温病两大部分。将，指将领，为统兵之人，借喻刚猛、果断。"治外感如将"，指医生治疗外感病要像军事家指挥战争一样刚猛、果断。古代将军指挥打仗，多出其不意、攻其不备，速战速决。外感病具有来势猛，病情急，变化快，邪气实而正气不虚的特点，所以当外感病邪气正盛，如贼兵初至，其势正旺时，当趁贼兵立足未稳而以重兵猛将一举歼灭之，行动要干净利落，或从表解，或从里清，或攻下以泄热，或渗利以祛湿，使病邪早日离开人体，以免迁延日久，损伤正气。治疗的关键在于辨证准确，立法精详，选方用药得当，冀其一战成功，故说"兵贵神速"，这与吴又可主张治疫病需"急证急攻""逐邪务尽"有异曲同工之妙。

病邪祛除后善后务细。病邪彻底祛除后，往往脏腑气血受到一定伤害，如用兵剿匪，匪患去而殃及良民，故当开仓放赈以救饥民，此时需根据患者的证候、体质分别予以调补气血或补阴或扶阳随证治之，此即善后务细之意。吴鞠通借此强调温病治疗后期，要注意清余邪、养正气等。现在的温病学治疗中，很重视滋阴生津法在温病后期的治疗作用，也与吴氏之意相合。可见，吴鞠通以"将"类比治外感，是符合温病治疗实际情况的，并且对温病的治疗有一定指导意义。

2."治内伤如相"

内伤与外感相对而言，内伤病的产生或因外感后正气大伤，或禀赋不足，或脏腑虚弱，或饮食劳逸，或七情过激等，致使气血津液敷布失常及病理代谢产物所致病从内生的一类疾病。吴氏在其所著《医医病书》中，有两篇专论内伤，即"治内伤须祝由论"和"治内伤须辨明阴阳三焦论"。相，指宰相，亦称"相国"或"丞相"，古文官名，为辅佐君主掌管国事的最高官吏，主要职责是治理国家，就如医生调理慢性病一样，故说"治内伤如相"。"坐镇从容"，是安坐镇定、不慌不忙、心态平和的意思。内伤杂病多为脏腑受损，病势较缓，传变较慢，正气不足，虚证较多，恢复亦慢，因此对其治疗与外感热病有所不同，不能急于求功，要有耐心，就如同垂为辅相要进行谋略一样，要不急不躁，从容应对，缓缓图之。宜以和缓的药物、适当的情志和饮食调节，扶助正气以收功。

（三）以"炉烟虽熄，灰中有火"类比余邪未净之病复

"炉烟虽熄，灰中有火"为叶天士《温热论》第9条原文所述。该原文云："且吾吴湿邪害人最广，如面色白者，须要顾其阳气，湿胜则阳微也。法应清凉，然到十分之六七，即不可过于寒凉，恐成功反弃，何以故耶？湿热一去，阳亦衰微也。面色苍者，须要顾其津液，清凉到十分之六七，往往热减身寒者，不可就云虚寒，而投补剂，恐炉烟虽熄，灰中有火也。须细察精详，方少少与之，慎不可直率而往也。"此段论述中，叶氏详细地分析了阴虚火旺体质之人外感湿热邪气的治疗注意点。

"面色苍者"是素体阴虚火旺之兆。因其阴虚火旺，津亏血涩，故面色青暗晦滞。此类体质之人患湿热病，治疗中要特别注意顾护其津液，防其津液损伤而燥热内炽。治其湿热应以清凉为法，治到邪去十分之六七时，往往可见热势减退，肌肤渐凉之象，这是邪气渐退之兆，不能视为虚寒而轻率地投以甘温补气助阳之品，防其助热伤津，反使其证候从阳化热，转为温热病而深入营分、血分。这是因为，患者素体阴虚火旺，虽湿热渐退而"热减身寒"，但其虚火仍在，即如炉中之焰烟虽已熄灭，然其灰中仍蕴有余火。此时若妄投温补，恰似余火上浇油，以致死灰复燃，化燥成温，反助其热而伤其津，损及营血。在这种情况下，必须仔细观察，辨证精当，即使确属虚寒，也只能施以少量温阳之品，使阳气渐复而又不致助热伤津。但一定要谨慎从事，切不可轻率地投以大剂温补，以防变证蜂起，险象丛生。

温病后期，热减身凉，但余邪未净，易"炉灰复燃"，临证必须仔细审察，精当辨治。吴鞠通创制青蒿鳖甲汤亦是此意，即原文言："夜热早凉，热退无汗，热

自阴来者，青蒿鳖甲汤主之。"以鳖甲蠕动之物，入肝经至阴之分，既能养阴，又能入络搜邪，以青蒿芳香透络，从少阳领邪外出，清涤余邪，以防"炉灰复燃"。细细体会吴氏所言"此方有先入后出之妙，青蒿不能直入阴分，有鳖甲领之入也；鳖甲不能独出阳分，有青蒿领之出也"，而颇有感悟：养阴清热，涤除灰中余邪，不可不察。

（四）以"增水行舟"类比增液通便之法

河道中水少而致舟不能行，若要使舟行则必待河道之水涨。吴鞠通以此取类比象，以治疗因阳明温病耗损津液，液涸肠燥之便结不通之证。此阳明温病之便结不通，必不能用承气汤重竭其津使舟更加难行，只能设法增液润燥，才能促使结粪下行，于是吴氏设增液汤以治之。即《温病条辨·中焦篇》第11条原文云："阳明温病，无上焦证，数日不大便，当下之，若其人阴素虚，不可行承气者，增液汤主之。服增液汤已，周十二时观之，若大便不下者，合调胃承气汤微和之。"

吴氏在《温病条辨·中焦篇》第11条原文方论中指出："温病之不大便，不出热结、液干二者之外。其偏于阳邪炽甚，热结之实证，则以承气法矣；其偏于阴亏液涸之半虚半实证，则不可混施承气，故以此法代之。独取元参为君药，元参味苦咸微寒，壮火制水，通二便，启肾水上潮于天，其能治液干，固不待言，《本经》称其主治腹中寒热积聚，其并能解热结可知。麦冬主治心腹结气，伤中伤饱，胃络脉绝，羸瘦短气，亦系能补、能润、能通之品，故以为之佐。生地亦主寒热积聚，逐血痹，用细者，取其补而不腻，兼能走络也。三者合用，作增水行舟之计，故汤名增液，但非重用不为功。""其因阳明太热，津液枯燥，水不足以行舟，而结粪不下者，非增液不可。服增液两剂，法当自下。其或脏燥太甚之人，竟有不下者，则以增液合调胃承气汤，缓缓与服。"

增液汤中玄参养阴生津，麦冬增液润燥，生地养阴润燥，三者合用，即可达"以补药之体，作泻药之用"的目的；若津枯肠燥太过而结粪仍难下者，可合调胃承气汤助其泄热通便。温病过程中，极易出现耗液伤津肠燥便秘证，故增水行舟法是温病治疗中很重要的一法，而增液汤也是温病津枯肠燥证治疗的常用方剂。

（五）以"求南风，开北牖"类比逐邪通塞之法

牖，出自《礼记·乐记》"天之牖民"，本义为窗户，特指古建筑中室与堂之间的窗子，后泛指窗。"求南风，开北牖"原意指欲达到"求南风"的目的，就要应用通过"开北牖"之法，使屋内空气流动畅通。取类比象，将人体气机流通比为屋内之通风，若要使得空气流动，不仅要给予风的入口，还要开启相对的出口，使其能够出入贯通顺畅，才能使空气流动，屋内秽浊之气自然尽散，此即为"求

南风，开北牖"。吴又可对温疫有深入的研究和临证体会。吴氏用此法治疗温疫以荡结除积，大便下，气机通，邪外达，气机自得升降，故吴氏言："一窍通，诸窍皆通，大关通而百关尽通也。"内积去则气机通，邪气消则正气安，正可谓"一安一危者，在乎气通气塞之间而已矣"。

吴氏提出温疫为疠气所感，疠气自口鼻而入，踞于膜原，入里传胃。针对邪客于胃，里气结滞所引发的心下胀满痛、下格、滞下、痢疾、脉厥、体厥、水肿、蛔厥、黄疸等多种病证，均可用此治疗思路。因脾胃居中焦，为人体气机升降的枢纽，胃气又以降为顺，以通为和，疫邪内传及胃必会致胃气不通、不降，进而影响人体表里、上下、营卫、脏腑之气的协调，导致气机壅塞。此法借助"开北牖"逐下之药势，因势利导，使内结里邪由内而出，一关通而百关通，通过通调胃气以达到通人体表里、上下、营卫以及脏腑之气血，气血和，阴阳调，则疾病除。正如《温疫论·体厥》中论及通身冰冷、脉微欲绝的体厥及六脉如无的脉厥，均缘于"内热之极，气道壅闭"，或被束之阳不能达表，或逆于内之阳气不能达于四末，此时或急投承气，或缓缓下之，脉至厥回，便得生矣。

"求南风，开北牖"这一治疗思路在临床应用范围非常广泛。除吴又可所论温疫相关病证之外，凡属邪结中焦所致气逆、气塞等表现的疾病均可用该法为纲指导用药。此外，也可将"通下（开北牖）以治上（求南风）"的思路加以联系与发挥，"通上（以）治下"而治疗小便不利、肺炎等疾病。

（六）以"釜底抽薪"类比通腑泄热之法

釜，古代的一种锅；薪，柴。本义指把柴火从锅底抽掉，比喻从根本上解决问题。以此取类比象，温病阳明实热燥结，用苦寒攻下之品以急下存阴，燥结下邪使热祛津液留。叶天士《温热论》第10条原文有云："三焦不得从外解，必致成里结，里结于何，在阳明与肠也。亦须用下法。"吴鞠通《温病条辨·中焦篇》第1条原文指出："面目俱赤，语声重浊，呼吸俱粗，大便闭，小便涩，舌苔老黄，甚则黑有芒刺，但恶热，不恶寒，日晡益甚者，传至中焦，阳明温病也。脉浮洪躁甚者，白虎汤主之；脉沉数有力，甚则脉体反小而实者，大承气汤主之。"临床对于热结阳明者，峻下热结，予以大承气汤治之，"釜底抽薪"，效果显著。

二、温病辩证思维方法的研究

1.区别与联系，伤寒温病辩证统一

吴鞠通认为伤寒与温病的辨证论治既对立又统一，既要区别对待，又要加强联系，即吴氏云："同中求异，异中验同，同异互参，真诠自见。"

要区别对待伤寒、温病。吴氏提出，伤寒与温病的致病因素、感邪途径、受邪部位、传变特点、病理机制、治疗原则均不相同，必须严格区别。吴鞠通《温病条辨·上焦篇》第 2 条原文自注第 1 段中指出："伤寒由毛窍而入，自下而上，始足太阳。足太阳膀胱属水，寒即水之气，同类相从，故病始于此。……治法必以仲景六经次传为祖法。温病由口鼻而入，自上而下，鼻通于肺，始手太阴。太阴金也。温者火之气，风者火之母，火未有不克金者，故病始于此，必从河间三焦定论。再寒为阴邪，虽《伤寒论》中亦言中风，此风从西北方来，乃肃发之寒风也，最善收引，阴盛必伤阳，故首郁遏太阳经中之阳气，而为头痛、身热等症。太阳阳腑也，伤寒阴邪也，阴盛伤人之阳也。温为阳邪，此论中亦言伤风，此风从东方来，乃解冻之温风也，最善发泄，阳盛必伤阴，故首郁遏太阴经中之阴气，而为咳嗽、自汗、口渴、头痛、身热、尺热等证。太阴阴脏也，温热阳邪也，阳盛伤人之阴也。阴阳两大法门之辨，可了然于心目间矣。"对于伤寒与温病之治法，《温病条辨·上焦篇》第 2 条原文自注第 2 段中明确指出："偏于火者病温、病热，偏于水者病清、病寒，此水火两大法门之辨，医者不可不知。烛其为水之病也，而温之热之；烛其为火之病也，而凉之寒之，各救其偏，以抵于平和而已。"《伤寒论》一书，始终以救阳气为主，本论始终以救阴精为主。

寒与温是辩证统一的。伤寒与温病虽有区别，却也是辩证统一的。吴氏在《温病条辨·温病起手太阴论》中指出："足太阳如人家大门，由外以统内，主营卫阴阳；手太阴为华盖，三才之天，由上以统下，亦由外以包内，亦主营卫阴阳，故大略相同也。"

综合吴氏《温病条辨》中论述，可从以下三点阐述伤寒与温病之辩证统一。其一，寒温侵袭的对象一致，传变途径有统一基础。吴氏提出，所谓伤寒传足不传手是错误的，一人岂能分两截，伤寒以足经为主，未始不关手经；温病以手经为主，未始不关足经。其二，寒温可相互转化，治疗亦随之变通。《伤寒论》之麻桂、姜附，治寒之胜气、治寒之正化、治寒之本病；白虎、承气治寒之复气、治寒之对化、治寒之标病。即谓麻桂治表寒，姜附治里寒，乃伤寒证治常规。由于太阳本寒标热，对化为火，故当表寒转化为里热时，又当用白虎、承气，辛凉苦寒之品以清之、下之。对于温病，吴氏指出，不仅寒邪致病有正化之常和对化之变，余气俱可以此类推。可见温邪为患，以热证，清热救阴为其常；以寒证，散寒温阳为其变，此可从吴氏论温病的调理大要中窥其一斑。吴氏言，温病后一以养阴为主，故本书中焦篇列益胃、增液、清燥等方，下焦篇列复脉、三甲、五汁等复阴之法，乃热病调理之常；但间有阳气素虚体质，热病一退即现旧亏，或误用过用凉药，此时又不可固执养阴而灭其阳火，故下焦篇又列建中、半夏、桂枝等法复阳。其三，阴阳失衡，是寒温统一的病理基础，各救其偏以臻于平，是二者共同的治疗目的。吴氏言，火统风热暑为阳，水统燥湿寒为阴，天地运行此阴阳，人亦与之相应。天地与人身阴阳均和平，则无病；天地与人身阴阳一有所偏，即为病。偏于火者，病温病热；偏于水者，病清病寒，此水火两大法门之变，各当救其偏以抵于平和，不能暗合道妙，岂可各立门户，专主一家之论！基于以上认识，吴氏提出，仲景一书原为伤寒而著，对温、暑、湿病偶尔及之；本书以温热为主，也类及四时杂感。诚能合二书细心体察，自无难识之证。可见合寒温为一，实乃吴氏初衷。

2. 个性与共性，温热湿热辨析论治

吴鞠通认为温热和湿热两类温病，既各具其特点，又具有共性特性，须辨证认识和治疗。

（1）辨证认识温热和湿热 吴氏在《温病条辨·上焦篇》暑温第1条自注中指出：温盛为热，热极湿动，上热下湿，人居其中而暑成矣！若纯热不兼湿，仍归前条温热例。所谓温热例，即指风温、温热、温疫、温毒、冬温之类的温热类温病。对于湿热类温病，吴氏提出，暑必兼湿，偏于暑之热者为暑温；偏于暑之湿者为湿温，长夏受暑过夏而发为伏暑，可见暑湿、湿温、伏暑，皆本于暑，既有热，又有湿，为湿热类温病。从上述可见，不兼湿邪是温热病的特点，夹湿为患是湿热病的特殊矛盾。对于温热和湿热的共同之处，吴氏则指出，温者火之气，暑者火之极，暑与温，流虽异，源则同，二者皆源于火，这就是温热和湿热病的共同之处。

（2）辨证治疗温热和湿热 吴氏根据温病夹湿与否，将其分为温热与湿热两大类。吴氏进一步提出两类温病的治则：温病之不兼湿者，忌刚喜柔；温病之兼湿者，忌柔喜刚。所谓刚，即指辛温、辛热、苦寒、淡渗之品；所谓柔，即指甘寒、咸寒、甘润、酸甘之品。吴氏阐述如下：第一，温病（此指温热类下同）最忌辛温，暑病不忌者，以暑必兼湿，湿为阴邪，非温不解，湿温病中，不唯不忌辛温，且用辛热。第二，温病小便不利，淡渗不可与也，忌五苓、八正辈。因温病有余于火而不足于水，唯以滋水泻火为急务，不可再以淡渗动阳而燥津，但暑温、湿温不在此列。第三，温病燥热，不可纯用苦寒，因苦寒虽能降火，又易化燥伤津。吴氏于用芩、连、柏方中，常用甘寒监制，如冬地三黄汤类。然湿温、暑温不唯不忌芩、连，乃重用之，以其化燥祛湿。汪廷珍按："温热虑涸其阴，湿温虑虚其阳。"这也是吴氏提出温热喜柔、湿热忌柔的依据。因柔药用于温热，既可滋阴，又可清热；若用于湿热，难免碍湿，不可伤阳。总之，吴氏考虑到温热伤阴最速，湿为湿热的主要矛盾方面，再结合刚药、柔药作用的二重性，提出了上述治则。但矛盾是可以转化的，吴氏又提出，温病不兼湿者，若愈后胃阳不复，或过用苦寒致伤胃阳，亦"间有少用刚者"；温病兼湿者，湿退热存之际，"乌得不用柔哉"。这是吴氏根据证变治亦变而拟定的相应治则，体现其治温用药的辩证观。

三、温病学中易学原理的探析

援易理以阐医道，对中医学理论体系和思维模式的形成有重要影响。清代温病学家吴鞠通精医悉易，在医易理论指导下进行温病诊治实践的探索，并写出了不朽名著《温病条辨》。其中运用周易理论和思维模式对温病的病因、病机、病位、治法和有效方药方义的解析做了深刻论述，颇有特色和独到之处。现就其相关内容阐述如下。

1. 遵循"三才之道"，创制名方三才汤

《周易》三才思维模式对后世影响深远。三才思维，是先秦哲学的思维模式之一，其肇端见于《周易》。六十四卦在《周易》中被看作一个整体，并且每卦六爻之间有着相互制约关系。六爻之中，初、二爻为地位，三、四爻为人位，五、六爻为天位，分别代表着天、地、人三才。通过天（上）、地（下）、人（中）的分位与联系，引导世人把宇宙万物视为一个整体，从而去观察研究宇宙万物的运动、发展和变化。《周易·系辞下传》中记载："《易》之为书也，广大悉备。有天道焉，有人道焉，有地道焉。兼三才而两之，故六。六者，非他也，三才之道也。""三才之道"即指天、地、人之道。《周易·说卦传》中指出："是以立天之道，曰阴与阳；立地之道，曰柔与刚；立人之道，曰仁与义。"

吴鞠通受《周易》三才思维模式的影响，创制名方三才汤。《温病条辨·下焦篇》第39条原文载："暑邪久热，寝不安，食不甘，神识不清，阴液元气两伤者，三才汤主之。""三才"，即为"三材"，在《周易》中代表天、地、人。三才汤，为天冬二钱，干地黄五钱，人参三钱组成，吴鞠通受《周易》三才理论的影响，以药物组成中有天、地、人之名，补亦在上、下、中之分，而命名为"三才汤"。方中以天冬甘寒补肺生水，干地黄甘寒补肾养阴，人参甘温补脾益气。吴鞠通在本条分注中说："凡热病久入下焦，消烁真阴，必以复阴为主。其或元气易伤，又必兼护其阳。三才汤两复阴阳，而偏于复阴为多者。"本方适用于暑温病邪气已退，而气阴两伤未复之证。临床可见唇干口燥，夜寐不安，精神萎靡，饮食无味，倦怠乏力，舌红少苔，脉细弱等。吴氏三才汤虽是为暑温病而设，但临床中对于邪气已退、气阴两伤者，均可使用，不必拘泥。

2. 依据"坎离既济"，设计黄连阿胶汤

《周易》中的名词被中医学广泛借用而发展。"坎""离""既济"是《周易》六十四卦中卦象，坎卦——北——水；离卦——南——火；既济卦，为下离上坎，水在火上，相交为用。中医学借用之，一以说明方位，二以阐释病机。"坎离既济"就是借用了《周易》中象思维的理论模式，形象描述了中医学心、肾之间相互依存、相互制约的阴阳升降的动态平衡关系。

吴鞠通亦深受《周易》象思维的影响，其在阐述真阴欲竭，壮火复炽的黄连阿胶汤方证时，就对此进行阐述和发挥。《温病条辨·下焦篇》第11条原文云："少阴温病，真阴欲竭，壮火复炽，心中烦，不得卧者，黄连阿胶汤主之。"在温病过程中，外感热邪侵袭人体后，在上焦助长了心火，在下焦消烁了肾水，就形成了心火上亢而不能下交于肾，肾水不能上济于心，从而破坏了心肾间正常的动态平衡状态，即为"心肾不交""水火失济""坎离未济"的水不制火现象，此其真阴既亏而实邪正盛。吴鞠通在此条文后按语中说："心中烦，阳邪夹心阳独亢于上，心体之阴，无容留之地，故烦杂无奈；不得卧，阳亢不入于阴，阴虚不受阳纳，虽欲卧，得乎？此证阴阳各自为道，不相交互，去死不远。"故方中以黄芩从黄连，外泻壮火而内坚真阴；以芍药从阿胶，内护真阴而外捍亢阳。名黄连阿胶汤者，取一刚以御外侮，一柔以护内主之义也。其交关变化，神明不测之妙，全在一鸡子黄，前人训鸡子黄，金谓鸡为巽木，得心之母气，色赤入心，虚则补母而已，理虽至当，殆未尽其妙。盖鸡子黄，有地球之象，为血肉有情，生生不已，乃奠安中焦之圣品，有甘草之功能，而灵于甘草；其正中有孔，故能上通心气，下达肾气，居中以达两头，有莲子之妙用；其性和平，能使亢者不争，弱者得振；其气焦臭，故上补心；其味甘咸，故下补肾；鸡子黄镇定中焦，通彻上下，合阿胶能预息内风之震动也。然不知人身阴阳相抱之义，必未能识仲景用鸡子黄之妙。"吴氏在此处眉批言："不知阴阳相抱之理，亦不知伤寒必当救阳，温病必当救阴之妙。"于此可见，吴鞠通对温病的辨治思路，深受《周易》象思维的影响，尤其遣方用药更能体现医易会通的特点。

3. 运用卦象理论，构设小定风珠

《周易》卦象系统，指由六十四卦按卦序组成的宇宙演化模型。《周易·系辞下传》云："是故《易》者，象也。"即言"象"是"易"的代名词。用卦象模拟日月地之象及其运动规律，反映宇宙的衍化，如天体结构、四维时空、地理方位、阴阳的升降消长等。《易纬·乾凿度》认为八卦卦象在古代分别是天、地、风、雷、火、水、山、泽等文字，后来才演变为与八卦相对应的乾、坤、巽、震、离、坎、艮、兑卦。如《周易·系辞上传》中记载："是故易有太极，是生两仪，两仪生四

象，四象生八卦。"

吴鞠通以《周易》象思维模式，应用卦象系统理论，形象阐述了《温病条辨》小定风珠中方证关系及方药配伍。《温病条辨·下焦篇》第15条原文载有："既厥且哕（俗名呃忒），脉细而劲，小定风珠主之。"小定风珠方（甘寒咸法）由鸡子黄（生用）一枚，真阿胶二钱，生龟甲六钱，童便一杯，淡菜三钱组成。用水五杯，先煮龟甲、淡菜得二杯，去滓，入阿胶，上火烊化，内鸡子黄，搅令相得，再冲童便，顿服之。吴氏指出："温邪久踞下焦，烁肝液为厥，扰冲脉为哕，脉阴阳俱减则细，肝木横强则劲。"故以鸡子黄实土而定内风；龟甲补任脉而镇冲脉；阿胶沉降，补液而息肝风；淡菜生于咸水之中而能淡，外偶内奇，有坎卦之象，能补阴中之真阳，其形翕合，故又能潜真阳之上动；童便以浊液仍归浊道，用以为使也。名定风珠者，以鸡子黄宛如珠形，得巽木之精，而能息肝风，肝为巽木，巽为风。龟亦有珠，具真武之德而镇震木。震为雷，在人为胆，雷动未有无风者，雷静而风亦静。亢阳直上巅顶，龙上于天也。制龙者，龟也。吴氏以《周易》象思维模式中的卦象理论形象阐述小定风珠中的方药配伍关系。

4. 注重"损刚益柔"，援易辨析清宫汤

《周易》中蕴含的"损刚益柔"思想对中医学影响深远。《周易·乾卦·上九》云："亢龙有悔。"《周易·乾卦》云："潜龙勿用，阳气潜藏。""龙"象征阳性，"悔"代表阳气不能太过，即提示亢阳潜藏的道理。《周易·乾卦·用九》云："见群龙无首，吉。"体现育阴之始，阐明了易学"损刚益柔"的理论。即"损者，损过而就中"，强调了阴阳中和平衡的重要性。

吴鞠通汲取易学"损刚益柔"思想，并结合卦象理论，解析清宫汤方药配伍及方义。吴氏在《温病条辨·上焦篇》第16条原文阐述清宫汤方论时指出："火能令人昏，水能令人清，神昏谵语，水不足而火有余，又有秽浊也。且离以坎为体，元参味苦属水，补离中之虚；犀角灵异味咸，辟秽解毒，所谓灵犀一点通，善通心气，色黑补水，亦能补离中之虚，故以二物为君。莲心甘苦咸，倒生根，由心走肾，能使心火下通于肾，又回环上升，能使肾水上潮于心，故以为使。连翘象心，心能退心热，竹叶心锐而中空，能通窍清心，故以为佐。"并强调此方中麦冬一定用连心者。即原文所云："麦冬之所以用心者，《本经》称其主心腹结气……命名与天冬并称门冬者，冬主闭藏，门主开转，谓其有开合之功能也。其妙处全在一心之用……此方独取其心，以散心中秽浊之结气，故以之为臣。"吴氏以易学"损刚益柔"思想详细阐述清宫汤的方义，并以"离""坎"二卦的卦象形象解析元参与犀角的配伍意义。

总之，中医学是易学理论在医疗实践中运用的典范。历代中医学大家都十分重视易学的研究，孙思邈指出"不知易者，不足以言太医"；张介宾在《类经附翼・医易义》中谓"易具医之理，医得易之用"，"医易相通，理无二致"；清代医家吴鞠通亦深谙《周易》之学，并将其灵活运用于温病的诊治实践中。吴氏借助《周易》中象思维模式和卦象系统理论及相关的象数义理，对温病的病因、病机、病位、方证理论及方药配伍关系的意义进行深入阐述解析，对于深刻理解温病临床辨治规律及其遣方用药之机杼有重要启发。

温病的治疗，是在辨证论治原则指导下，确定相应的治疗策略，选择针对性的治疗方法，采取对应性的治疗方药，以祛除病邪，扶助正气，调整机体功能，从而促进机体恢复健康。正确而及时的治疗，不仅能够有效提高治愈率，而且对于具有传染性的外感温病来说，还可阻止疾病的传播蔓延，保护健康人群。由于温病治疗策略和治法的确立，主要是依据病邪性质和病机的变化，同时还要根据某些特殊症状而制定治法，因此正确辨别温病的病因性质、病机变化及其规律，掌握卫气营血和三焦辨证理论，分析邪正虚实与病情进退等情况，从而采取相应的治法和方药，并注意知常达变，是提高温病辨证论治水平的关键。

温病的预防，是指在人体未发生温病时就采取一定的措施加以预防，以避免温病的发生。多数温病具有程度不等的传染性，有的可在一定条件下引起一定区域内的传播流行，给人类生命健康造成严重的威胁，因而对温病除了要采取有效的治疗措施外，还必须重视预防问题。中医对于疾病的预防早有认识，如《内经》指出："圣人不治已病治未病。"《淮南子》则有"良医者，常治无病之病"的论述。历代医家在长期的温病预防实践中，认识到温病的传染传播规律，并积累了丰富的预防经验，许多预防理念和措施，都体现了中医药预防温病的特色，至今仍有重要的意义和价值。

中篇　温病常用治法撷要

第一章 温病的治疗策略

温病治疗策略的确定是选择治疗方案的关键。应以辨证为前提，通过辨证明确致病原因、发病类型、证候性质、邪正消长、标本关系以及患者体质属性等，在此基础上确定治疗策略，选择治疗原则、方法及方药，以期取得预期疗效。当然，多数温病具有程度不等的传染性，并能引起一定区域的流行，因此，应重视温病预防，防止传染与流行。温病治疗策略的确定，主要根据以下几个重要因素。

一、审因论治，辨明病邪性质

针对病因的特异性拟定治疗方法，是取得疗效的可靠保证。明代医家吴又可指出："大凡客邪贵乎早逐，乘人气血未乱，肌肉未消，病人不至危殆，投剂不要掣肘，愈后亦易平复，欲为万全之策者，不过知邪之所在，早拔去病根为要耳。"温病是由温邪侵袭所引起，并造成人体功能失调及实质损害，因此祛邪是治疗温病的关键。祛邪的关键，在务早、务快、务尽。及早祛除病邪，不仅可减少病邪对机体的损害，而且可以减少并发症的发生，解除患者病痛，有利于健康的恢复。值得注意的是，特异性温邪包括风热病邪、暑热病邪、湿热病邪、燥热病邪、伏寒化温的温热病邪、温毒病邪、疫疠病邪等，其性质各异，致病后发生的病机变化、证候均不相同，治则、治法亦有异，故审证求因，审因论治，即在辨别致病原因、病邪性质的基础上，拟定针对病因的特异治疗方法，是取得疗效的可靠保证。

二、据证论治，确定证候类型

根据不同证候类型及其发展变化确立相应的治疗方法。临床观察表明，温病之邪侵袭机体，其导致的卫气营血及三焦所属脏腑的病机变化，通常以不同特点、不同性质的证候类型表现出来，故应根据不同证候类型及其发展变化而确立相应的治疗方法。清代医家叶天士依据卫气营血病机演变具有阶段性变化的特点，提出了不同病程阶段主要证候类型的治疗原则，如指出："在卫汗之可也，到气才可清气，入营犹可透热转气……入血就恐耗血动血，直须凉血散血。"当然，这只是提出了透表、清气、凉营、凉血散血四大治则。在实际运用时，要依据具体病情而有所变化，例如在卫分"汗之可也"，要根据病邪属性，制定出针对风热病邪、湿热病邪、燥热病邪等具体治法。又如"到气才可清气"，对清气法的认识不应局限于清解气分邪热法，如轻清气热、辛寒清气、清热泻火等，还应注意到气分病变，除单纯邪热内炽外，还包括其他复杂多变的证候类型，故气分证的治法涉及范围较广泛，诸如通下逐邪法、祛湿清热法、和解表里法等。至于营血分的治法，除了叶氏提出的"透热转气""凉血散血"外，还涉及开窍法、息风法等。

吴鞠通进一步根据温病过程中的三焦证候特点，确立了上、中、下焦证候的治疗原则。如其所论：治上焦如羽（非轻不举）；治中焦如衡（非平不安）；治下焦如权（非重不沉）。指明温病初起，邪在肺卫，病变部位浅、病情轻，宜用质轻如羽，辛散凉泄之品，轻宣上焦气机，清泄上焦邪热，该类方药有轻可祛实功效。温邪传入中焦，多属温病中期，正气未致虚，邪气病势盛，用药既不能轻清越上，又不可重坠趋下，须直入中焦，犹如以使用衡器（秤）须不偏不倚，持之以平为准。温邪传入下焦，耗竭真阴，当以复阴为主要治法，必须以滋腻浓浊之品填补下元，这类方药多属重坠趋下之品，故吴氏以权锤重坠沉降形象比喻其治法。此外，吴氏还提出了补上焦如鉴之空，补中焦如衡之平，补下焦如水之注的比喻，非常准确地把握了温病不同证候的治疗特点。

三、兼顾邪正，察明邪正消长

权衡感邪轻重与正气盛衰，合理使用治疗方法。柳宝诒在研究温病治疗思路时指出："第一为热邪寻出路……至照顾正气，转在第二层。盖气竭则脱，阴涸则死，皆因热邪燔劫而然。用药于祛邪中，参以扶正养阴，必使邪退，而正气乃能立脚。如徒见证治证……虽用药并无大谬，而坐失良机，迨至迁延生变，措手不及，谁之咎欤。"温病病机演变过程，实际上是邪正相互斗争的过程，正胜则邪却，正虚则邪陷。故在拟定温病各种治疗策略和方法时，尤须权衡感邪轻重与正气盛衰情况，合理使用祛邪与扶正的方法。根据不同的病情，或先祛邪后扶正，或先扶正后祛邪，或以扶正为主，兼以祛邪，或以祛邪为主，兼顾扶正，务使邪去正安。从温病发展规律来看，总的趋势是由实转虚，即病变的前阶段邪气盛而正气亦较充足，邪正抗争较剧烈，故多呈实证表现；而病变后期，病邪渐减而正气亦虚，故多呈虚证表现。因此，温邪在卫、气阶段时，当以祛邪撤热为主，养阴扶正为辅；邪入营、血之分时，伤阴逐渐加重，正气受到损害，应由以祛邪为主逐渐转移到养阴扶正逐邪外出上来；而进入温病后期阶段，机体真阴耗竭，则以复阴为总司，迨至阴复阳留，正能敌邪，则生机逐渐恢复，可望转危为安。可见，察明邪正消长，对于温病治疗策略的设计关系极大。

四、兼顾标本，辨明本证兼证

兼顾标本予以恰当合理的治疗方法。中医学认为，本证为本，兼证为标。任何一种温病的发生与变化，都有其自身的基本病机特点和基本证候类型，这些证候类型则为该病之本证。除本证以外，常有兼夹病证出现，如夹痰、夹瘀、兼夹饮食积滞及气郁等。如素有痰湿的患者，其痰湿与温邪相搏，而见夹痰证；又如素有瘀伤宿血者，复感温邪，与瘀血相结，则见瘀热互结证；病程中忧思气怒，肝气不舒者，则可兼见气郁证；饮食不慎，胃肠糟粕积滞，复感温邪，邪热与宿滞搏结，则兼见饮食积滞。故在辨证论治时，还要察明兼证性质及其与本证的标本主次关系，在治疗本证的同时对兼证必须采取恰当而合理的治疗，如兼以化瘀、豁痰、消积、解郁等。

五、因人施治，注意体质差异

注意体质因素因人而异，确立恰当的治疗方法。同一治疗方法，应用于不同类型体质患者，证候类型虽然相同，但所取得的治疗效果则各有差异，说明确立治疗方法还要注意体质因素，因人而异。如在使用清泄气热法于阳虚体质时，只能清凉到十之六七，即不能过用寒凉，以免损伤阳气；但若用之于阴虚火旺者，服药后即使热退身凉，仍须提防炉烟虽熄，灰中有火，故应细察精详，若确有余邪未尽，则仍应继续清凉治疗，祛邪务尽，不可早投、误投补剂，助长邪势，而致死灰复燃。叶天士曾指出，肾水素虚的患者，在患温病的过程中，病邪容易乘虚而犯及下焦，在必要时酌加补益肾水的药物，以"先安未受邪之地"。

六、知常达变，灵活掌握病情

根据病情灵活确定和应用治疗策略。临床上各种温病的病证千变万化，既有规律性，又有特殊性，因此，在确立和使用温病治则、治法时，要随着病机变化而变化，不能固守原则一成不变，应知常达变，灵活运用。温病虽然总以清热方药应用为主，但不排除温热方药运用，如辛温解表，虽然应用较少，但亦非绝对禁忌，如在新感引动伏邪出现"客寒包火"的特定条件下，当须先解新邪而使用辛温解表药；又如病程中出现阳气暴脱，必须以大辛大热之品，振奋阳气，回阳救逆，以挽厥脱。有时甚至熔多种治法于一炉，如卫气营血同病者，则须卫气营血同治。又如伏邪化热内郁，由新感引动而发，里热、阴伤、伏邪三者并存的病机变化，须采用"清""养""透"综合性治法。"清"，针对里热，即直接清解里热；"养"，针对阴伤，指滋养阴津，养阴即可托邪；"透"，针对伏邪内郁，即透邪外达，领邪外出。

总之，对温病的治疗既要有原则性，又要有一定的灵活性。唯其如此，方能在治疗策略的准确把握和方药的具体运用上立于不败之地，始终掌握治疗的主动权。

第二章 温病的常用治法

温病治法内容丰富且涉及面广，几乎与中医学中各种治法密切相关。但由于温病病因的多样性和病机变化的特殊性，如卫气营血、三焦所属脏腑病机变化具有阶段性、动态性，故温病有关治法，又不完全等同于中医学中的一般治法。中医临床各学科的治疗，往往需要借鉴温病学的有关内容。

一、疏卫透表法

（一）疏卫透表法的对应方证

疏卫透表法，是指疏泄腠理，透邪外出的治法，适用于邪在卫分证的治疗。具有疏泄腠理、逐邪外出、透热外达等作用。疏卫透表法可分为疏风泄热法、解表清暑法、宣表化湿法、疏卫润燥法、辛温凉解法五类，现分述如下。

1. 疏风泄热法

疏风泄热法，是指辛散轻透，凉泄肺热的治疗方法。适于风温初起，风热病邪袭于肺卫之证。症见发热，微恶风寒，无汗或少汗，口微渴，或伴有咳嗽，咽痛，苔薄白，舌边尖红，脉浮数等。代表方如桑菊饮、银翘散。

风邪升散，故应随其性而表散之。正如陈光淞所言：风，阳邪，宜表而出之；风热犯肺，肺受热郁，故应凉而泄之。辛散则能透风于热外，凉泄则使邪热不与风邪相搏，风、热分解，热势必孤，其证可解。吴鞠通称桑菊饮为辛凉轻剂、银翘散为辛凉平剂、白虎汤为辛凉重剂，吴氏所称"轻""平""重"是比较三方透泄作用力度而言。桑菊饮表散力最轻，故称为"轻剂"；吴氏将白虎汤列于上焦篇，其主药生石膏，辛透寒泄之力最强，故称为辛凉"重剂"；至于银翘散透泄作用介于桑菊饮与白虎汤之间，故称之为辛凉"平剂"。白虎汤通过辛透寒泄，透泄气分使邪热外达，将其归属于清解气热法范畴。

2. 解表清暑法

解表清暑法，是指外散表寒，内祛暑湿的治疗方法。指辛温发散以外解表寒，清热化湿以祛气分暑湿之法，本法具有解表寒、清暑热、化湿邪的作用。适用于暑湿内伏，寒湿外束之证。症见发热恶寒，头痛无汗，身形拘急，口渴心烦，尿短赤，脘痞，舌红苔腻，脉濡数等。代表方如新加香薷饮。

3. 宣表化湿法

宣表化湿法，是指以芳香透泄、宣肺祛湿之品，疏化肌表湿邪的治疗方法。主治湿温初起，湿热病邪犯于卫表之证。症见恶寒，无汗，头重如裹，身重疼痛，胸闷脘痞，苔白腻，脉濡缓等。代表方如藿朴夏苓汤。

4. 疏卫润燥法

疏卫润燥法又称辛凉清润法，是指辛凉透表，清润肺燥的治疗方法，即以辛凉清润之品，疏解肺卫燥热之邪的治法。主治秋燥初起，燥热病邪伤于肺卫之证。症见发热，微恶寒，咳嗽少痰，咽干喉痛，鼻干唇燥，头痛，苔薄白欠润，舌边尖红，右脉数大等。代表方如桑杏汤。

疏卫润燥法所用药物由辛凉宣透之品与甘润生津润燥之品相配合而成，即所谓辛凉甘润。既可疏解表邪，又可生津润燥。本法主治的病证以在上在表为主，所以用药必须主以轻清，即在用药时，药性应凉而不凝滞，润而不滋腻。常用的药物，在宣透表邪方面如桑叶、淡豆豉、杏仁、菊花、栀子皮，生津润燥方面如沙参、玉竹、梨皮等。

5. 辛温凉解法

辛温凉解法，是指辛温与辛凉并用的一种治疗方法。应用本治法的目的，在于增强表散之力，避免凉遏冰伏之弊。主治温病初起表邪较盛，或表证寒热属性不明显之证。代表方如张子培银翘散加麻黄方。晚清医家张子培在《春温三字诀·附方》说：按此证初起，予用此方，每加麻黄一二钱，功效倍捷，但三四日后，舌变红黄，则不可用矣。稍晚于张氏的何廉臣推崇张氏之法，提出桑菊饮加麻黄，如云：最多冬温兼寒，即客寒包火，首先犯肺之证，轻则桑菊饮加麻黄。晋唐以降，解表方剂多见辛温辛凉并用，如葛根橘皮汤（葛根、麻黄、橘皮、杏仁、知母、黄芩、炙甘草）主治冬温未即病，至春被积寒所折，不得发越，至夏得热，春寒已解，冬之温毒始发之证。由于当时温病隶属于伤寒之中，尚未从伤寒体系中分化出来，在病因方面仍袭伤寒成温之说，对表证寒温属性的认识比较模糊，故在使用解表方药时难免会有寒热错杂的情况。及至清代温病学家叶天士提出温病由温邪引起，与由寒邪导致的伤寒，其病因、初发病变部位、表证性质诸方面有区别，故二者治法大异。吴鞠通继承其说，从方药上予以规范，指出温邪先受于手经（肺经），寒邪先受于足经（膀胱经），前者应予辛凉解表，后者应予辛温解表，二者泾渭分明，寒温治法有别，不容混淆。从此，辛凉解表与辛温解表两大治法分立。绝对划分解表方药寒凉属性的学术观点，在一定程度上束缚了医生的临床思维。银翘散加麻黄，并非张子培对表证寒温属性认识不清而盲目提出，而是从实际出发，对温病解表法比较单一而局限了治疗的一大突破。辛温凉解法在祛除表邪、解除表证方面的作用明显，疗效突出，且无过用寒凉而导致的凉遏冰伏之弊，故受到临床医生的重视。

（二）疏卫透表法的配合应用

疏卫透表法常与其他治法配合应用，主要有以下几种。

一是与滋阴法配合。用于阴虚体质感受温邪，邪在肺卫的表证，治以滋阴解表。丁甘仁在分析其证候特点时指出：一因邪郁气闭，二因阴液亏耗，无蒸汗之资料……若进用汗法则阴液素伤，若不用汗法则邪无出路。此时单纯辛凉解表因汗源不充，强发其表，非但不能作汗，反而更伤其阴，故以疏风泄热药与滋阴之品相配合，既可防其汗出伤阴，又能滋养阴津以补充汗源，从而托邪外达。本法也可用于伏邪温病，阴虚里热而又兼有表证者。正如尤在泾所指出："温邪之发，阴必先伤。设有当行解散者，必兼滋阴于其中。昔人葱豉汤中加童便，于栀豉汤中加地黄、麦冬，即此意也。"滋阴解表法的代表方剂如俞氏加减葳蕤汤（生葳蕤、生葱白、桔梗、东白薇、淡豆豉、苏薄荷、炙甘草、红枣）。

二是与清气法配合。即疏卫透表、清泄里热法，用于卫分表邪未解，而气分里热已炽证。代表方剂如银翘白虎汤。

三是与清营凉血法配合。用于卫营（血）同病者，方如银翘散去豆豉加细生地、丹皮、大青叶、玄参，或银翘散加生地、丹皮、赤芍、麦冬等。

根据病情需要，疏卫透表法还常与化痰、消导、益气、解毒、透疹等治法配合使用，均需注意以有助于驱邪外出、解除表证为原则。

（三）疏卫透表法的临床宜忌

临床使用疏卫透表法时须注意以下几点。

一是要审查卫分证的证候性质，恰当选择与之适应的疏卫透表法。如风热病邪，宜疏风泄热；燥热病邪，宜疏卫润燥法。

二是注意根据兼夹证候进行加减变化。如兼湿浊者辅以化湿，夹痰浊者兼以涤痰，兼瘀血者注意化瘀，年老气虚者注意扶助正气等。

三是注意勿失汗、误汗、过汗。所谓失汗，是指当汗未汗，错过时机，使卫分温邪不能及时祛除，导致表邪传里，病情加重等。所谓误汗、过汗，是指错误使用或过用疏卫透表法而致汗出过多，耗伤人体津液。因此要注意恰当使用，中病即止。而对于由新感引发兼有卫分表证的伏邪温病，则应注意权衡表证性质、症状轻重及其与内伏里热的标本缓急，恰当而准确地选择相应的解表方药，掌握好方药剂量，防止过汗而耗伤阴津。一旦表证消除，即应及时转为清泄里热。

二、清解气热法

（一）清解气热法的对应方证

清解气热法是指清泄、解除气分无形邪热的治法，属于八法中的清法。清解气热法，适用于温病气分无形邪热的病证。无形邪热，是与有形实热相对而言的。有形实热，指邪热与湿邪、痰浊、糟粕（食积）等有形之邪相搏结而形成的湿热、痰热、肠腑积热等有形实热病证。清解气热法，是只适用于无形邪热，病在气分病证的治疗方法。

清解气热法具有清热除烦、生津止渴的作用。气分温病，属于病程中的中期和极期，其特点是邪正交争激烈，应及时清解气分邪热。若失治、误治，病邪则可迅速深入营分、血分，出现各种危重证候，如营热阴伤、热陷心包、热盛动风、迫血妄行等，必然救治困难，预后不佳。因此，把好气分关，通过清解气热的治疗，以截断病变发展、传变，不使温邪直入营血分，对于提高疗效，改善预后，具有非常重要的意义。

邪热初入气分，上焦气机郁滞，邪热不盛，证候较轻。继则热势渐增，或郁于阳明，里热蒸迫，热炽而津伤；或邪热内蕴，郁而化火，蕴伏炎蒸。若邪热未深入营血分，而在气分消退，但余邪未尽，则表现往往与邪热初郁上焦气分的病变相似。临床可根据气分邪热动态变化，以及证候轻重、证候性质、证候类型等不同，将清解气热法分为轻清宣气法、辛寒清气法、清热泻火法。现分述如下：

1.轻清宣气法

轻清宣气法，是指轻宣气机，清透邪热的治法。主治邪热初入气分，郁阻上焦胸膈气机，热势不甚的证候。临床表现为身微热，心烦懊恼，胸闷不舒，舌苔薄黄等。代表方如栀子豉汤。王士雄言："所谓清气者，但宜展气化以轻清，如栀、芩、蒌、苇等味是也。"王氏所称"清气"即指轻清宣气。轻清宣气方剂称为清凉薄剂，如吴荄山说："凡气中有热者，当用清凉薄剂。"轻清宣气方药，多系轻清之品。正如《素问·阴阳应象大论篇》所谓"故因其轻而扬之""味厚则泄，薄则通，气薄则发泄"。由此可见，药品质轻味薄，有轻可去实之用。"轻"有扬、散、宣、通等作用特点，不能将"轻"理解为用药剂量轻。所以，王士雄说："惟以轻清，则正气宣布，邪气潜消，窒滞自通。"章虚谷说："以吴人气质薄弱，故用药多轻淡，是因地制宜之法。"可见，轻清宣气法，具有凉解、清泄上焦邪热的治疗作用，药如金银花、连翘、竹叶等。至于黄连、黄柏、大黄等苦寒沉降之品，药重而过上焦病所，则不属轻清泄热范围。轻清之品，能使初入气分邪热宣泄出卫分而解，或在气分而被清化。轻清宣气法应用广泛，如风热病邪、暑热病邪等初入气分，郁滞气机，均可应用。风热病邪，郁阻气分，可用刘完素桔梗散。如何廉臣说：兼风者透风于外，刘氏桔梗汤（散）、加味栀子豉汤二方最灵而妙。吴坤安则认为，风热郁阻胸膈，不妨用柴、葛、芩、翘，或栀、豉、翘、薄之类，以轻清泄热透表，邪亦可外达肌分而解也。又如暑伤上焦气分，可用轻清涤暑法，即轻清芳透，清热涤暑。正如何秀山指出，暑伤上焦气分，宜轻清芳透，药如栀子、淡豆豉、连翘、薄荷、通草、滑石、青蒿、淡竹叶、枇杷叶、西瓜翠衣、荷叶边之类。若暑热余邪未尽，可用吴鞠通《温病条辨》清络饮（鲜荷叶边、鲜金银花、西瓜翠衣、鲜扁豆花、丝瓜皮、鲜竹叶心）。

2. 辛寒清气法

辛寒清气法，是指辛透寒泄，清解气分邪热的治法。主治邪热炽盛于阳明，里热蒸迫的证候。症见壮热，口渴，汗多，心烦，苔黄燥，脉洪数等。代表方剂为白虎汤。热盛阳明，须达热出表而用辛透之品，正如吴鞠通所说：白虎本为达热出表，邪重，非其力不举。再则，里盛之热，非寒泄之品清泄不解，故须清泄里热。辛寒清气法，是指辛透与寒泄并举的治法。白虎汤出自《伤寒论》，处方：知母、生石膏、炙甘草、粳米。此方原主治足阳明胃经邪热炽盛证候，但清代温病学家叶天士、吴鞠通等活用古方，将其作为温病治方，广泛应用于多种温病的气分证，并有许多新的发挥。白虎汤方既清手太阴气分肺经之热，又清足阳明气分胃经之热。方中重用石膏，取其辛甘寒，以清气分肺胃之热。以石膏为君药，乃因本方所主为热盛伤津之证。石膏清热透邪，较知母清热泻火之功尤著，切合仲景原文；知母苦甘寒，一可助石膏清热，二可润燥养阴，二药配合，善于清热除烦；另用炙甘草、粳米益胃护津并安中，从而达到辛透与寒泄并举的效果。

3. 清热泻火法

清热泻火法，是指以苦寒之品直清里热，泻火解毒的治法。主治气分蕴热化火，或气分伏热化火证。症见身热不退，口苦而渴，烦躁不安，头痛，目赤，小便黄赤，舌红苔黄等。气分蕴热化火，火性炎上，只宜折降，不宜宣透，故治疗方药宜苦寒沉降，如黄芩汤、黄连解毒汤等。清代医家俞根初在《通俗伤寒论·六淫病用药法》中说：实火宜泻，轻则栀、芩、连、柏，但用苦寒以清之。清热泻火法，又称苦寒直折法，或泻火解毒法。《史记》中记载仓公用火齐汤治疗外感热病，火齐汤即三黄汤，为清热泻火之方。唐代王焘《外台秘要》载崔氏黄连解毒汤，称其作用为直解热毒，除酷热。并谓：余以疗凡大热盛，烦、呕、呻吟、错语、不得眠，皆佳。传与诸人，用之亦效。清代温病学家吴鞠通对苦寒方药的应用特别谨慎。吴氏认为病在上焦，一般禁用苦寒，恐其引邪深入，直犯中下焦。如谓："举世皆以苦能降火，寒能清热，坦然用之无疑，不知苦先入心，其化以燥，服之不应，愈化愈燥。"吴氏并非绝对禁用苦寒方药，他认为在必用之时，为防其化燥伤阴，必以大队甘寒以监之，但令清热化阴，不令化燥伤阴。

（二）清解气热法的配合应用

气分证病变部位较广泛，涉及脏腑较多，证候复杂，因此，在运用清解气热法时要注意与其他治法配合应用。主要配合有以下几种。

一是与养阴法配合。包括轻清宣气、辛寒清气、清热泻火法与养阴法的配合。轻清宣气配合甘寒养阴，其轻清之品，既轻宣肺气、清泄邪热，又可引甘寒滋润之品于上，以滋润肺燥，用于热郁上焦而有阴伤者，方如沙参麦门冬汤。辛寒清气多与甘寒养阴配合，即寓甘寒柔润于辛寒清气之中，主治阳明热盛，津液已伤者，方如白虎汤合五汁饮。古代医家重视胃阴存亡在温病中的意义，认为滋养胃阴，既可抑制亢盛之邪热，又能使胃汁流通，裨邪热下行外解，正如王士雄说："凡视感证，必审胃汁之盛衰，如邪渐化热，即当濡润胃腑，裨得流通，邪有出路，液不自伤，斯为善治。"清热泻火法常与养阴法配合，用于蕴热化火，阴液已伤者，苦寒之品，在于清热泻火，撤热救阴；甘寒滋润之品，旨在滋养阴津，抑制亢盛邪火。苦寒与甘寒两组药物合用，称为甘苦合化阴津法。清代医家陈修园谓其为苦甘化阴法，吴鞠通称之为甘苦合化阴气法，方如《温病条辨》之冬地三黄汤（麦冬、黄连、苇根汁、玄参、黄柏、金银花露、细生地、黄芩、生甘草）主治阳明温病，无汗，实证未剧，不可下，小便不利者。临床运用此法时，要分辨邪火与阴伤之孰轻孰重，权衡苦寒与甘寒药的配伍比例。正如何廉臣说，苦寒复甘寒者，注重在清降实火；甘寒参苦寒者，注重在清滋虚热。

二是与化湿法配合。包括轻清宣气、辛寒清气、清热泻火法与化湿法的合用。轻清宣气法配合化湿法，用于湿热郁阻上焦者，方如新加栀子豉汤（《重订广温热论》：光杏仁、生薏苡仁、飞滑石、白通草、浙苓皮、淡香豉、焦栀皮、鲜枇杷叶）。何廉臣指出："然其气分之所以不清者，湿热居多，痰热次之……总以轻清化气为首要。"其清气分湿热如叶氏新加栀子豉汤、加减芦根饮。辛寒清气法与化湿法合用，主治阳明热盛，兼太阴湿阻证，方如白虎加苍术汤。清热泻火法与化湿法合用者多，其苦寒泻火之品，具有双重作用，既能清热泻火，又能燥化湿邪，其代表方如连朴饮，主治湿热中阻证，方中苦寒之黄连、栀子，降泄里热；半夏、厚朴、石菖蒲辛开泄化湿浊，合称为辛开苦降法。

三是与化痰法配合，即轻清化痰法。主治胸膈痰热郁阻证。正如何廉臣所说："其轻清气分痰热，如陈氏清肺饮，或叶氏蒌杏橘贝汤。此皆能清化肺气，通调水道，下输膀胱，裨气分伏热上能从咯痰而出，下能从小便而出。"

四是与通下法配合。包括轻清宣气法、辛寒清气法、清热泻火法与攻下逐邪法的配合。轻清宣气法配合苦寒通下，其轻清之品在于清泄膈热，苦寒下夺之品在于导胸膈邪热从肠腑下行，方如凉膈散；辛寒清气配用苦寒通下，主治阳明热盛，肠腑热结之证，其辛寒之品在于辛透寒泄，清泄胃热，透邪外达，苦寒攻下之品，导邪热下行，且随泻下而解，方如白虎承气汤（《重订通俗伤寒论》：生石膏、大黄、芒硝、甘草、竹叶、知母、鲜荷叶）；清热泻火法与通下法配合，主治肠腑蕴热化火，腑气不通证。该治法清热解毒与苦寒攻下并举，祛邪解热力量较强，非大实大热证不能用，方如解毒承气汤。此外，清解气热法还可与解表法配合，如辛寒清气与辛凉透表配合，方如新加白虎汤（《重订通俗伤寒论》：苏薄荷、生石膏、鲜荷叶、陈仓米、白知母、益元散、鲜竹叶、嫩桑枝、活水芦笋），主治伏气温病，至春感受风热病邪，或至夏感受暑热病邪而发病者，正如俞根初在《通俗伤寒论·表里皆热证》中说：外透肌腠，内清脏腑，新加白虎汤为主。清解气热法也可与清营泄热法、凉血散血法等配合应用。

此外，由于气分证邪热所在部位和侵犯脏腑不同，临床表现更是多种多样，应根据不同情况而采取不同的治疗措施。如邪热在肺，多致邪热壅肺，肺气郁闭，所以在清肺热时多配合宣降肺气之品，可用麻杏石甘汤，方中的麻黄、杏仁就有宣降肺气作用。如属胆热炽盛者，多伴有肝胆气机的郁滞，所以在清胆泄热的同时多配合疏肝利胆之药，如柴胡、枳壳、蒲公英、郁金等。

（三）清解气热法的临床宜忌

清解气热法临床应用广泛，但要严格掌握适应证，不可滥用。

一是温邪尚未深入气分者，不宜早用清解气热法。即叶天士所说：到气才可清气。若病邪在表而贸然使用清解气热方药，可使表邪凉遏冰伏，气机郁阻。《伤寒论》称其表不解者，不可与白虎汤。即指此而言。

二是素体阳虚者不可过投寒凉。若其人素体阳虚者，病变虽在气分，也不可过投寒凉，以免损伤阳气。

三是灵活掌握白虎汤应用四禁。对于辛寒清气之白虎汤，吴鞠通提出了四大禁忌证，即《温病条辨·上焦篇》第9条原文指出："白虎本为达热出表，若其人脉浮弦而细者，不可予也；脉沉者，不可予也；不渴者，不可予也；汗不出者，不可予也。常须识此，勿令误也。"吴氏所论仅指一般规律，但是临床运用要灵活掌握，如阳明热炽，症见大热、大渴、脉洪大三大主症，虽不具汗出，仍可使用白虎汤，因为通过白虎汤之辛透达邪，可使阳明怫郁之热，随汗透而解。正如张锡纯所说：若内蕴有实热，正可助以白虎汤以宣布其热外达。又如证具大热、大渴、大汗三大主症，但其脉不具洪大之象，甚至反见沉数有力者，也可使用白虎汤。其脉沉而有力，当系热邪深陷，其气分素有伤损，不能托邪外出，治以白虎加人参汤，补气即以清热，服后其脉之沉者即起。

四是注意灵活化裁或配合他法运用。清解气热法的轻清宣气、辛寒清气及清热泻火三种治法的作用及主治病证各有不同。相对来说，轻清宣气法的清热作用较轻，适用于邪热初入气分，上焦气机郁滞，热势不盛者。而辛寒清气之法适用于邪热炽盛于内外者，清热泻火法则适用于热势内郁而化火者。同时，本法在具体应用时还应灵活化裁或者配合其他方法。如邪热初入气分，表邪尚未尽解，须加入透表之品于轻清之剂中，称为轻清透表。如气分邪热亢盛而阴液大伤，则须与生津养液之品相伍，称为清热养阴。如邪热壅肺而气机闭郁者，须在清泄气热之中配合宣畅肺气之品，称为清热宣肺。如邪热壅结而化火成毒，除发热、口渴外，还可以见到某一局部红肿热痛，则须在清热泻火之中伍以解毒散结之品，称为清热解毒。如兼有肠腑结热而成里实者，则应配合通里攻下，称为清热攻下。如此等等，说明清解气热法在具体应用时应该因证制宜。

三、和解表里法

（一）和解表里法的对应方证

和解表里法，是指和解、疏泄、宣通气机达到外解里和的治法，属八法中的和法。广义的和法，正如何廉臣所云：凡属表里双解，温凉并用，苦辛分消，补泻兼施，平其复遗，调其气血等方，皆谓之和解法。针对温病的和解表里法，主要指病邪既不在卫分之表，又未结于阳明气分之里，而是介于表里之间的半表半里之证，如少阳胆、少阳三焦及膜原等。其邪不在卫表，汗之徒伤卫气；病变不属阳明里证，下之徒伤胃气。唯和解表里，方可使半表半里之邪得以外解。和解表里法具有宣展气机，透解邪热等作用。温病中常用的和解表里法有以下几种，现分述如下。

1. 清泄少阳法

清泄少阳法，是指清泄少阳邪热，和降胃中痰浊的一种治法。主治热郁少阳，胃失和降，液郁为痰证。症见寒热往来，胁痛，口苦，烦渴，溲赤，脘痞，呕恶，苔黄腻，舌质红，脉弦数等。代表方如蒿芩清胆汤。该方出自俞根初的《重订通俗伤寒论》，是在《备急千金要方》的基础上加减而成。清代医家何秀山在解释蒿芩清胆汤的作用特点时指出："此为和解胆经之良方。凡胸痞作呕，寒热作疟者，投无不效。"并分析认为，足少阳胆与手少阳三焦，合为一经，其气化一寄于胆中以化水谷，一发于三焦以行腠理。若受湿遏热郁，则三焦之气机不畅，胆中之相火乃炽，故以蒿、芩、竹茹为君，以清泄胆火。胆火炽，必犯胃而液郁为痰，故臣以枳壳、二陈和胃化痰，然必使下焦之气机通畅，斯胆中之相火清和，故又佐以碧玉引火下泄，使以赤苓，裨湿热下出，均从膀胱而去。

2.分消走泄法

分消走泄法，是指宣展气机，泄化痰热，使留于三焦之湿热痰浊从表里分消的一种治法。主治痰湿阻遏三焦，气化失司，水道不利，热邪与痰湿交阻之证。症见寒热往来，胸痞，腹胁胀满，小便短少，舌苔垢腻等。方如温胆汤加减，或用杏、蔻、橘、桔、朴、苓之类。该治法的特点重在宣展气机，分消痰湿。正如章虚谷所说：凡表里之气，莫不由三焦升降出入，而水道由三焦而行，故邪初入三焦，或胸胁满闷，或小便不利，此当展其气机，虽温邪不可用寒凉遏之。分消走泄法，能使气机宣展，枢机疏利，正气鼓邪，津液布达，邪随汗泄而解，或因邪气松透，小便通调，邪随小便外泄。因其邪从表里分消，故又称该法为表里分消法。王孟英指出："其所云分消上下之势者，以杏仁开上，厚朴宣中，茯苓导下。"其用药特点在宣气化湿。

3.开达膜原法

开达膜原法，是指通过开泄透达来解除郁闭膜原湿热秽浊之邪的一种治法。主治湿热秽浊，郁阻膜原证。症见寒热起伏，呕逆胀满，肢体疼重，舌苔白厚滑腻如积粉。代表方如达原饮、雷氏宣透膜原法等。开达膜原法的作用主要有两方面：一是使郁伏膜原之湿热秽浊松动，正气展布，正气鼓动抗邪，则邪从战汗而顿解；二是湿热秽浊化燥化火，速离膜原而归胃腑，为攻下逐邪提供条件。吴有性称其治法全在后段功夫，即指邪离膜原移于胃肠时的攻下祛邪。应该指出，本法所治病证属湿重热轻、湿遏热伏之证，所以用药偏于温燥，如厚朴、槟榔、草果等。对于阴虚体弱，或湿已化热者，均须慎重使用。

（二）和解表里法的配合应用

和解法本身就是清热与化湿配合应用的一种治法。和解表里法应用于温邪之在半表半里证，临床上应根据热与湿之偏盛情况，选用清热、化湿的药物配合使用。同时，还要根据表里的偏向情况，作进一步的区分，选择不同的药物加以配合治疗。病变偏于表者，可与解表法配合应用，如邪伏膜原而兼三阳经证（表证），吴有性有达原饮三阳经证加减用药法，如兼太阳经证加羌活，兼阳明经证加葛根，兼少阳经证加柴胡等。病变偏于里者，多与攻下法配合应用，如膜原伏邪渐传胃腑，用达原饮加大黄通下逐邪，或用三消饮。清泄少阳法还可与清营凉肝法同用。少阳胆与厥阴肝互为表里，胆经热炽，深入营血，可致肝经邪热亢盛。正如何廉臣指出，如发自少阳胆经者，必相火炽而营分大热，其舌色必鲜红起刺，烦躁如狂，壮热而渴，不恶寒反恶热，目眩耳聋，口苦干呕，甚或发斑疹，可用犀地桑丹汤［《重订广温热论》方：青蒿脑、黄芩、桑叶、丹皮、栀子、犀角（水牛角代）、生地黄、连翘、紫草、玄参心、菊花、知母、芦根、茅根、嫩桑枝、鲜竹叶］。

（三）和解表里法的临床宜忌

临床运用和解表里法时应注意以下几点。

一是分清半表半里之邪的性质及具体病变部位，针对性地选择方药。如伤寒之邪在半表半里，则须和解表里之半，如用小柴胡汤。陈平伯解释小柴胡汤：少阳一经，居半表半里之界，凡伤寒在经之邪，由阳入阴者，每从兹传入，名曰阳枢，不离半表，而不主乎表，故不可发汗，不离半里，而又不主乎里，故不可吐下，唯小柴胡和解一法，为本经的对之方。然病机有偏表偏里之殊，即治法有从阴从阳之异，所以麻桂承气无加减，而小柴胡汤不可无加减也。总之，往来寒热，为本经必有之症，故柴胡一味，为本方所不减之药，其余则出入加减，随证而施（《感证辑要·卷一》）。温邪在半表半里，其在少阳三焦者，是三焦气机不利，应分消上下，可用温胆汤；其在少阳胆腑者，是少阳枢机不利，则应清泄少阳，方用蒿芩清胆汤；其邪在膜原者，是湿遏热伏，则宜开达膜原，方如达原饮。

二是不可用寒凉遏之。分消走泄、开达膜原法，用于痰湿或湿热留于三焦或郁伏膜原，均以宣展气机为主，虽有热邪，却不可用寒凉遏之。

三是应用开达膜原法不可助热化火。开达膜原法因其方药辛温雄烈，易助热化火，故用于湿开热透之际，即应转以清化，不可守方续用，否则助热化火，灼伤阴津，而有痉厥兼臻之变。正如俞根初说："若湿已开，热已透，相火炽盛，再投此剂，反助相火愈炽，适劫胆汁而灼肝阴，酿成火旺生风，痉厥兼臻之变矣。"

柴胡为和解表里法之要药。但叶天士有"柴胡劫肝阴"之说，以致使一些温病医家畏用柴胡。徐灵胎评论道：古圣凡一病必有一主方，如疟疾小柴胡汤主方也，疟象不同，总以此方加减，或有别症，则不用原方亦可。盖不用柴胡汤而亦可愈者，固有此理，若以为疟而断不可用柴胡，则乱道矣。……夫柴胡汤，少阳经之主方，凡寒热往来之症，非此不可（《临证指南医案·疟》徐灵胎评）。实际上，温病学派中一些医家在临床上并非绝对禁用柴胡，要依据病情而定，如湿热秽浊，郁伏膜原，使用柴胡达原饮，能领邪从少阳经达出。暑湿、湿热之邪在少阳，多以青蒿易柴胡，正如何廉臣说：青蒿脑清芳透络，从少阳胆经领邪外出，虽较疏达腠理之柴胡力缓，而避秽宣络之功比柴胡尤为胜也，故近世喜用青蒿而畏用柴胡也。

四、祛湿清热法

（一）祛湿清热法的对应方证

祛湿清热法，是指祛除湿邪、清解邪热的治法，用于湿热病邪留于气分病证的治疗。湿热证中，邪热依附于湿邪而存在，湿邪居矛盾主要方面，故清热祛湿法重在祛除湿邪，使湿去则热孤，邪热即易清解。正如叶天士所说：湿不去，则热不除。清代医家汪瑟庵称湿热病邪为"半阴半阳"之邪。湿热致病，反复变迁，不可穷极，而又氤氲黏腻，不似伤寒之一表即解，温热之一清即愈，施治之法，万绪千端，无容一毫执着。实际上，湿热病邪致病有一定的规律，即湿热在上焦则郁遏卫气，在中焦则困阻脾气，在下焦则郁阻膀胱之气。其衍化为寒湿者，则损伤下焦肾中阳气。即吴鞠通所说：其在人身也，上焦与肺合，中焦与脾合，其流于下焦也，与少阴癸水合。祛湿清热法的作用，在于通过调节三焦所属脏腑的气化作用以祛除湿邪，使湿邪困阻的局面得以改变。如湿郁上焦者，治以宣气化湿；湿困中焦者，治以运脾化湿；湿流下焦者，治以淡渗利湿或温阳利水等。正如曹炳章所说："湿即气也，气化则湿化，故治法必以化气为主，在上焦则化肺气，在中焦运脾气，在下焦则化膀胱之气。"曹氏之论概括了祛湿与调节脏腑气化功能的关系。祛湿清热法虽然重视祛湿药的应用，但不能忽略与清热药的有机配合，即在祛湿的同时还要合理配伍清热之品，只有这样才能达到湿热分解，湿除热清的目的。祛湿清热法用于临床，根据具体病证的不同而有不同的对应治法与方证。

1. 宣气化湿法

宣气化湿法，是指以轻苦微辛，芳香宣化之品宣通肺气，透热化湿的治疗方法。主治湿遏卫气，肺气不宣，脾气不运之证。症见发热，微恶寒，午后热甚，胸闷，脘痞，舌苔白腻，脉濡缓等。代表方如三仁汤。吴鞠通说：肺病湿则气不得化。故本治法的着力点在于宣通肺气。肺合皮毛，肺气得宣，则抑郁卫表之湿邪即被宣化。正如石寿棠在《医原》中所说："湿去气通，布津于外，自然汗解。"同时，本治法因肺气宣通肃降，水道通调，而郁滞气分之湿邪则随小便排出，古人喻其为启上闸，开支河，导水势下行之理也。其道理在于肺主一身之气，轻开上焦肺气，使气化则湿化。治湿之法，不利小便，非其治也。此为古今治湿之大原则，一般不可违背。故本治法在宣气化湿前提下，尚须佐以淡渗利湿之品。湿邪阻遏上焦，大多出现于湿热类温病初起，属湿重热轻证，因此，治疗应以化湿为主，一般不配合清热药，或适当配合轻清之品，如竹叶、金银花、连翘等。徐灵胎在分析宣气化湿法时指出：治湿不用燥热之品，皆以芳香淡渗之药，疏肺气而和膀胱，此为良法。三仁汤为吴鞠通治疗湿温病在上焦的主方，其组方特点是以化湿为主，清热为辅，主要用于湿重热微之证。方中杏仁用至五钱，重在宣肺，即偏于上焦。三仁汤所揭示的芳香宣透、行气化湿之法，已成为后世治疗湿重热轻证的基本治法。

2. 温运化湿法

温运化湿法，是指燥湿化浊，理气运脾的治法。主治湿浊困脾，升降失司证。症见身热不扬，脘痞腹胀，恶心呕吐，小便混浊，舌苔白腻，脉濡缓等。代表方如加减正气散或雷氏芳香化浊法。温运化湿法，根据《内经》中脾苦湿，急食苦以燥之；湿淫于内，以苦燥之，以淡泄之等论述而制定。该治法所用方药包括以下几类：一是燥湿药，古人比喻犹如低洼湿处，必得烈日晒之，或以刚燥之土培之，常用药如半夏、苍术、草果等。二是理气药，如陈皮、枳壳、厚朴等，在于宣通气滞，使气机流畅，湿邪即被宣化。三是芳化药，芳化即芳香化浊，药如藿香、佩兰、郁金、石菖蒲等。秽臭赖芳香以化之，故湿郁成秽，必用芳香化浊。四是淡渗药，作用在于为湿邪寻求出路，如茯苓、泽泻、滑石、通草等。温运化湿法，主要用于中焦湿浊偏盛证，虽有热邪，仍当温运，不可用寒凉遏之，故本治法一般不配伍清泄邪热之品。正如章虚谷说："三焦升降之气由脾鼓运，中焦和则上下气顺，脾气弱则湿自内生，湿盛而脾不健运，浊壅不行，自觉闷极。虽有热邪，其内湿盛，而舌苔不燥。当先开泄其湿，而后清热，不可投寒凉，以闭其湿也。"吴鞠通在《温病条辨》中所创五个加减正气散，为治疗湿阻中焦的有效方剂，其中一至三加减正气散是治疗湿热之证，四至五加减正气散是治疗寒湿之证。五方皆宗《太平惠民和剂局方》藿香正气散意化裁而成。从五个加减方的药物组成来看，诸药均有进退，而唯藿香、厚朴、陈皮、茯苓则在所必用。无疑，湿滞中焦，致气机不畅，脾失健运者，则唯此四味能健脾化湿，理气和中。

3. 燥湿泄热法

燥湿泄热法，又称辛开苦降法，是指辛开以燥化脾湿，苦泄以清降胃热的治法。该治法温清并用，苦辛并进，顺应脾胃升降，故能分解中焦湿热。叶天士所谓"苦以清降，辛以通阳"即指此治法而言。燥湿泄热法主治湿邪化热，蕴伏中焦之湿热俱盛证。症见发热，口渴不多饮，脘腹痞胀，泛恶呕吐，口苦，小便短赤，舌苔黄腻，脉濡数等。代表方如半夏泻心汤去人参干姜甘草大枣加枳实生姜方（《温病条辨》方：半夏、黄芩、黄连、枳实、生姜），该方以半夏、生姜、枳实开泄化湿，黄芩、黄连苦泄降热。或用王氏连朴饮等。本治法针对中焦湿热证，因其湿热俱重，容易化燥伤阴，故慎用淡渗利湿之品，避免利尿伤阴。或可选择甘凉、甘淡之芦根、茅根等，取其甘凉则能生津，甘淡而能渗湿，祛湿与育阴二者兼顾，而无利湿伤阴之弊。从临床实际来看，本法在应用时须权衡湿与热之偏轻偏重，从而确定辛开与苦降之侧重。对此，清代医家柳宝诒曾指出："湿邪之证……治之者，须视其湿与热，孰轻孰重，须令其各有出路，勿使并合，则用药易于着手。"否则，湿盛而过用苦寒有凉遏之弊，热盛而过用辛温有助热之害。

4. 分利湿热法

分利湿热法，是指以淡渗利尿之品，渗利湿热病邪的治疗方法。主治湿中蕴热，阻于下焦，小便不利或小便不通之证。症见小便短少，或小便不通，热蒸头胀，身痛，呕逆神迷，苔白不渴等症，代表方如茯苓皮汤。淡渗之品性多寒凉，不仅渗湿，且可清泄湿中蕴热，本治法以淡渗为主，寓清于利，一般无须配合其他清热之品，但下焦邪热偏重者又在例外。分利湿热法主治病证以小便短少为主症，但要注意温病过程中小便短少的原因较多，不可一概都用分利之法。如温病中因热盛伤阴而致小便短少者就忌用淡渗分利。

（二）祛湿清热法的配合应用

祛湿清热法常与以下治法配合应用，一是与开窍法配合，主治湿热酿痰，蒙蔽心包证，方如菖蒲郁金汤。二是与通下法配合，主治胃肠湿热与糟粕相搏结之腑气不通证，方如枳实导滞汤。

（三）祛湿清热法的临床宜忌

临床运用祛湿清热法时应注意以下几点。

一是辨别湿邪与邪热轻重，合理调配祛湿与清热两组药物。湿重热轻者，则以开泄祛湿为主；热重湿轻者，则以苦泄邪热为主。

二是注意针对湿热病邪在上焦、中焦、下焦所属脏腑部位的不同选用不同的祛湿清热法。

三是中焦湿邪偏重者治当以温运为主。对于中焦湿邪偏重者，虽有热邪亦不可早用寒凉郁遏气机，影响湿邪运化，而是当以温运为主。

四是湿邪化燥化火，不可再用温运。在使用温运化湿法过程中，注意湿邪化燥、化火趋势，如出现化燥伤阴，即不可再用温运。

五是素体阴液亏损者，应慎用本治法，以免祛湿而伤阴。该证用药总以化湿而不伤阴，滋阴而不碍湿为原则。

五、通下逐邪法

（一）通下逐邪法的对应方证

通下逐邪法，是指通导、攻逐、泻下肠腑实邪结聚的治疗方法，属八法中的下法。主治肠腑实邪结聚证，包括热结、湿热积滞搏结、实热蓄结等。该治法有泻下热结，荡涤宿滞，破逐瘀血蓄结等作用。通下逐邪法为逐邪外出的主要治法，其中尤以通腑泄热法应用最为广泛，取效明显。正如《内经》所说"中满者，泻之于内""实者泻之"。柳宝诒认为："胃为五脏六腑之海，位居中土，最善容纳，邪热入胃则不复他传，故温热病热结肠腑，得攻下而解者，十居六七。"可见通下逐邪法在温病治疗中具有十分重要的意义。依据肠腑实邪结聚性质及其部位不同，通下逐邪法分为以下几种具体治法。

1.通腑泄热法

通腑泄热法，是指以苦寒泻下之品攻逐肠腑实热燥结的治法。主治热结肠腑，腑气不通证。症见日晡潮热，谵语，大便秘结，或热结旁流，或脘腹胀满，甚则硬痛拒按，舌苔老黄或焦黑起刺，脉沉实。代表方如调胃承气汤。热结肠腑，以通腑泄热为基本治法。正如王士雄所说："移其邪由腑出，正是病之出路。"此即所谓阳明之邪仍假阳明为出路。该治法不以攻逐燥粪为目的，而重在泻下热结，故选择方药勿须用枳实、厚朴等行气宽满，而调胃承气汤则为最适合的方剂，为该治法的代表方剂。方中大黄苦寒，除热荡实；芒硝咸寒，润燥软坚；二物下行甚速，故用甘草甘平以缓之，不致伤胃，故曰调胃承气。去枳朴者，不欲其犯上焦气分也。

2.导滞通便法

导滞通便法，是指通导肠腑积滞，缓下湿热蕴结的治法，古代医家又称之为"缓下食滞"法。主治湿热积滞，搏结肠腑证。症见身热，脘腹痞满，恶心呕逆，便溏不爽，或如败酱，或如藕泥，舌苔黄浊等。代表方如枳实导滞汤、陆氏润字丸（《三世医验》：酒大黄、半夏、前胡、山楂、天花粉、白术、陈皮、枳实、槟榔。此方善治湿热食积，胸满不食，腹痛便秘）、小陷胸汤合朴黄丸（半夏、瓜蒌、黄连、川厚朴、陈皮、大黄、广木香）等。本治法的特点是"轻下、频下"。由于湿热内结，与实邪燥屎内结有别，因此本法制方宜轻，不宜重剂猛攻，而应以消导通滞为主。消导积滞与泻下湿热郁积并举，能使湿热积滞缓消渐散。正如叶天士所说："此多湿热内搏，下之宜轻。"其根本目的，不在通其内结之大便，而在下其内结之湿热。

3. 通腑破结法

通腑破结法，是指攻逐破散肠腑或下焦瘀血蓄结的一种治法。主治胃肠或下焦瘀血蓄结证。症见身热，如狂发狂，腹硬满疼痛，或少腹硬满急痛，小便自利，大便秘结，或色黑而易，舌质瘀暗等。代表方剂如吴氏桃仁承气汤（桃仁、当归、芍药、丹皮、大黄、芒硝）。吴有性认为："肠胃蓄血多，膀胱蓄血少。阳明腑实，尽因失下，邪热久羁，无由以泄，血为热搏，留于经络，败为紫血，溢于肠胃，腐为黑血，便色如漆。"故吴氏主张"从胃治"，即指通里攻下治法。本治法实为活血化瘀与通里攻下法的配合应用之法，主治瘀热互结下焦之证。通过活血通便，排泄毒热，使蓄血从大便得以外解。

4. 通下解毒法

通下解毒法，是指清热解毒与苦寒攻下并举的治疗方法。主治邪热亢盛，化火成毒，搏结肠腑的大热大实之证。症见身热不退，大便秘结，腹硬满疼痛，舌卷囊缩，循衣摸床，小便赤涩，舌苔焦黄起刺，脉沉实有力。方如杨氏解毒承气汤（《伤寒瘟疫条辨》：白僵蚕、蝉蜕、黄连、黄芩、栀子、枳实、厚朴、大黄、黄柏、芒硝）、俞氏解毒承气汤（《重订通俗伤寒论》：金银花、栀子、黄连、黄柏、连翘、黄芩、枳实、大黄、芒硝、金汁、白头蚯蚓、生绿豆、雪水。峻下三焦火毒）、时氏解毒承气汤（《时氏处方学》：忍冬藤、蒲公英、川黄柏、生大黄、粉丹皮、细木通、酒黄芩、净芒硝、广陈皮、连翘壳、炒山栀、小川连）。

（二）通下逐邪法的配合应用

通下逐邪法根据不同的病情常与其他治法配合应用，主要有以下几种。

一是与辛寒清气法配合。主治阳明热盛，腑有热结，方如白虎承气汤。

二是与养阴法合用。主治津液已伤，腑气不通证，即所谓"热结液亏"者，方如增液承气汤、吴有性养营承气汤（知母、当归、芍药、生地黄、大黄、枳实、厚朴）、《千金》生地黄汤（鲜生地、生大黄、生甘草、红枣、芒硝）、吴鞠通护胃承气汤（生大黄、玄参、生地、丹皮、知母、麦冬）等。

三是通腑泄热法与益气法配合。主治热结肠腑，元气已伤，方如参黄汤（人参、大黄）。

四是与养阴益气法配合。主治热结肠腑，气阴两伤，方如新加黄龙汤。

五是通腑破结法与凉血化瘀法合用。主治肠腑瘀热闭急，经脉血液瘀滞之证，方如俞氏桃仁承气汤［《重订通俗伤寒论》：桃仁、大黄、芒硝、甘草、犀角（水牛角代）、生地黄、蒲黄、五灵脂］等。

六是与凉血散血法合用。主治阳明热结，邪热已侵入血分，方如拔翠犀角地

黄汤 [《重订通俗伤寒论》方：犀角（水牛角代）、生地黄、生大黄、川黄连、黄芩]。此外，通下逐邪法还可与化痰开结法合用，如承气合小陷胸汤（《温病条辨》：生大黄、厚朴、枳实、半夏、瓜蒌皮、黄连），主治痰热结胸，兼腑有热结。正如吴鞠通所说：温病三焦俱急，大热，大渴，舌燥，脉不浮而躁甚，舌色金黄，痰涎壅甚，不可单行承气者，承气合小陷胸汤主之。又如吴氏宣白承气汤，主治痰热阻肺，腑有热结。通下逐邪法也可与开窍法合用，如热入心包，兼阳明腑实证，可用吴氏牛黄承气汤，或俞根初犀连承气汤（犀角汁、川黄连、枳实、鲜生地汁、生大黄、真金汁）。通下逐邪法与通泻火府法合用，如导赤承气汤，主治阳明腑实兼小肠热结证。

（三）通下逐邪法的临床宜忌

临床运用通下逐邪法时应注意以下几点。

一是里热未曾结实，不宜早用攻下。但温病有"下不厌早"的说法，攻下法的目的，不完全是攻下燥实，而是逐邪以祛除邪热，因而要不失时机地使用攻下法。

二是务使邪尽。应用攻下方药之后邪气复聚者，可再三攻下，务使邪尽。特别是湿热积滞，搏结肠腑，常须反复攻下，下至热退、苔净、大便成形为止。但在多次使用攻下法时，一定要注意正气情况，力求攻下适度，避免耗损正气。

三是灵活攻补兼施。平素体虚者，或在温病过程中正气被耗损者，如津液损伤或气阴两伤等，不宜单一使用攻下法，当攻补兼施，使邪去而正不受伤。

四是津枯肠燥，禁用苦寒攻下。温病后期，津枯肠燥，出现大便干结，禁用苦寒攻下法治疗。

六、清营凉血法

（一）清营凉血法的对应方证

清营凉血法，是指清解营血之热、消散营血分瘀滞的治法，属于八法中的清法。清营凉血法适于热入营血，营热阴伤，或热盛迫血妄行证。清营凉血法具有清泄营热，滋养营阴，凉血解毒，散瘀通络等作用。营、血分病变，二者无本质区别，仅是严重程度存在差异而已，故在治法上二者多有联系，因此将其合并讨论。清营凉血法分为以下几种，现分述如下。

1. 清营泄热法

清营泄热法，是指凉营养阴，透邪外达的治疗方法，即在凉解营热，滋养营阴基础上，伍以轻清之品，使初入营分邪热透转气分而解的治疗方法。主治营热阴伤之证。症见身热夜甚，心烦躁扰，或时有谵语，口干，反不甚渴饮，肌肤斑点隐隐，舌质红绛，脉细数等。代表方剂如清营汤。叶天士称清营泄热法为透热转气法，如其云："入营犹可透热转气。"章虚谷亦说："故虽入营，犹可开达，转出气分而解。"何廉臣更明确指出："乍入营分，神烦少寐，脉数舌红，犹可透营泄热，仍转气分而解。"清营汤［犀角（水牛角代）、生地黄、玄参、竹叶心、麦冬、丹参、黄连、金银花、连翘］出自吴鞠通《温病条辨》，是根据叶天士《临证指南医案》治疗营热证的有关医案而制定。吴鞠通称此方为"咸寒苦甘法"，为清营透热转气法的代表方，适用于温病热入营分，营热伤阴的病证。全方在清营凉血、解毒散血、养营生津、清泻心火的同时，还有独特的轻宣透热，转气外达和清热导下的作用。

2. 凉血散血法

凉血散血法，是指凉血养阴，散瘀通络的治法，为叶天士提出的重要治法，其云："入血犹恐耗血动血，直须凉血散血。"主治温病邪热深入血分，血热炽盛，迫血妄行，离经为瘀，阴血耗损证。症见身灼热，躁扰不安，甚或狂乱谵妄，斑点密布，急性多部位、多脏腑、多窍道出血，如鼻血、咯血、呕血、便血、尿血等，舌质深绛或紫绛。代表方如犀角地黄汤。邪热入血分，血热不除则血不归经，故该治法将凉解血热置于首位，而以犀角（水牛角代）为主药；瘀血不去，新血妄行，故又配以化瘀通络之品，如丹皮、赤芍等；阴津不复，新血不生，故需配用滋养阴津之品，以化生阴血，常用生地黄。温病阴血耗伤，不宜直接滋补阴血，而是通过滋养阴津而化生阴血，与内科杂病滋补阴血治法不同。犀角地黄汤即陈延之《小品方》之芍药地黄汤，其云：芍药地黄汤疗伤寒及温病，应发汗而不发之，内瘀有蓄血者，及鼻血、吐血不尽，内余瘀血，面黄，大便黑者，此主消化瘀血。芍药地黄汤在《备急千金要方》中称为犀角地黄汤。

3. 气营（血）两清法

气营（血）两清法，是指清营凉血法与清解气热法配合应用的一种治疗方法。主治气营两燔或气血两燔证。气营（血）两清法，具有两清气营或两清气血的作用。气营（血）两清之适应证，有气营两燔与气血两燔之不同，故本治法有气营两清与气血两清的区别。

气营两清：主要指辛寒清气与清营泄热合用的治疗方法。主治阳明气分热炽，营热阴伤证。症见壮热，口渴，烦躁，斑疹，苔黄舌绛等。方如白虎加生地黄汤（《重订广温热论》方：生石膏、白知母、生甘草、粳米、鲜生地、热童便），或玉女煎去牛膝熟地加细生地玄参方，或化斑汤等。这些方剂中生石膏、知母的应用在于清泄气分蕴热。其作用特点与清营泄热法不同。后者方中用金银花、连翘、竹叶等轻清之品，意在透泄营分邪热转出气分而解。

气血两清：主要指清泄气分邪热与凉血散瘀合用的一种治法。主治气血两燔证。症见身壮热，大汗出，口渴，甚或头痛如裂，身痛如被杖，神昏谵妄，斑疹显露，急性多部位、多脏腑、多窍道出血，如鼻血、咯血、便血、尿血、呕血、阴道出血，舌苔黄燥，舌质红绛等。代表方剂有白虎汤合犀角地黄汤、清瘟败毒饮、凉营清气汤等。此外，气血两清还有清热泻火与凉血散血法合用，主治气热化火，深逼血分之气血两燔证，方剂如《景岳全书·古方八阵》之芩连犀角地黄汤。

气营两燔与气血两燔之间有时并无绝对界限，因此在用药上应注意根据在气、在营、在血的不同侧重而有所区别。如侧重于以气分为主的治以清热，侧重于以营分为主的治以清泄营热，侧重于以血分为主的治以凉血化瘀。

（二）清营凉血法的配合应用

营血分病变多见动风、闭窍，故清营凉血法常与息风法、开窍法配合运用。

一是清营泄热法与息风法配合。治疗营热动风证，方如羚羊清营汤（《重订通俗伤寒论·伤寒转痉》何廉臣勘语：羚羊角、金银花、生栀子、鲜生地、青连翘、淡竹沥）调下紫雪丹。

二是清营泄热法与开窍法合用。用于热陷营分，内闭心包，方如清营汤加安宫牛黄丸等。

（三）清营凉血法的临床宜忌

临床运用清营凉血法时应注意以下几点。

一是邪热未入营血，不能早用清营凉血法。邪热入营血之际，则应区分浅深层次和病机特点，若邪初入营，主以透热转气，忌用血药；营热炽盛，主以清营泄热，忌用表药；营渐入血，主以清热凉血，撤去气药；热入血分，主以凉血散血，忌见血止血；气营两燔，则不可单治一边。

二是邪入营血而兼湿郁气机者，不宜应用清营凉血法。因湿邪黏腻，复用阴柔滋腻，滋助湿邪，从而加重病情，使病深难解。故吴鞠通在《温病条辨·上焦篇》第30条论述清营汤的禁忌证时说："舌苔白滑者，不可与也。"舌苔白滑，说明气分有湿浊留滞，此时即使邪热已进入营分也不可使用清营汤。

三是凉血散血法只宜施于热盛迫血妄行之初，不可用于气随血脱之后。邪热迫血妄行而呈急性出血，若失血过多，则气随血脱，气脱而不摄血，则血溢不止。气不摄血，虽然也呈急性出血，但病机已经转变为气不摄血，故不能再用凉血散血，而耗散元气，加速败脱进程，以致难于挽回。此时只宜益气摄血或温阳摄血，迨至阳气回复，而司摄纳，则阴血固摄而血溢自止。

七、开窍息风法

（一）开窍息风法的对应方证

开窍息风法，是指开通心窍、苏醒神志、平息肝风、控制痉厥的治疗方法。开窍息风法，包括开窍和息风两类治法。适用于邪闭心包，以及热盛动风或虚风内动证的治疗。窍闭与动风为邪犯厥阴所致，窍闭、动风常常并见，因此将开窍与息风两法合并讨论。开窍法具有清泄心包邪热，芳香透络利窍的作用；息风法则有凉泄肝经邪热，滋养肝肾阴精，控制痉厥的作用。根据开窍息风法的作用不同，本治法分为以下几类。

1. 清心开窍法

清心开窍法，是指清泄心包邪热，芳香透络利窍的治法。主治温邪内陷心包，机窍阻闭出现的神志异常证。症见身热，神昏谵语，或昏聩不语，舌蹇肢厥，舌质红绛或舌绛鲜泽，脉细数等。代表方如安宫牛黄丸、紫雪丹、至宝丹等。上述三方均体现了陈平伯所说的"泄热透络"作用。"泄热"指清泄心包邪热，安宫牛黄丸中牛黄、犀角（水牛角代）、黄连、山栀、黄芩等属之；"透络"指芳香透络利窍，或称芳香开窍。陈平伯说，闭者宜开，以香开辛散为务，即指此而言，安宫牛黄丸中麝香、郁金、冰片、雄黄（吴鞠通称其为四香）等属之。紫雪丹、至宝丹方剂组成大体如此。上述开窍三方，清泄心包邪热作用程度有差异，其中安宫牛黄丸最强，紫雪丹次之，至宝丹再次之。安宫牛黄丸长于清泄邪热，适用于热甚窍闭者；紫雪丹兼能息风通便，适用于热盛动风便闭者；至宝丹长于芳香避秽，安神镇痉，适用于热较轻而闭甚动风者。临床上需要根据证候情况选择使用。

2. 豁痰开窍法

豁痰开窍法，是指清化湿热，涤痰开窍的治法。主治湿热酿蒸痰浊，蒙蔽心包证。症见发热，神志昏蒙，时清时昧，时有谵语，舌质红，舌苔白腻或黄腻、黄浊等。代表方如菖蒲郁金汤。本法在运用时要区分湿与热之偏重情况，若热甚而痰热闭阻心包者，可加用至宝丹或牛黄丸；若湿浊盛而无热窍闭者，可配合温开之苏合香丸。

3. 化瘀开窍法

化瘀开窍法，是指清泄心包邪热，化瘀透络利窍的治法。主治瘀热互结，内陷包络，阻闭机窍，逼乱神明证。症见昏迷不省人事，或谵语狂乱，目瞪口呆，四肢厥冷，斑疹紫黑，唇指（趾）青紫，舌质瘀暗等。代表方如犀珀至宝丹［《重订广温热论》方：犀角（水牛角代）、羚羊角、广郁金、琥珀、炒山甲、连翘心、石菖蒲、蟾酥、辰砂、真玳瑁、麝香、血竭、藏红花、桂枝尖、粉丹皮、猪心血〕。何廉臣称此丹大剂通瘀，直达心窍，又能上清脑络，下降浊阴，专治一切时邪内陷血分，瘀塞心房，不省人事，昏厥如尸，目瞪口呆，四肢厥冷等证。此外，也可用俞根初犀地清络饮调入牛黄膏（刘完素方：西牛黄、郁金、丹皮、梅片、辰砂、生甘草），或犀地三汁饮〔《重订通俗伤寒论》：犀角（水牛角代）、连翘、白薇、皂刺、羚羊角、郁金、竺黄、丹皮、竹沥、石菖蒲、藕汁〕。清代医家何秀山在《重订通俗伤寒论》中指出，邪闭包络神昏，非痰迷心窍即瘀塞心孔。可见瘀热闭窍，是血分温病中极其重要的证候类型，故开窍化瘀法在开窍法中占有重要地位。

4. 凉肝息风法

凉肝息风法，是指清热凉肝，平息肝风，控制痉厥的治法。主治温病邪热内炽，肝风内动证。阳明热盛引动肝风者，症见壮热，大汗出，口渴饮冷，肢体抽搐，舌质红，苔黄燥，脉弦数。代表方如犀羚白虎汤〔《重订通俗伤寒论》：生石膏、知母、菊花、钩藤、生甘草、生粳米（荷叶包）、犀角（水牛角代）、羚羊角〕加桑叶、丹皮、童便，或白虎汤加天麻、羚羊角、瓜蒌、川贝等。肺经热盛引动肝风者，雷丰称之为"金囚木旺"，即肺金受刑，木无所畏，风从内生，方如雷氏清离定巽法（连翘、竹叶、生地黄、玄参、菊花、桑叶、钩藤、木瓜），或何廉臣提出的桑菊饮加钩藤、桑枝、竹沥、竺黄、鲜石菖蒲；肝经热盛引动肝风者，症见身热壮盛，头晕胀痛，手足躁扰，甚则狂乱神昏，痉厥，颈项强直，角弓反张，舌干绛，脉弦数，代表方如羚角钩藤汤；心营热盛引动肝风者，症见身热，心烦，时有谵语，斑点隐隐，痉厥，舌绛，脉弦细而数，代表方如羚羊镇痉汤〔陆定圃《冷庐医话》：犀角（水牛角代）、羚羊角、鲜生地、金银花、连翘、菊花、莲子、甘草〕。温病邪热内炽，肝风内动证，热不去则风不能平息，因而在治疗中必须着力祛除气分邪热、阳明腑实、营血分热等引起动风的原因。同时每与开窍法同用，如"三宝"等，因开窍药本身也有一定的凉肝息风作用。

5. 滋阴息风法

滋阴息风法，是指滋养阴精，潜镇风阳的治法。主治温病后期，阴精耗伤，肝失濡养，虚风内动证。症见指（趾）蠕动，口角颤动，甚或瘛疭，肢厥神倦，舌绛干萎，脉虚细等。代表方如大定风珠、俞根初阿胶鸡子黄汤（阿胶、白芍、石决明、钩藤、大生地、生牡蛎、络石藤、茯神木、鸡子黄）等。

（二）开窍息风法的配合应用

开窍息风法根据不同的病情，常与以下治法相配合。

一是与清营泄热法或凉血散血法配合。如热入营血分，包络机窍阻闭，安宫牛黄丸，或紫雪丹，或至宝丹，或犀珀至宝丹等与清营汤或犀角地黄汤合用。

二是与凉肝息风法合用。心肝同源，两厥阴同气，木火相煽，易痉厥兼臻，神昏动风，常以羚角钩藤汤、羚羊镇痉汤等与安宫牛黄丸，或紫雪丹，或至宝丹等同用。

三是与滋阴息风法合用。主治虚风内动，兼有内闭外脱者。滋阴息风法与益气固脱法合用，用于虚风内动，元气时时欲脱者，如大定风珠加人参等。

（三）开窍息风法的临床宜忌

临床使用开窍息风法时应注意以下事项。

一是临床症状未见痉厥者，不可早用开窍息风法。

二是开窍法用于窍闭神昏证，以开通机窍为急。但若窍闭而引致阳气外脱者，虽有神志昏聩，不得使用开窍法，则以固敛阳气为要。

三是注意辨别实风和虚风。动风有虚实之分，实风以祛邪泄热为主，虚风以养阴为本。实证动风，邪热一撤则肝风自息，尤其是小儿体脆神怯，最易引动肝风，即便是在卫气阶段也可能出现，因此要注意区分并处理好祛邪撤热与平息肝风之间的主次关系，不可单一使用息风药以冀肝风平息。虚风内动，因于肾精亏虚，其治疗应以养阴为本，息风为标。正如薛雪所说，投剂以息风为标，养阴为本。实证动风，多用羚羊角、菊花、钩藤等凉肝息风药；虚风内动，则多用牡蛎、鳖甲、龟甲等滋阴潜镇药。应注意二者在药物选择上的区别。虫类息风药如蜈蚣、全蝎等，有较好的息风作用，但要注意掌握用量，过多使用可导致阴津耗伤。

八、滋阴生津法

（一）滋阴生津法的对应方证

滋阴生津法，是指以生津养阴之品，滋补人体阴液的治疗方法，属八法中的补法。温邪是亢盛的阳热之邪，最易耗损人体阴津，体内阴津耗竭殆尽，生命活动也就停止了，因此，对温病的治疗，必须时时顾护阴津。正如吴鞠通所说："夫春温、夏热、秋燥，所伤皆阴液也。学者苟能时时预护提防，岂有精竭人亡之虞。"又说："留得一分津液，便有一分生机。"温病伤阴，有一定规律，初起热势一般不盛，伤阴不重，所伤多为肺津，或肺胃之阴；中期邪正剧争，里热炽盛，伤阴较重，多伤胃中阴津；后期因邪热久羁，深入下焦，多耗伤肾精，或肝肾之阴。温病初起，邪在肺卫，津液未致大伤，不宜专事养阴，只要在解表方药中，适当佐以生津之品，即能滋助汗源，令邪与汗并，邪随汗解。温病中期，热炽而阴伤，阴伤则热更炽，故要特别注意邪热与阴伤的主次关系，一般在清解邪热的同时，即要适当配伍养阴之品，因为养阴即所以制约邪火。温病后期，肾精耗损，邪少虚多，则以填补真阴为主，即吴鞠通所说："扶正以敌邪，正胜则生矣。"在治疗时根据温病伤阴程度和罹及脏腑的不同，养阴生津法分为以下几种。

1. 滋养肺胃法

滋养肺胃法，是指以甘凉濡润之品滋养肺胃阴津的治疗方法。主治温病肺胃津伤证。该治法包括两组药：一是甘寒之品，如沙参、麦冬、玉竹、天花粉等，重在滋养胃中阴津；二是轻清凉泄之品，如冬桑叶、竹叶等，在于轻清上越，既清肺热，又引载甘寒之品上行，以滋润肺燥，此即叶天士所说，若苔薄白而干，肺津伤也，加麦冬、花露、芦根汁等轻清之品，为上者上之也。两组药合用共奏清养肺胃阴津之功。曹炳章指出，燥伤胃阴与燥伤肺阴同法，鄙论所谓救胃即所以救肺也。盖肺属金，阳明亦为燥金，故用药无甚大异，不过治肺则引以清轻药，治胃则引以稍重药耳。代表方剂如沙参麦冬汤，主治邪热基本消退，而肺胃阴津耗伤证。症见低热，或不发热，喉咽干燥，口渴，干咳少痰，或干呕不思食，舌苔干燥，或舌光红少苔等。俞根初清燥救肺汤（《重订通俗伤寒论》：冬桑叶、杏仁、冰糖、石膏、麦冬、柿霜、南沙参、生甘草、鸡子白、秋梨皮）主治肺胃热盛而阴津耗伤证，症见发热，口渴，汗出，咳嗽，痰少而黏，大便干燥，小便短少，舌质红苔薄黄而干，脉细数有力。俞根初二冬二母散［《重订通俗伤寒论》：二冬（天冬、麦冬）、二母（贝母、知母）、南北沙参、梨汁、竹沥、姜汁］或吴坤安经验方（《伤寒指掌》：南沙参、麦冬、地骨皮、知母、贝母、石斛、茯苓、杏仁、桑皮等）主治肺胃阴伤而病变偏于肺者，表现为干咳，无痰，大便干，小便短少，舌干红少苔或无苔。

2. 滋养胃阴法

滋养胃阴法，是指以甘寒濡润之品或酸甘敛津之品，滋养胃中津液的治疗方法，是温病中极为重要的治疗方法。胃为十二经脉之海，五脏六腑皆禀受于胃，胃阴复则十二经之阴皆可恢复，故董废翁在《西塘感症》中言，胃中津液不竭，其人必不死。王孟英更是强调，凡视温证，必审胃汁之盛衰，如邪渐化热，即当濡润胃腑，使胃汁流通，则邪有出路。主治热退而胃阴已伤的证候。症见不发热，口渴，但欲饮，不欲食，大便干燥，小便短少，舌光绛无苔，或舌干红少苔。吴鞠通说：欲复其阴，非甘凉不可。吴氏所说甘凉即甘寒，其甘寒养胃方有五汁饮（《温病条辨》：梨汁、荸荠汁、麦冬汁、藕汁、鲜芦根汁）、玉竹麦门冬汤（《温病条辨》：玉竹、麦冬、沙参、生甘草）、牛乳饮（《温病条辨》）、雪梨浆（《温病条辨》：以甜水梨大者一枚，薄切，新汲凉水内浸半日，时时频饮）、益胃汤（《温病条辨》：沙参、麦冬、冰糖、细生地、玉竹）等。其中五汁饮、玉竹麦门冬汤主治燥伤胃阴（见《温病条辨》中焦篇第 100 条）；牛乳饮主治胃液干燥，外感已净者；雪梨浆主治胃阴伤而口渴甚者；益胃汤主治阳明温病，下后汗出，胃阴耗伤者。其酸甘敛阴方如麦冬麻仁汤（《温病条辨》：麦冬、麻仁、白芍、首乌、乌梅肉、知母）主治疟伤胃阴，或薛雪《湿热条辨》第 28 条方（人参、麦冬、石斛、木瓜、生甘草、生谷芽、鲜莲子），主治湿热证开泄下夺，胃阴不布，元神大亏证。

3. 滋液润肠法

滋液润肠法，是指以甘寒、咸寒之品，生津增液，润肠通便的治法。主治邪热已解，津枯肠燥证。症见大便秘结，咽干口燥，舌红而干等。代表方如增液汤。吴鞠通称该方以补药之体作泻药之用，既可攻实，又能防虚。或用雪羹加味煎（《重订广温热论》：淡海蜇、大荸荠、鲜地黄汁、玄参、瓜蒌仁、雅梨汁、白蜜、姜汁、鲜冬瓜皮子），或薛雪《湿热条辨》第 35 条方（鲜生地、芦根、生首乌、鲜稻根）。

4. 填补真阴法

填补真阴法，是指以咸寒滋润之品，或酸甘敛津之品，滋填下焦肾精的治疗方法。主治邪热久羁，深入下焦，劫灼真阴，邪少虚多证。症见低热不退，面赤，手足心热甚于手足背，口干咽燥，神倦，舌绛少苔，或干绛枯萎等。代表方如加减复脉汤。吴鞠通强调指出：温病深入下焦劫阴，必以救阴为急务。又称复脉汤为热邪劫阴之总司也。吴氏还指出，以复脉汤复其津液，阴复则阳留，庶可不致于死也。此外，燥伤肝肾之阴，可用专翁大生膏（《温病条辨》：人参、茯苓、龟甲、乌骨鸡、鳖甲、牡蛎、鲍鱼、海参、白芍、五味子、山茱萸、羊腰子、猪脊髓、鸡子黄、阿胶、莲子、芡实、熟地黄、沙苑蒺藜、白蜜、枸杞子）、集灵膏（《温热经纬》：人参、枸杞、天冬、麦冬、生地黄、熟地黄、怀牛膝），王士雄评价集灵膏峻滋肝肾之阴，无出此方之右者。

（二）滋阴生津法的配合应用

滋阴生津法根据不同的病情常与下列治法配合。

一是与解表法合用。主治阴虚感邪，病在肺卫者，方如俞氏加减葳蕤汤。

二是与清泄气热法配合。方如五汁饮合白虎汤，即寓甘寒柔润于辛寒清气中，主治胃热津伤证；《千金》生地黄煎（生玉竹、天花粉、地骨皮、茯神、生石膏、知母、生地汁、麦冬汁、竹沥、姜汁、白蜜），主治肺胃阴伤，余邪未尽，痰热恋肺证；又如竹叶石膏汤（《伤寒论》：竹叶、生石膏、半夏、麦冬、人参、甘草、粳米），主治温病后期余邪未尽，气阴两伤证。何廉臣说，徐洄溪谓大病后必有留热，治宜清养，独推仲景竹叶石膏汤为善后要方。此法又称为清补法，即张景岳所说："阴虚者宜补而兼清。"

三是与通下法配合。用于热结津伤证，方如增液承气汤。

四是与息风法配合。用于肝肾阴伤，水不涵木，虚风内动证，方如大定风珠。此外，滋阴生津法还与益气法配合，方如三才汤（《温病条辨》：人参、地黄、天冬），主治温病阴液元气两虚，寝不安，食不甘，神识不清者。

（三）滋阴生津法的临床宜忌

临床运用滋阴生津法时应注意以下几点。

一是注意养阴生津与清泄邪热的配合比例。温病伤阴呈渐进性，邪热与阴伤往往并存，而且自始至终都存在，故治疗时要权衡邪热与阴伤的孰轻孰重，以及病情的轻重缓急，注意养阴生津与清泄邪热的主次关系和配合比例。一般而言，上焦温病，以清邪为主，养阴为辅，或先清后养；中焦温病，热盛与阴伤多相兼见，应酌情而养阴与清热并用；下焦温病，邪少虚多，则以填补真阴为主。正如吴鞠通说：在上焦以清为主，清邪之后继以养阴；下焦以存阴为主，存阴之先，若邪尚有余，必先搜邪。如只是阴伤而已，无邪热或热邪甚少，即"邪气已去八九，真阴仅存一二"，此时治疗以滋阴为主，阴复而热自退。如阴伤而邪未尽或邪热仍盛，治疗时滋阴必须配合祛邪。

二是不可滥用或早用或纯用甘寒滋腻之品。气分蕴热化火，阴津未致大伤时，不可滥用或早用或纯用甘寒滋腻，以免郁阻气机，使蕴热内闭不达。正如何廉臣所说："凡温热病之宜于苦寒者，切忌早用甘寒。盖因苦寒为清，甘寒为滋，自时医以鲜地、鲜斛、元参、麦冬等清滋法认作清泄法，于是热益壮，神益昏，其弊由甘寒清滋之药，得大热煎熬，其膏液化为胶涎，结于脘中，反致伏火不得从里而清泄，从此为闭、为厥、为痉、为癫，甚则为内闭外脱，变证峰起者，多由于此。"（《重订广温热论·清凉法》）

三是湿邪燥化未尽，阴液已伤者，注意滋阴而不碍湿。湿热类温病，湿邪燥化未尽，阴液已伤者，在使用本治法时，选择药物要注意滋阴而不碍湿，化湿而不伤耗阴津。

四是滋阴不可忽略阳气。戴天章指出："疫邪为热病，伤阴者多，然亦有用药太过反伤阳者，则补阴补阳又当酌其轻重，不可偏废。"所以在需要滋阴时不可忽视阳气。既要注意不可损伤阳气，还要对阳气受损者及时采用温运阳气之法。正如吴鞠通所强调："调理大要，温病后，一以养阴为主……间有阳气素虚之体质，热病一退，即露旧亏，又不可固执养阴之说而灭其阳火。"

九、扶正固脱法

（一）扶正固脱法的对应方证

扶正固脱法，亦即急固正气外脱之法，指固摄阴津，敛纳元气，回阳救逆的治法，属八法中的补法。主治温病亡阴脱变，或津气两脱，或阳气败亡证等。温病出现脱证，首先是患者体质素虚，感邪太盛所致。如在上焦有肺之化源欲绝，津气两脱，或邪闭心包，内闭外脱；在中焦多为阳明腑实，土燥水竭，阴竭气脱；在下焦多为真阴耗竭，亡阴脱变。其次是在病程中汗、下治疗太过，使阴液骤损，阴损及阳，而致气阴两脱，或阳气败脱。温病中常用的扶正固脱法有以下几种。

1. 益气敛津法

益气敛津法，是指补益元气，敛摄阴津的救治方法。主治津气两脱证。症见身热骤退，汗多气短，鼻翼扇动，舌光少苔，脉散大无力等。代表方如生脉散。人身元气，因汗而外泄；人身阴津，因热而内耗。气虚不能摄津，阴伤不能敛纳元气，为气阴两脱的病机特点。故益气敛津治法体现了益气之中必佐养阴，摄阴之内必固元气，务使阴潜阳固，平秘而不脱的原则。本治法的特点是益气与敛阴并重，而主在敛阳。吴鞠通指出："守阴所以留阳，阳留汗自止也。"

2. 滋阴固脱法

滋阴固脱法，是指滋养真阴，摄纳元气，不使阴阳离决而脱的治法，吴鞠通称之为镇摄法。主治温病后期，真阴耗竭殆尽，元气欲脱证。即《灵枢·本神》所说："是故五脏主藏精者也，不可伤，伤则失守而阴虚，阴虚则无气，无气则死矣。"症见虚汗自出，中无所主，神志恍惚，口渴，舌光红无津，脉沉细而数、按之无力。代表方救逆汤（《温病条辨》：炙甘草、干地黄、生白芍、麦门冬、阿胶、生龙骨、生牡蛎）。阴竭阳脱证，不可纯用辛热、甘温之品以振奋阳气，因为阳脱源于阴竭，故务必滋阴潜阳，阴中求阳，方能收到阴复阳留，阴敛阳潜，阴阳相济之治疗效果。

3. 回阳救逆法

回阳救逆法，是指以辛热、甘温之品振奋阳气，使阳气不致骤然败脱的救治方法。主治阳气暴脱证。症见骤然肢体厥冷，冷汗淋漓，神倦气弱，面色惨淡，舌淡苔润，脉微细欲绝等。代表方如参附汤或参附龙牡汤，也可用冯氏全真一气汤（《重订通俗伤寒论·真阴下竭虚阳上脱例》：别直参、麦冬、五味子、熟地黄、白术、附片、酒蒸怀牛膝）。阳气暴脱证，多为误用辛温发散，大汗外泄，或攻下太过，阴液骤夺，致无根失守之火飞越于上，而呈欲脱之势。正如俞根初所说，舌红短，面青，目合口开，手不握固，音嘶气促，甚则冷汗淋漓，手足逆冷，二便自遗，气息俱微，是为龙雷暴动之脱证。若兼有虚寒者，面色、唇色多淡白无华，甚则青暗，必不红润，亦有四肢清冷，而两颧独红，是为虚火上炎之戴阳证，非温补不可。

4. 回阳化瘀固脱法

回阳化瘀固脱法，是指以甘温、辛热之品振奋阳气，以活血化瘀之品疏通气血之路，使阳气回复，气血周行，脏腑功能复常，阴阳平秘不脱的治疗方法。主治阳气败脱，气血失于鼓运周行，血脉瘀滞证。症见神识不清，面色紫暗，四肢逆冷，爪甲青紫，斑疹色紫，脉沉伏而涩等。代表方如王氏急救回阳汤（《医林改错》：人参、附子、干姜、白术、甘草、桃仁、红花）。该方一方面振奋阳气，以冀阳气回复，另一方面疏通气血之路，以使气血畅行。迨至阳回气通，气行血行，生命则可挽回。

（二）扶正固脱法的配合应用

固脱法常与开窍法配合应用。扶正固脱法有时需要与其他治法配合使用，如邪闭心包而呈内闭外脱时（内闭与外脱并存），需与开窍法配合应用。

（三）扶正固脱法的临床宜忌

临床应用扶正固脱法时应注意以下几点。

一是用药务须及时。脱证病情危急，故用药必须迅速及时。

二是应随时依据病情变化适当、相应的调整给药次数和给药时间。

三是应根据具体病情做恰当处理。使用固脱法已经奏效，阳气回复，则应审视有无邪火复炽因素潜在，根据具体病情做恰当处理。

十、温病外治法

（一）温病外治法的对应方证

外治法，指通过皮肤、诸窍、腧穴等给药方式，以缓解温病中某些证候的治法。外治用于外感热病首见于《伤寒论》，如该书中有火熏、水噀、猪胆汁蜜煎导等，后世代有发展，以补充内治法之不足。由于人体经络相联，气血相贯，腧穴、窍道相通，故通过皮肤、腧穴或某些窍道给药，或针刺某些腧穴，可以调节人体脏腑功能，起到一定治疗作用。某些特殊病证，口服汤药困难，适当辅以外治法，常能快捷奏效。与内治法相比，外治法具有起效快捷、使用方便、比较安全的特点，尤其对于难以内服药物的昏迷患者或小儿患者更为适用。清代医家吴师机指出："温病传变至速，非膏药所能及。不知汤丸不能一日数服，而膏与药可一日数易，只在用之心灵手敏耳。"温病由于传变迅速，变化多端，许多内服汤剂往往用之不及，此时若能不失时机地使用外治法，可收到立竿见影的效果。

温病中常用的外治法有如下几种。

1. 汤浴法

汤浴法，是指煎取汤药以沐浴身体的一种外治法。用于辅治卫分表证无汗，或发热不退，或疹出不畅之证。通过汤浴可起到疏泄腠理、透疹、散热等作用。如以芫荽煎汤擦浴，可治疗麻疹隐而不透；又如高热无汗（汗闭），可用荆芥、薄荷煎汤擦浴全身皮肤，能达到腠理疏泄，汗出热退之效。又如以紫苏叶、葱白浸酒，以帛绵渍之，遍擦胸腹、四肢，可以疏通气血之路，用于血热瘀滞证。

2. 灌肠法

灌肠法古称导泻法，是指以制备好的灌肠液通过肛管灌入结肠而起治疗作用的方法。主要用于危重患者，或口服汤药困难患者。灌肠剂的选择，要依据辨证确定，导法有虚实寒热之分别，如治疗津枯者，用蜜加盐熬，名蜜导；或用猪胆汁和蜜熬成锭，蘸皂角末塞肛门，名胆导。治疗湿热痰浊固结者，以姜汁、麻油浸瓜蒌根导。现代临床应用灌肠法治疗中医急证逐渐增多，如以白头翁汤灌肠液治疗痢疾，以白虎汤加苇茎灌肠液治疗风温肺胃热盛证，用泻下通瘀灌肠液治疗因感染引起的急性肾功能衰竭等。

3. 敷药法

敷药法，是指将膏药、擦剂、熨贴剂等在病变部位或穴位做外敷的方法。主治温病局部热毒壅滞证，也用于全身证候的治疗。如将帛绵浸渍汤药，贴敷患处者，有《千金翼方》的升麻拓丹汤，即以升麻、漏芦、芒硝、黄芩、栀子等煎汤令冷，渍拓患处，常令湿为佳，用于治疗丹毒肿痛。又如以三黄二香散、水仙膏外敷治疗温毒肿痛。清阳膏主治风温头痛发热，不恶寒而口渴者；温疫、温毒风热上攻头面、腮颊、耳前后肿盛，寒热交作，口干舌燥，或兼咽喉痛者。方法是将膏药贴于太阳、风池、风门、膻中等穴。

4. 嗜鼻法

嗜鼻法，是指将辛窜芳香气味的药物研细，抹入鼻孔少许，刺激鼻黏膜，使患者打喷嚏，以宣通气道的治疗方法。嗜鼻法有解肌、通窍的作用，可用于某些表证、窍闭神昏证的治疗。如吴师机说：大凡上焦之病，以药研末，嗜鼻取嚏发散为第一捷法，不独通关，急救用闻药也。连嚏数十次，则腠理自松，即解肌也。又指出，大头瘟及时毒红肿疼痛，用延胡索、川芎、藜芦、踯躅花等研末嗜鼻，以嚏出脓血痰涎为度；时感及湿温等用辟温散，即将苍术、细辛、大黄、贯众、姜厚朴、法半夏、川芎、藿香、羌活、柴胡、前胡、生甘草、防风、白草蔻仁、香薷、广木香、丁香、雄黄、桔梗、朱砂、皂角等研末嗜鼻。嗜鼻法因其开关通窍，可使神志苏醒，用于气机阻遏，机窍蒙蔽证的治疗。如用通关散（猪牙皂、细辛等分为末）嗜鼻治疗暑秽神昏耳聋；又如用卧龙丹（清太医院配方）嗜鼻治疗烂喉痧喉关腐烂，气机阻塞，神志不清者，该方以麝香、冰片、猪牙皂、细辛、闹羊花、灯草炭、牛黄共研细末而成。此外，针刺法于温病中应用较多，可用于泄热、开窍、止痛等。

（二）外治法的配合应用

外治法主要与内服方药配合使用。外治法多为温病辅助治法，故必须与其他治法配合应用方能取得更好疗效。

一是与清热解毒方药合用。如敷药法治疗肿毒，常与清热解毒方药合用。

二是嗜鼻通窍法常与解表方药或开窍方药合用等。

（三）外治法的临床宜忌

一是注意适应证与禁忌证。外治法在方药选择上也要注意辨证论证，不可盲目搬用。

二是注意用药剂量、用药时间和使用方法等。外治方药对皮肤或黏膜有一定的刺激，或含有少许毒性药物，因此，在使用外治方药时，必须注意用药剂量、用药时间和使用方法等，以免出现毒副作用，造成对人体的损害。

三是操作方法必须正确无误。如嗜鼻及吹喉应避免将药物吹入气管。

第三章　温病兼夹证治疗

温病过程中，容易出现一些兼夹证，如夹痰饮、夹瘀血、夹食滞、夹气郁等，它们虽然不是导致温病病机变化的主要因素，但是它们的存在对于温病的病机演变、病情发展、预后会产生重要影响，因此应重视兼夹证的辨证与治疗。下面讨论几种主要兼夹证的治疗。

一、兼夹痰饮

痰饮同源，皆为体内津液失于正常布化形成，其稠浊者为痰，清稀者为饮。

温病过程中痰饮的形成主要有以下几种因素：一是患者宿有停痰留饮，感受温邪后，邪热与痰饮相搏，出现痰饮阻遏气机的兼夹证。二是温病过程中，肺、脾、肾功能失司，体内津液不能正常布化所致。如肺失通调肃降，脾失运化，肾失开阖等，使三焦气化不利，津液停宿，产生痰湿痰饮兼夹证。三是温病邪热久羁，煎熬津液为痰，痰热互结。常用治法如下。

1. 行气化痰法

行气化痰法，是指宣展气机，温化痰湿的治法。主治温病过程中痰湿阻遏中焦气机证。症见胸脘痞闷，泛恶欲吐，渴喜热饮，胃脘拒按，舌苔黏腻。可兼用温胆汤。若痰湿偏盛者，虽有热邪，一般不宜早用寒凉，以免阻遏气机，影响痰湿的宣化。若邪热偏盛者，仍当清化痰热，方如刘完素的桔梗汤。

2. 开窍化痰法

开窍化痰法，是指开通心窍，清化痰热的治法。主治温邪夹痰内闭心包证。症见神昏如迷，口吐涎沫，舌苔黏腻等。方用加味导痰汤（《重订通俗伤寒论》：枳实、茯苓、陈皮、瓜蒌皮、马兜铃、川贝母、石菖蒲根叶、枇杷叶、通草）加安宫牛黄丸。

3. 清化热痰法

清化热痰法，是指清热与化痰并用，以使痰热分解的治疗方法。主治温病痰热互结证。其临床表现视痰热所在部位而异，如痰热结胸则症见发热，胸下按痛，咯痰不爽，痰色白稠或黄稠，舌苔黄腻或黄浊，方如小陷胸汤；如痰热阻肺，症见身热，咳喘，胸痛，口渴，咯吐黄浊痰，脉滑数等，方如麻杏石甘汤加半夏、莱菔子、白芥子、枳壳、桔梗等；又如痰热阻于肝经，引动肝风，症见灼热，肢体抽搐，甚至角弓反张，喉间痰声辘辘，舌苔黄腻，舌质红绛，脉滑数等，方如羚角钩藤汤加竺黄、竹沥等。何廉臣在论述温病夹痰的治疗时指出：凡夹痰证，必先分辨六淫以施治，如冒风邪而生痰，痰因肺津郁结而化，仍当从肺管咳出，肺位最高，风为阳邪，当用辛凉轻剂吴氏桑菊饮加减（冬桑叶、菊花、薄荷、桔梗、橘红、瓜蒌皮、杏仁、生萝卜、饴糖），重则用张氏银翘麻黄汤（张子培《春温三字诀》：金银花、连翘、麻黄、薄荷、牛蒡子、橘红、桔梗、生甘草）。若风已化热，热蒸胃液已成痰，佐以清胃之品，知母、天花粉、萝卜汁、竹沥汁等是也。又说：若郁而化火，热盛痰壅，当用加味麻杏石甘汤（蜜炙麻黄、杏仁、生石膏、生甘草、瓜蒌皮、竹沥、半夏、橘红、枳实）。如暑邪从口鼻吸入，伤肺犯胃，津液郁结而化痰，痰因火动，当用辛凉重剂竹叶石膏汤（竹叶、生石膏、半夏、西洋参、生甘草、陈仓米、荷叶）加枳实、竹沥。如湿郁于中，脾胃气滞，郁结为痰，治必运脾清胃，用藿朴二陈汤加减（藿梗、厚朴、半夏、陈皮、佩兰、茯苓、竹茹、枳实、滑石）。又说：如感秋燥而伤肺，灼津液而化黏痰，当用辛凉重剂陆氏桑杏蒌贝汤加减，或用五汁饮。

二、兼夹食滞

温病兼夹食滞，一为病中脾运失健，致食滞内停；二为病前饮食内伤，宿食未消，致使停宿于中。何廉臣对温病夹食滞的证治提出：凡治外感夹食，先辨舌苔，夹食者苔必白厚，根兼黄腻，或黄白相兼而必厚；次查胸脘，夹食者胸脘必痞满，且必拒按，按之坚痛，虽舌赤神昏，胸下拒按，亦不可投凉润及早用苦寒。不同温邪与食滞相搏，所在部位不同，治法有异。风热袭表而有食积者，症见发热，微恶风寒，咽痛，咳嗽，呕逆，胸膈脘满，舌苔薄白，苔根垢腻，脉浮数，可用葱豉桔梗汤（鲜葱白、苦桔梗、焦山楂、淡豆豉、苏薄荷、青连翘、生甘草、鲜淡竹叶）加枳壳、莱菔子。风热郁阻胸膈而胃中夹有宿滞者，症见身热，心烦，懊𢙐，胸膈痞满，呕逆，有败卵味，厌食，食少，苔微腻，可用栀子豉汤加枳实、生萝卜汁、淡竹沥、生姜汁。若风热郁阻胸膈，夹肠道食滞者，症见发热，心烦，脘腹痞满，大便不爽，便下困难，舌苔垢腻，脉滑数，可用枳实栀子豉汤合陆氏润字丸（陆养愚《三世医验》：半夏、橘红、牙皂、杏仁、前胡、枳实、山楂肉、炙甘草、槟榔、生大黄）。湿温病湿遏卫气而胃中夹有食滞者，症见身热，恶寒，发热午后较甚，胸闷脘痞，呕逆食臭，舌苔白腻，脉滑微数，可用三仁汤加保和丸。其湿热与肠中积滞相搏者，可用枳实导滞汤，轻下频下。暑热夹食滞者，症见发热，心烦，口渴，尿短赤，呕逆、食少，舌红赤，苔黄微腻，可用陆氏青蒿二香汤加减（青蒿脑、藿香、香薷、厚朴、扁豆花、木瓜、六一散、西瓜翠衣、嫩桑枝）。燥热病邪兼夹食滞者，症见发热，口渴，口咽干燥，咳嗽，少痰，或咳痰而黏，食少，厌食，呕逆，舌红苔少，苔根微腻，可用陆氏桑杏蒌贝汤加减（冬桑叶、杏仁、瓜蒌皮、川贝母、薄荷、牛蒡子、生枳壳、桔梗、甘草、枇杷叶）。

三、兼夹气郁

温病兼夹气郁，是指因情志失调引起气机郁滞，肝脾不和，出现胸胁满闷，或气胀，时时叹息，嗳气，泛恶，不思饮食等症。治疗时方中加入解郁理气，疏肝运脾之品。何廉臣指出：温热证夹气郁者，初起时症悉同，而脉多沉，手足冷，呕逆，胸满，颇类夹食。但夹食为有物，为实邪，舌苔厚白而微黄，胸膈满痛不可按，按亦不移。夹气为无物，为虚邪，舌苔白薄，胸膈满痛，半软而可按。先宜宣通其郁，然后解表清里，自无不效。若不舒郁而徒发表，则里气不能外达，而难于彻汗。遽用清下，则上气不宣，多致痞逆。唯解表药中加苏梗、青皮、郁金、香附之类，以宣其气，则表易解。于清里药中加瓜蒌、川贝，以舒其郁，则里易和。但川贝母虽为舒郁要药，而力薄性缓，必用至五钱一两，方能奏效，若加四磨饮子则尤捷。应该指出的是，本病证多见于温病邪热不甚者，如邪热较甚，则当从清解邪热入手，不可滥用辛香理气之品，以免化燥伤阴，使邪热更甚。

四、兼夹瘀血

温病兼夹瘀血，是指温病患者素有外伤或患有其他瘀血性疾病，而致瘀热互结；或为女性患者，适逢月经来潮，温邪内陷血室，而致瘀热宿血。至于温病过程中因邪热深入血分，损伤血络，血溢经脉，离经为瘀，或邪热煎炼阴血为瘀，或因温病后期，脏器衰弱，鼓动气血周行无力，而致血行不畅为瘀等属于温病固有病机变化，不属温病兼夹证范围。正如何秀山在《重订通俗伤寒论·伤寒夹证》按语中所说：伤寒（此指广义伤寒，寒温病）夹气证固多，夹血证亦不鲜，或素因内伤、跌扑，或素因郁怒伤肝，及妇人停经血证，皆先有瘀积在内，因感时病，引动痼疾，谓之夹血。何氏认为，温病夹瘀血，其证必有痛处定而不移，或胸脘痛，或胸胁痛，或大腹痛，或少腹痛，或腰胁痛，或肢臂痛。

温病夹瘀血的治疗，应根据瘀血部位不同而辨证论治。温邪夹瘀，初起在表者，卫分表证悉具，其胸腹、胁肋、四肢，痛不可按而拒手，其脉或涩。其解表方药中必兼消瘀，如酌加红花、桃仁、归尾、赤芍、延胡索、山楂之类一二味即可，重则加酒炒䗪虫等。若瘀伤宿血与邪热搏结于胸胁腹肋，症见胸腹胁肋结痛，甚则神思如狂，宜清热逐瘀兼行。方如《千金》犀角地黄汤加味［犀角（水牛角代）、鲜生地、赤芍、丹皮、丹参、郁金、天花粉、桃仁、生藕汁］，重则再调下失笑散以奏速效。消一身经络之瘀，可用王清任的身痛逐瘀汤（羌活、秦艽、川芎、红花、香附、当归、怀牛膝、酒炒地龙、桃仁、没药、炙甘草、陈酒、童便）。

第四章　温病的预防

中医学积累了丰富的防治温病的理论与经验。温病属急性外感热病，发病急，病情重，其中多数四时温病具有传染性、流行性，危害人类健康，并严重威胁患者生命。因此，自古以来，中医学家对温病的预防特别重视，我国古代医家的"治未病"思想在指导温病预防方面有重要意义。我国将"预防为主"作为卫生方针之一，积极推广预防接种，使鼠疫、天花等烈性传染病得到控制、消灭；其他严重危害人民健康的传染病，如脊髓灰质炎、流行性脑脊髓膜炎、霍乱、疟疾、猩红热、流行性出血热、致病性钩端螺旋体病等，发病率大幅度下降。但是，应该看到，由于全球性气候变暖，大气被污染，人口迁徙流动，细菌耐药性的产生及增强，新的致病微生物出现，给预防工作带来了相当大的难度，某些已被控制甚至消灭的传染病，又开始发生与流行，并且出现了新发传染病的流行。因此，在新的历史时期，要特别重视瘟疫类传染病的预防。中医温病学积累了丰富的防治传染性疾病的理论与经验，包括行之有效的民间预防方法，都应进一步深入发掘。

一、预防思想的确立

中医学早在两千多年前就提出了"治未病"观点，奠定了关于疾病的预防思想。如《素问·四气调神大论篇》云："圣人不治已病治未病，不治已乱治未乱，此之谓也。夫病已成而后药之，乱已成而后治之，譬犹渴而穿井，斗而铸锥，不亦晚乎？"说明古代医家强调无病早防。特别是对温疫的预防，一是重视正气在防止病邪入侵方面所起的重要作用，二是避免与病邪接触，正如《素问·刺法论篇》所记载："五疫之至，皆相染易，无问大小，病状相似，不施救疗，如何可得不相移易者？岐伯曰：不相染者，正气存内，邪不可干，避其毒气，天牝从来，复得其往，气出于脑，即不邪干。"说明人体正气强盛，可以防止病邪入侵，但是正气的御邪入侵不是绝对的，因此又提出人体还要设法避免与病邪接触，使病邪无以入侵。《内经》这种预防观点至今仍不失其现实意义。

二、传染途径的认识

温病的预防是针对其传染性而言的。古代医家通过大量实践，对温病的传染途径有着深刻的认识，并积累了丰富的防治经验和理论。早在《汉书》中就有传染的概念，如"天行疫病，人相传染"。刘完素在《伤寒标本心法类萃》中则称疫病为"传染"，并有传染专节论述。其后逐渐认识到温病的传染途径有呼吸道、消化道及皮肤接触传染等。

（一）空气传染

古代医家认识到温病可以通过空气传播而传染。明代医家虞抟所著《医学正传》中论述了通过空气传染的疾病，如云："其侍奉亲密之人，或同气连枝之属，熏陶日久，受其恶气，多遭传染。"明代医家张景岳在《景岳全书·杂证谟》中指出："正以气通于鼻，鼻通于脑，毒入脑中，则流布诸经，令人相染矣。"吴又可在《温疫论》中提出杂气"从口鼻而入"，并称邪之所着"有天受，有传染"。其后叶天士提出"温邪上受"，再后陈耕道在《疫痧草·辨论疫气感染》中云："家有疫疹人，吸受病人之毒而发者，为传染。"因人时时呼吸自然界空气，人口鼻之气通于天气，故外界致病之邪每易通过人的口鼻呼吸侵入机体而发病。

（二）饮食传染

古代医家把通过进食不洁饮食而传染者称之为"食注"。如隋代巢元方所著《诸病源候论·食注候》中云："人有因吉凶坐席饮啖，而有外邪恶毒之气，随食饮入五脏，沉滞在内，流注于外，使人肢体沉重，心腹绞痛，乍瘥乍发。以其因食得之，故谓之食注。"《备急千金要方》也指出霍乱皆因饮食传染，非关鬼神所致。口气通于胃，口与胃为人体摄纳饮食的重要消化器官，故因饮食不洁，邪毒可随其侵入人体而发病。

清代温病学家薛雪在《湿热条辨》中强调了："湿热之邪，从表伤者，十之一二；从口鼻入者，十之八九。"阐述了温邪伤人，多从口鼻而入的观点，更为符合温病临床实际。

（三）虫兽相染

古代医籍中还有对以昆虫、动物为媒介而传染引发疾病的记载。如《诸病源候论·蛊毒病诸候·沙虱候》提出：山内水间有沙虱，其虫甚细，不可见，人入水浴及汲水澡浴，此虫着身，及阴雨日行草间亦着人，便钻入皮里。其诊法，初得时，皮上正赤，如小豆黍粟，以手摩赤上，痛如刺，过三日之后，令百节疼痛，寒热，赤上发疮，此虫渐入至骨，则杀人。可见其视"沙虱"为传染媒体。汪期莲的《瘟疫汇编》记载：忆昔年入夏，瘟疫大行，有红头青蝇千百为群。凡入人家，必有患瘟而死亡者。指出了瘟疫发病及流行与苍蝇密切相关。宋代彭乘的《墨客挥犀》记载，有鼠涎滴器中，食之者得黄疾，通身如蜡，针药所不能疗。张杲《医说》也云：鼠泪滴器中，食之得黄疾。贾铭的《饮食须知》中说：鼠类有小毒，食中误食，令人目黄成疸。清代洪亮吉所著《北江诗话》中云：时赵州有怪鼠，白日入人家，即伏地呕血死。人染其气，亦无不殒者。说明鼠的分泌物污染了食物或水源，人接触（包括食入）后，则被所带病邪染易而发病。例如，现代医学之自然疫源性急性传染病致病性钩端螺旋体病，就是由带菌之鼠尿污染了食物或水源而导致该病的传染与流行，其症状具有发热和黄疸，与古代文献所载颇有符合之处。

另外，古代医家对于通过其他途径而发生传染的论述也有记载。如病邪通过体表皮肤传染的论述，《灵枢·百病始生》有云："故虚邪之中人也，始于皮肤，皮肤缓则腠理开，开则邪从毛发入。"隋代巢元方的《诸病源候论·蛊毒诸病·射工候》中提出了水毒病、射工病是由于人行水上及用水洗浴而感邪所致；北宋《太平圣惠方》中记载：刀箭所伤，针疮所裂，冒触风寒毒气外邪，从外所中，始则伤于血脉，又则攻于脏腑，说明病邪可以通过皮肤创伤侵入人体使之发病。

三、预防的主要措施

中医学积累了丰富的防治温病经验和理论，在预防温病的发生与流行方面采取了诸多措施。

（一）固护正气

人体正气在疾病发病过程中起着主导作用，固护人体正气，增强抵御外邪的能力，无疑是预防措施的重点。中医学在固护正气方面，积累了丰富的经验，提出了调摄精神、顺应自然、节制饮食和固本藏精等颇具特色的防治措施。

1. 调摄精神

人的精神情志活动与身体健康密切相关。中医学认为形神合一，即精神方面的变化，能够影响人体健康。七情是人们对客观外界事物的反应，属正常的精神活动范围，但是如果长期的精神刺激或突然的剧烈精神创伤超过了人体生理活动的调节能力，就会引起体内阴阳气血失调，脏腑经络功能紊乱，从而容易导致外邪入侵而发生疾病。因此，要保持情志舒畅，以固敛正气，防止温邪入侵。《内经》非常重视人的情志活动与身体健康的关系，正如《素问·上古天真论篇》所云："恬淡虚无，真气从之。精神内守，病安从来。"《素问·生气通天论篇》也指出："清静则肉腠闭拒，虽有大风苛毒，弗之能害。"同时，要注意保护体内阴精，以抗御温邪入侵。《素问·金匮真言论篇》云"夫精者，身之本也。故藏于精者，春不病温"即是此义。此外，人体要适应自然界气候的变化，避免寒冷、炎暑、雨露等因素对其的侵袭，故《素问·移精变气论篇》指出："失四时之从，逆寒暑之宜，贼风数至，虚邪朝夕，内至五脏骨髓，外伤空窍肌肤，所以小病必甚，大病必死。"可见，保持神志安宁，心情舒畅是非常重要的，它可以使正气旺盛，抗病能力增强。

2. 顺应自然

古人根据"天人相应"规律，总结出顺应自然变化的防病养生方法。《素问·四气调神大论篇》云："春夏养阳，秋冬养阴，以从其根。"若不顺应四时规律，"逆其根则伐其本，坏其真矣。故阴阳四时者，万物之终始也，死生之本也，逆之则灾害生，从之则苛疾不起，是谓得道"。强调一年四季中要根据气候的变化，采取不同的生活方式，以适应自然变化规律。人类生活于自然界，与自然环境息息相关，如果不顺应四时规律，或自然环境发生了变化，并超越了人体的适应能力，都会导致温病的发生甚至流行。人们在日常生活中，要根据气候的变化，如气温的升降，而调整衣被和室内温度及湿度，并合理安排不同季节的作息时间。冬日不可受寒，但也不宜保暖过度；夏日不可受暑，但也不宜因暑贪凉，恣食生冷，或袒胸露宿而受寒湿。小儿体脆神怯，脏腑娇嫩，老人正气虚弱，适应外界气候变化能力较差，尤应引起重视。顺应四时气候变化，是人体保存正气，防病养生的重要措施，如果有所忽视，则会降低人体抵御外邪（尤其是温邪）入侵的能力，而罹患疾病。

3. 节制饮食

饮食不节损伤脾胃，并影响机体整体功能，致使抗病能力下降。《内经》在注意饮食节制这方面的论述具有特色，其反复强调了脾胃的重要性，《素问·平人气象论篇》认为"人以水谷为本"，四季脉皆"以胃气为本"；"五脏者皆禀气于胃，胃者五脏之本也"（《素问·玉机真脏论篇》）；"胃不和则精气竭"（《素问·厥论篇》）。若不能按时进食，"半日则气衰，一日则气少矣"（《灵枢·五味》）。饥饱无常，饮食不节，不但损伤脾胃，也会影响机体整体功能，致使抗病能力下降。

4. 固本藏精

肾精是抵御温邪入侵的精微物质，勿使亏耗，以免损伤致御邪力弱。《内经》提出，冬天善于藏精养生的人，正气充足，来年春天就有抵御温邪侵袭的能力，避免温病的发生。正如《素问·金匮真言论篇》所云："夫精者，身之本也。故藏于精者，春不病温。"藏精固本要做到"起居有常，不妄作劳"，以保持旺盛的精力，抵抗病邪的侵袭。对于平素体弱多病的人，注意未病先防，适当用中药培元固本以增强机体的免疫功能。此外，古人特别重视节制房事，因为人身之血与髓，至命门化为精，如果不能节制房事，施泄多而伤精，精伤则阳气受损，正气下降则邪气入侵。古代医家提出房事应遵守春一、夏三、秋二、冬藏的要求与限制，以避免精液亏少，降低防疫能力。

5. 健身强体

增强体质固敛正气，是减少、防止温邪入侵的重要措施。汉代医家华佗根据"户枢不蠹，流水不腐"的道理，创造了五禽戏，模仿熊、虎、鹿、猿、鸟五种动物生动活泼的姿态来锻炼身体，因为动则谷气得消，血脉流通，病不得生，譬如户枢终不朽也。现代被广大群众采纳和运用的气功、太极拳、八段锦、保健按摩及其他武术运动等，能促使血脉流通，气机调畅，关节疏利，正气增强，提高抗病能力，以防止温邪的入侵和温病的发生。

后世医家在《内经》与前贤医家所论固护正气以预防温病方面亦有发挥。如

《景岳全书·杂证谟》云："瘟疫乃天地之邪气，若人身正气内固，则邪不可干，自不相染。"吴又可所著《温疫论·原病》指出："本气充满，邪不易入，本气适逢亏欠，呼吸之间，外邪因而乘之。……若其年气来之厉，不论强弱，正气稍衰者，触之即病。"熊立品在《治疫全书》中也提到："若其人元气壮盛，精神强健，则正气充实，病气尸气无从侵入。"以上论述，都强调了人体正气强弱在温病发生中的决定性作用。

（二）避其毒气

避其毒气是温病预防的关键。正气的御邪能力是有一定限度的，病毒侵入太多，或因疫疬病邪太甚，超过人体正气的防御能力时，人体难免会得病，故趋避邪气的侵袭也是预防温病的重要环节。《素问·刺法论篇》提出："正气存内，邪不可干，避其毒气。"可见，在重视人体正气主导作用的同时，强调要"避其毒气"，因"避虚邪以安其正"，《素问·上古天真论篇》还提出："虚邪贼风，避之有时。"若能做到《素问·刺法论篇》所说的提前注意观察六气变化规律及运气升降往来失常的异常气候变化，即运气"升降不前"的异常变化，对温疫类疾病就更"可以预备"，"可以先防"，达到更好的避邪效果。

古代采取了许多严格的隔离预防措施以"避其毒气"。据史籍记载，晋代就有"朝臣家有时疫染易三人以上者，身虽无疾，百日不得入宫"的规定。说明不仅要与患者隔离，而且还要对已与患者接触而尚未发病之人隔离。明代萧大享所著《夷俗记》中记载内蒙古地区有这样的习俗，即"凡患豆疮（指天花），无论父母、兄弟、妻子，俱一切避匿不相见"。在汉代对传染病采取集中隔离治疗，颇似今日之传染病医院。清初设有"查痘章京"一职，以专事检查京城天花患者，一有发现，即令其迁出四五十里以外，以防其在京城流行、蔓延。此时已开始对外来海船进行海关检疫，以防痘疮（天花）传入我国境内。此外，熊立品在《治疫全书》中强调勿接触患者任何物品，以免受到传染，如《治疫全书》中指出，"当合境延门，时气大发，瘟疫盛，递相传染之际，毋近病人床榻，染其秽污；毋凭死者尸棺，触其臭恶；毋食病家时菜，毋拾死人衣物"等。

（三）注意卫生

良好的卫生习惯对于预防温病的传播、流行具有重要意义。我国是一个有着悠久历史的文明国度，对环境和个人卫生都非常重视，很早就有清扫庭院、打扫室内外卫生的记载。如早在商代青铜器上已有洒扫人的形象铭文；周代《礼记·内则》有云：凡内外，鸡初鸣，洒扫室堂及庭。历代重视疏通城市沟渠，建立排水系统，如在河北易县出土的战国时代燕国下都的陶质阴沟管道，为我国早期的地下排水设施。出土的汉代文物中有"箕帚俑"，说明在汉代已有从事城市清扫工作的专职人员。《后汉书·张让传》记载有毕岚"作翻车渴乌施桥西，用洒南北郊路"，说明当时已有抽水洒水设备，用以洒水于路面，防止尘土飞扬，保持道路清洁，减少空气污染。在殷墟甲古文中有"涵"字，"涵"即为厕所、猪圈，而后汉邯郸淳《笑林》载有"都厕"，即城市设有公共厕所，以利粪便管理，减少传染病的发生。在甲骨文中有"井"字，说明至少在商代已广泛使用水井，至周代，已使用砖块垒井壁，并设有井栏、井盖，甚至定期进行"浚井改水"，或用药物进行井水消毒。清代王士雄《霍乱论》载有：平日即留意或疏浚河道，毋使积污，或广凿井泉，毋使饮浊，直可登寿域。这是对饮水及水源的管理措施。饮水方面，提倡不喝生水，如《吕氏春秋》提出饮水必须"九沸九度"。宋代庄绰在《鸡肋编》中指出：纵细民在道路上，亦必饮煎水。在食品卫生方面，古人要求食用新鲜食品，不食用腐败变质食物，如《论语·乡党》云：鱼馁而肉败不食，色恶不食，恶臭不食。在汉代王充的《论衡》中明确提出"饮食不洁净，天之大恶也"；又如《金匮要略》所云："秽饭、馁肉、臭鱼，食之皆伤人。"又云："六畜自死，皆疫死，则有毒，不可食之。"可见其要求非常严格，对防止消化道传染病的传染与流行具有重要意义。在个人卫生方面，战国时代的大诗人屈原在《楚辞·渔父》中有"新沐者必弹冠，新沐者必振衣"的记载；元代郭钰所著《静思集》载有"南州牙刷寄来日，去腻涤烦一金值"；《备急千金要方》载有"常习不唾地"；又《马可波罗游记》载有：元制规定，向大汗献食者，皆用绢蒙口鼻，以防止唾沫污染食品。总之，良好的个人和环境卫生习惯对于预防温病的传播、流行具有重要意义。

（四）驱杀虫害

古代采取了许多行之有效的方法，预防以虫害作为媒介引发的疫病。如在周代就设有类似当今除害防疫的专职人员，专事药物驱杀虫害。敦煌石窟中有一幅殷人熏火防疫图，形象地描绘了殷商时代即以火燎、烟熏以杀虫、防疫的生动情景。明代赵学敏所著《本草纲目拾遗》将蝇、蚊、虱、蚤、臭虫列为夏日五大害，为人们驱杀对象。为防止苍蝇污染食物，南宋陈元靓所著《岁时广记》引《岁时杂记》云：都人端午作罩子，以木为骨，用色纱糊之以罩食。说明古代早已普遍使用食罩防蝇、防尘。在诸多古代本草著作中载有百部、藜芦、苦楝子、藁本等药物具有杀蝇、灭蝇作用，草乌、皂荚等药物有灭蛆作用。在周代以前，已采用药草熏烟驱蚊，如《月令辑要》引《千金月金》所载：浮萍阴干和雄黄些许，烧烟去蚊；在汉代已广泛使用蚊帐防蚊；南宋时，南昌地区已有专门从事"货蚊药以自给"的店铺，说明当时以蚊药驱蚊已较普遍。古人早已知道常洗浴、更衣可有效地消灭虱子及其虫卵（蛆子），如《淮南子》说：汤沐具而蛆虱相吊。历代本草书中记载了不少杀灭虱子、蚊子的药物，如雄黄、草蒿、藜芦、百部、白矾、轻粉等。还载有以菖蒲、芸草驱杀跳蚤，用糠花米、黄柏、木瓜、荞麦秸、百部、雄黄、辣蓼、浮萍、菖蒲等驱杀臭虫。

（五）针刺预防

针刺预防是《内经》防治温疫的重要手段。《素问·刺法论篇》指出了针刺为主的防治方法，根据五运六气变化规律，刺治相应经脉的有关腧穴预防和救治因气运失常、气候异常所形成的疫病。原文记载："升降不前，气交有变，即成暴郁……如何预救生灵，可得却乎？……须穷法刺，可以折郁扶运，补弱全真，泻盛蠲余，令除斯苦。……升之不前，可以预备……升降之道，皆可先治也。"原文强调"天地气逆，化成民病，以法刺之，预可平疴"。提出以针刺为主，通过针刺相应经脉有关腧穴来防治疫病。《素问·刺法论篇》还指出五运太过或不及针刺五脏俞穴、预防疫病的原则与方法，即"太过取之，次抑其郁，取其运之化源，令折郁气。不及扶资，以扶运气，以避虚邪也"；还提出"迁正不前，以通其要"，不退位者当刺相应经脉之所入，即合穴；对于"刚柔失守""三年化疫"，当应用针刺补五脏之俞，泻所胜之经进行预防。原文还特别强调用针之后的调养措施，包括调摄精神、饮食劳倦等，即"其刺以毕，又不须夜行及远行，令七日洁，清净斋戒"；同时还要配合气功导引之法，如"所有自来肾有久病者，可以寅时面向南，净神不乱，思闭气不息七遍，以引颈咽气顺之"等。这不但丰富了疫病预防理论，对中医临床护理学也有重要价值。

（六）发明接种术

预防接种是预防温疫发生与流行的最有效方法。我国至少在明代以前就已发明了种痘法预防天花，开创了世界人工免疫的先河，对保证人民健康做出了巨大贡献，是医学科学史上的一项重大成就。据《医宗金鉴》所载，当时采用的人痘接种术，有痘衣法、痘浆法、旱苗法、水苗法等。

四、预防的主要方药

古代医家重视用方药预防温病。早在《山海经》中就有预防疫病的食物、药物记载，如称：箴鱼食之无疫疾。《素问·刺法论篇》提出服用小金丹预防疫病，原文云："又一法，小金丹方：辰砂二两，水磨雄黄一两，叶子雌黄一两，紫金半两，同入合中，外固了，地一尺筑地实，不用炉，不须药制，用火二十斤煅之也，七日终，候冷七日取，次日出合子，埋药地中七日，取出顺日研之三日，炼白沙蜜为丸，如梧桐子大，每日望东吸日华气一口，冰水下一丸，和气咽之，服十粒，无疫干也。"

晋代葛洪的《肘后备急方》中列举了数首"辟瘟疫""辟天行疫疠"的方剂，如老君神明白散是现存文献中预防和治疗瘟疫最早的专方。《肘后备急方》指出发斑是"温毒"，属大疫，治宜"黑膏"，使"毒从皮中出"，用黑膏方治疗温毒发斑，此方现在临床上仍在应用；夹热下痢是"天行毒病"，治宜黄连、黄柏。书中还记载了药物纳鼻、佩戴及烧烟熏居等防治温病的方法。如以赤散方少许，纳鼻中防治温疫；再如将太乙流金方制成药囊，佩戴于胸前、挂于门户，烧烟熏居所防治温病；屠苏酒预防温病交相染易等。这些预防方法对后世影响深远，流传甚广，至今仍在沿用。

隋代巢元方的《诸病源候论》在"时气令不相染易候"及"温病令人不相染易候"等篇中多次提出"预服药及为法术以防之"。

唐代孙思邈的《备急千金要方》中收载了"辟疫气""辟温气""辟温疫气"的方剂36首。《备急千金要方》中指出："天地有斯瘴疠，还以天地所生之物防备之，命曰知方，则病无所侵矣。"指出了温病虽可传染，但可以用药物来预防。主要有雄黄丸、赤散、太乙流金散、雄黄散、杀鬼烧药、虎头杀鬼丸、金牙散等，或制成药囊佩戴，或烧熏，或嚏鼻，或粉身，或洗浴，或内服等，在预防的方剂中常用雄黄、雌黄、朱砂、矾石、藜芦、菖蒲等解毒之品。《千金翼方》中有"杂方附"6首，亦属防治温病的方剂。从他搜集的辟温方，足可以证明孙思邈是注重实际和倡导预防的。如葳蕤汤、暴气斑点方、犀角地黄汤等许多方药，对后世温病学的发展起到了积极的推动作用。其中葳蕤汤被后世奉为滋阴解表的代表方剂，犀角地黄汤至今仍是温病热入血分，凉血散血的代表方剂。

《外台秘要》一书收载了很多防治温病的方剂，其中辟温方22首，天行一门，收方137首。《外台秘要》搜集、保存了许多治温古方和民间方，如大青消毒汤、知母解肌汤、知母汤、香豉汤、大黄汤、地黄汤等，至今仍具有较高临床指导价值。

元代滑寿主张用消毒保婴丹、代天宣化丸预防麻疹；明代张景岳在《景岳全书》中记载用"福建茶饼"进行口腔消毒以预防病从口入；明代张凤逵《增评伤暑全书》记载用雄黄丸预防温病，即雄黄一两，赤小豆、丹参、鬼箭羽各二两，共为细末，炼蜜为丸，每日空腹服用不少于五丸；清代陈耕道《疫痧草》提出病家可用大黄、茵陈、降香、茅术烟熏做空气消毒。

清代王孟英《随息居重订霍乱论》中记载了数首预防温病的方药。如以苍术、雄黄避秽，大蒜、酒驱邪；常饮枇杷叶汤可预防外感时邪：枇杷叶，深冬采收，刷毛，洗净，切碎，净锅内炒干，瓷瓶密收，常代茶饮；立效丹：砂仁三两，明雄黄，硼砂各一两八钱，梅冰、当门子各九钱，火硝六钱，莘芰、牛黄各三钱，共为细末，抹少许于鼻孔可防疫；行军散：西牛黄、当门子、真珠、梅冰、硼砂各一两，明雄黄八钱，火硝三分，飞金二十页，共为细末，嗜鼻避时疫之气。

清代林之翰《温疫萃言》中收集了《肘后备急方》《伤寒类要》《医说》中预防温病的很多方药。如救疫神方：黑豆二合（炒令香熟），甘草二寸（炙黄），以水二盏，煎其半，频频口服；降真香，于住宅中焚烧，能治天行时疫，温疬瘴气灾疾；辟瘟丹：苍术、木香各一斤，柏子半斤，芸香、官桂各四两；或雄黄末一钱，麝香半分，用黑枣肉捣为丸，枣核大，朱砂为衣，绵包塞入鼻中；蒸蒸辟秽丹：苍术一斤，羌活、独活、荆芥、防风、川芎、白芷、藁本、柴胡、菖蒲、桃叶、柏叶、艾叶、甘松、山柰、藿香、麻黄、香附、商陆、赤豆各四两，大黄、牙皂、甘草、细辛、干姜、官桂各二两，草乌、降真香、雌黄、雄黄各一两，共为末，米糊丸，弹子大，晒干收贮，焚烧以辟秽。

清代刘松峰在《松峰说疫》中记载了避瘟方65首，治瘟方1首。现摘录如下：①焚香防疫方7首。避瘟丹：苍术、乳香、甘松、细辛、芸香、降真香等份，糊为丸豆大。太仓公避瘟丹：苍术、台芎、黄连、白术、川芎、草乌、细辛、柴胡、防风、独活、甘草、藁本、白芷、香附、当归、荆芥、天麻、官桂、甘松、干姜、山柰、麻黄、牙皂、白芍、麝香。神砂避瘟丸：雄黄、雌黄、穿山甲、龙骨、鳖甲、刺猬皮、川芎、禹余粮、真珠、羚羊角、虎头骨（代）、樗鸡、雄鸡头。神圣避瘟丹：苍术倍量，香附、羌活、独活、甘松、山柰、白芷、赤箭、大黄、雄黄各等份，共为末，糊丸弹子大，黄丹为衣，晒干，正月初一平旦，焚一炷避除一岁瘟疫邪气。避瘟丹：苍术、乳香、甘松、细辛、芸香、降真香。太乙紫金锭：雄黄、朱砂、麝香、五倍子、红芽大戟、千金子仁。苍降反魂香：苍术、降真香各等份，共末，揉入艾叶内，绵纸卷筒，烧之，除秽祛疫。②佩带防疫方3首。务成子萤火丸：萤火虫、鬼箭羽、蒺藜、矾石各一两，雄黄、雌黄各二两，羚羊角、煅灶灰、锤柄各一两半，共为粗末，以鸡子黄、雄鸡冠一具，和之如杏仁大，红绸缝三角囊盛五丸，带左臂上，也可挂于门户。除秽靖瘟丹：苍术、降真香、川芎、大黄各二钱，虎头骨（代）、斧头木、鬼箭羽、桃枭、羊踯躅、羌活、甘草、草乌、藁本、白芷、荆芥、干葛、刺猬皮、穿山甲、羚羊角、红枣、干姜、桂枝、附子、煅灶灰、川椒、山柰、甘松、排草、桂皮各一钱，共为粗末；明雄二钱，朱砂二钱，乳香一钱，没药一钱，四味另研，共合。老君神明散：苍术一钱，桔梗二钱五分，细辛、炮附子（去黑皮）各一两，乌头四两（去皮、尖），共为细末，带于身边，可免瘟疫。③佩带、焚香防疫方2首。太乙流金散：雄黄、羚羊角、雌黄、白矾、鬼箭羽。避瘟杂鬼丸：雄黄、雌黄各三两，穿山甲、龙骨、鳖甲、刺猬皮各二两，川芎二两，禹余粮二两，真珠，羚羊角七两，虎头骨（代）七两，樗鸡十五枚，雄鸡头一枚，共为末，蜡溶为丸，随身携带。④佩带、纳鼻防疫方。藜芦散：藜芦、踯躅、干姜各一两，丹皮、皂角各一两六钱，细辛十八铢，桂枝、附子、朱砂各六两。⑤口服防疫方8首。雄黄丸：明雄一两（研末），丹参、赤小豆（炒熟）、鬼箭羽各二两，共为末，蜜丸梧桐子大，每日空腹，温水下五丸。福建香茶饼：沉香、白檀各一两，儿茶二两，粉草五钱，麝香五分，冰片三分，共为细末，糯米汤调，丸黍米大，将药物放入口中溶化。透顶清凉散：白芷、细辛、当归、明雄、牙皂等分，共为细末，瓷瓶贮，勿泄气。凡遇时令不正，温疫流行，人各带之，或嗅鼻，可免侵染。用苍耳嫩叶阴干，遇疫时，为末，冷水服二钱，或水煎，全家人饮用，能避瘟邪。避瘟良方：瘟疫盛行，车前子隔纸焙为末，口服瘟疫不染。避瘟方：用桃叶上虫，捣烂，凉水调服。神砂避瘟丸：神砂一两，研细，白蜜和丸，冷水吞服。不染瘟方：雄黄五钱，赤小豆一两，苍术一两，共为细末，水调，每服一钱。

综上所述，这些预防方药体现了古代医家对于温病防重于治的医学思想。现今在温病、瘟疫发生时仍会选用一些方药以预防。如在流行性感冒流行期间，可以用金银花、连翘、野菊花、贯众、蒲公英、大青叶等煎汤，让易感人群服用；在流行性脑脊髓膜炎流行期间，可选用大蒜、金银花、连翘、千里光、贯众、野菊花、蒲公英、鲜狗肝菜、鲜鬼针草等煎汤服用预防；在流行性乙型脑炎流行期间，可选用大青叶、板蓝根、牛筋草等煎汤服用预防；在肠伤寒（属湿温范围）流行期间，可选用黄连、黄柏等煎汤服用预防；在猩红热（烂喉痧）流行期间，可选用黄芩、忍冬藤等煎汤服用预防；在麻疹流行期间，可选用紫草、丝瓜子、贯众等煎汤服用预防；在甲型肝炎流行期间，可选用糯稻根、茵陈等煎汤服用预防。预防方药甚多，在此不一一列举。此外，对呼吸道传染病可进行空气消毒预防。如在流行性感冒流行期间，以食醋按每立方米空间2~10ml加清水一倍，在居室煮沸熏1小时；又如燃烧苍术、艾叶以烟熏室内，可预防腮腺炎、水痘、猩红热、流行性感冒等。用药物滴鼻或喷入咽部也可用于呼吸道传染性疾病的预防，如以食醋用冷开水稀释后滴鼻可预防流行性感冒、流行性脑脊髓膜炎；或用白芷3g吹入两侧鼻窍，或置于口罩内，也有一定的预防作用。

历代名医的温病验案是理法方药有机融合的真实记录和经验结晶，与温病的重要理论和特色治法相联系，值得研究和借鉴。本篇重点精选叶天士、薛生白、吴鞠通、王孟英、雷少逸、张锡纯、程门雪、王乐匋、赵绍琴、李士懋等历代著名温病学家医案，在基于临床的前提下，重点评析其临床施治过程中源于经典的思维、审因论治的思路、理法方药的特色、配伍化裁的技巧，从而展示其左右逢源、效如桴鼓的高明所在。名医验案是医家们记录其临床所治疗的典型、复杂、疑难病案例，主要是供自己、同道、后人参考学习。通过分析这些典型的温病验案，可以更好地传承中医大家的临床经验、思路方法、学术思想，也可以使研究者在临床诊治疑难或危重病症之际得到启发。好的医案，诚能使人开卷有益，学者能借以登堂入室，亦可温故知新，发掘有益的临床辨病辨证、选方用药经验，从而形成自己的临床诊疗特色，更好地权衡自身理论与临床的短长，以期达到审偏知弊、补偏救弊的目的。许多温病验案在于案例本身的特殊性，如对疑难、危重病症的成功治疗，即源于医者对关键病机证候的准确治疗，从而扭转病机，逆转病势。医案之意义，正在于示人以辨证论治之规矩，圆机活法之变通，理法方药之依据。

下篇　温病名家验案评析

一、叶天士温病验案评析

叶桂（1666—1746 年），字天士，号香岩，晚年号上津老人，江苏吴县（今江苏省苏州市）人。世代业医，谦虚好学，博采众长，自成一家，擅长治疗温热病，被后世誉为温热大师。《临证指南医案》《温热论》《幼科要略》《叶氏医案存真》《未刻本叶氏医案》《叶天士晚年医案》等系其门人或后人整理叶氏所述及病案而成。其主要学术贡献是创立温病卫气营血辨证体系，发挥三焦分证之理。其临床诊断尤重辨舌验齿之法，倡导脾胃分治，善于甘润养胃，处方以轻清灵动见长。

（一）风温阴伤陷入心包案

吴　冬月伏邪，入春，病自里发，里邪原无发散之理，更误于禁绝水谷，徒以芩、连、枳、朴，希图清火消食以退其热，殊不知胃汁再劫，肝风掀动，变幻痉厥危痫。视诊舌绛，鼻窍煤黑，肌肤甲错干燥，渴欲饮水，心中疼热。何一非肝肾阴液之尽，引水自救。风阳内烁，躁乱如狂。皆缘医者未曾晓得温邪从阴，里热为病，清热必以存阴为务耳。今延及一月，五液告涸，病情未为稳当，所持童真，食谷多岁，钱氏谓幼科易虚易实，望其有生机而已。

阿胶、生地、天冬、川石斛、鸡子黄、玄参心。

又，咸润颇安，其热邪深入至阴之地，古云：热深厥深。内涸若此，阴液何以上承？虑其疳蚀阻咽，故以解毒佐之。

玄参心、真阿胶、真金汁、细生地、天冬、银花露。

又，胃未得谷，风阳再炽，入暮烦躁，防其复厥。

生地、白芍、麦冬、金汁、阿胶、牡蛎、银花露。

又，神识略苏，常欲烦躁，皆是阴液受伤，肝风不息，议毓阴和阳。

生地、牡蛎、阿胶、麦冬、木瓜、生白芍。

又，膻中热炽，神躁舌干，痰多咳呛，皆火刑肺金，宜用紫雪丹一钱

【评析】叶氏本案以清热养阴开窍法治风温阴伤陷入心包之候。患者病情迁延有时，从痰多呛咳等症状来看，似是风温。因初治失法，病久阴液大伤，症见舌绛，肌肤甲错干燥，当是肝肾阴液耗尽之象。叶氏采用留人治病法，以期通过养阴制阳、扶正祛邪，挽救危候，是不得已之法。二诊病情稍缓，咸润法收到效果，故继续使用。四诊之际，神识略苏，知咸润养阴，已经奏效。但单用清泻肺火之治，究嫌不力，本案病机似属于外感风热，化火陷入心包，病程至五诊之际，症见"膻中热炽，神躁舌干"，故用紫雪丹清热开窍、镇惊安神。紫雪丹系《外台秘要》方，善治温热病热邪内陷心包，高热烦躁，神昏谵语，痉厥，口渴唇焦等危重之候。

（二）温热阳明津损案

王　脉虚数倏，寒热，口渴思饮，营卫失和，阳明津损，初因必夹温邪，不受姜、桂辛温。有年衰体，宜保胃口，攻伐非养老汤液也。

沙参、天花粉、玉竹、甘草、桑叶、甜杏仁、元米。

【评析】叶氏本案以养胃滋阴法治温热阳明津损之候。温病初期，邪在营卫，通常按伤寒法多用姜、桂以发散表邪，但姜、桂辛温，发汗大过，易耗伤阳气，损及津液。今患者年衰之体，气阴本亏，复夹温邪，不受姜、桂辛温，而胃阴耗伤，胃阴不足，虚热内生，故口渴思饮，脉虚数。治疗当因人制宜，养胃滋阴，不宜攻伐太过。方中沙参、天花粉、玉竹养胃滋阴；桑叶润燥养阴；胃气宜降不升，故用杏仁降胃气，润肠通便；加粳米养胃生津；甘草健脾和胃，调和诸药。全方养胃滋阴，和降肺胃之气而奏效。

（三）温热自血分而发案

王　十八，夜热早凉，热退无汗，其热从阴而来，故能食、形瘦，脉数左盛。两月不解，治在血分。

生鳖甲、青蒿、细生地、知母、丹皮、竹叶。

【评析】叶氏本案以凉血散血通络，滋阴清热泻火，透邪热从血分外达法治温热自血分而发之候。患者症见夜热早凉，热退无汗，能食，形瘦，脉数左盛等。从"治在血分"的治疗思路分析，所谓"热从阴而来"是指热自血分而发，气属阳，血属阴，故曰"热从阴而来"。血分阴津损伤，热伏难以透出，为其病机的关键所在，方用生鳖甲配细生地凉血滋阴，青蒿配竹叶透热外出，知母配丹皮凉血泄热。从"两月不解，治在血分"分析，其症还应有"舌绛"等营血分见症。后来吴鞠通根据此案，制定出青蒿鳖甲汤，见于《温病条辨·下焦篇》风温温热第12条，其组成为青蒿、鳖甲、细生地、知母、丹皮，并称此方为"辛凉合甘寒法"。其原条文谓："夜热早凉，热退无汗，热自阴来者，青蒿鳖甲主之。"青蒿鳖甲汤以鳖甲滋阴入络剔邪，青蒿芳香清透，两药配伍组成了滋阴透邪的基本手法。吴氏认为："此方有先入后出之妙，青蒿不能直入阴分，有鳖甲领之入也；鳖甲不能独出阳分，有青蒿领之出也。"由于本方证的病机深在血分，因此用生地、丹皮凉血散血，配合鳖甲滋阴凉血透络。知母苦寒，既能滋阴，又可清热泻火，与青蒿配合则清热透泄。全方凉血散血通络，滋阴清热泻火，透邪热从血分阴部外达而出。吴氏进一步指出："邪气深伏阴分，混处气血之中，不能纯用养阴，又非壮火，更不得任用苦燥。故以鳖甲……入肝经至阴之分，既能养阴，又能入络搜邪；以青蒿芳香透络，从少阳领邪外出；细生地清阴络之热；丹皮泻血中之伏火；知母者，知病之母也，佐鳖甲、青蒿而成搜剔之功焉。"其辨方证要点是低热、夜热早凉、舌红少苔、脉细数。

（四）温邪入营肝风欲动案

金（女）　温邪深入营络，热止，膝骨痛甚。盖血液伤极，内风欲沸，所谓剧则瘛疭，痉厥至矣。总是消导苦寒，冀其热止，独不虑胃汁竭，肝风动乎？拟柔药缓络热息风。

复脉汤去参、姜、麻仁，生鳖甲汤煎药。

【评析】叶氏本案以柔药缓络热，以息风法治温邪入营肝风欲动之候。究其病机为温病后期，余热已止，阴液大伤，虚风欲动。此时若误用消导、苦寒之品，则必有劫胃伤阴而引动肝风之患，故宜柔药缓络热以息风，以复脉汤去参、姜、麻仁，生鳖甲汤煎药。

（五）暑热阻于中焦案

某　暑热阻于中焦。

藿梗、橘白、厚朴、川连、半夏、茯苓。

【评析】叶氏本案以苦寒泄热，渗泄利湿法治暑热阻于中焦之候。盖因暑热夹湿，蕴阻中焦，气机着滞，故治疗以辛苦寒清化湿热为法，叶氏认为"暑必夹湿，伤在气分"，如果识证不准，盲目采用"消导、升举、温补"等法，必使"暑邪无有出路"，"法当苦寒泄热，苦辛香理气渗泄利湿。盖积滞有形，湿与热本无形质耳"。故以黄连清热，藿香芳香化湿，厚朴理气燥湿，半夏、茯苓通降胃气，橘白化痰开胃。药仅六味，处方严谨，用药精当，对后世临床治疗暑热夹湿证有重要指导作用。

（六）感受暑热气机不通案

某　冒暑运行，热气由口鼻吸入，先犯上中，分走营卫，故为寒热疟疾。当淡泊饮食滋味，轻疏胃气，投剂或以凉解芳香，或以甘寒生津，皆可治疗。奈何发散不效，复肆行滋补，致肺气壅闭，胃中凝滞，自上及下，一身气机不通，变成肿胀，矫其非而欲与攻逐。无如病久形消，又虑正气之垂寂，不得已用保和丸，缓疏中焦。渐渐升降得宜，六腑转达，腑气先通，经脉之气无有不通者矣。

保和丸。

【评析】叶氏本案以和胃通腑，缓疏中焦法治感受暑热气机不通之候。起因于患者感受暑热，发为疟疾，疟邪伏于半表半里，出入于营卫之间，邪正相搏，则寒热发作；治疗当清热解表，和解祛邪，饮食以清淡而易于消化者为宜。无奈前医先误用发表，继误用滋补，致使肺气壅闭，胃脘窒塞，一身气机不通，变为肿胀。予保和丸者，意在消食导滞，和胃通腑，缓疏中焦。保和丸出自《丹溪心法》，通常用于食积内停，胸脘痞闷胀痛，嗳腐吞酸，厌食呕吐等病变。本案之所以选用本方，实是针对病变过程感受暑热，复因误治而致"一身气机不通"这一特点而考虑的。方中半夏、茯苓、陈皮、莱菔子苦辛淡味以通降上下；山楂、神曲、麦芽苦降酸泄、芳香开胃；连翘甘凉清热散邪，以求腑气通彻，然后经脉可通。诸药配伍，胃气得和，热清湿去，则诸症自除。

（七）湿热下陷泄泻案

某　湿热下陷，腹痛泄泻。

藿梗、神曲、桔梗、广皮、川连、茯苓、苡仁、泽泻。

【评析】叶氏本案以化湿与清热兼顾，化湿与理气并用之法治湿热下陷泄泻之候。其治疗主要针对湿热证中湿重于热的泄泻，通过分消开泄湿热法达到"开上""畅中""渗下"的目的。湿热郁蒸胃肠，传化失常而症见腹痛、泄泻，治以化湿清热、理气止痛。处方以藿梗芳香化湿，黄连燥湿清热，薏苡仁、茯苓、泽泻健脾利水渗湿，陈皮理气消胀，神曲消食开胃。湿热泄泻多有黏滞不爽症状，故桔梗降气排脓。本案的用药特色在于化湿与清热兼顾，化湿与理气并用，而化湿之中又是芳香化湿、苦寒燥湿、利水渗湿合用，从而能够达到分消走泄的目的。

（八）风温入肺，肺热郁结案

叶　风温入肺，肺气不通，热渐内郁，如舌苔、头胀、咳嗽、发疹、心中懊憹、脘中痞满，犹是气不舒展，邪欲结痹，宿有痰饮，不欲饮水。议栀豉合凉膈方法。

山栀皮、豆豉、杏仁、黄芩、瓜蒌皮、枳实汁。

【评析】叶氏本案以清热化痰理气法治风温入肺，肺热郁结之候。风温入肺，肺热郁结，为风温常见证候。叶氏选用栀豉汤加味，以香豉辛散，山栀、黄芩清热，杏仁宣肺止咳，瓜蒌皮、枳实宽胸散结理气。案中提到"合凉膈方法"，而实际方中却并未合用凉膈散如硝、黄之类，而是取黄芩、山栀、瓜蒌皮、枳实清热化痰理气。究其原因，乃该病邪热在上，如用硝、黄之类，则易使邪陷入里，徒伤阴液。本方有凉膈之意，而未按成方药味凉膈，足见叶氏随症化裁之巧。

（九）暑热夹湿案

杨　暑热必夹湿，吸气而受，先伤于上，故仲景伤寒，先分六经；河间温热，须究三焦。大凡暑热伤气，湿着阻气，肺主一身周行之气，位高，为手太阴经。据述病样，面赤足冷，上脘痞塞，其为上焦受病显著。缘平素善饮，胃中湿热久伏，辛温燥烈，不但肺病不合，而胃中湿热，得燥热锢闭，下利稀水，即协热下利。故黄连苦寒，每进必利甚者，苦寒以胜其辛热，药味尚留于胃底也。然与初受之肺邪无当。此石膏辛寒，辛先入肺；知母为味清凉，为肺之母气。然不明肺邪，徒曰生津，焉是至理，昔孙真人未诊先问，最不误事。再据主家说及病起两旬，从无汗泄。经云，暑当汗出勿止。气分窒塞日久，热侵入血中，咯痰带血，舌红赤，不甚渴饮，上焦不解，蔓延中下，此皆急清三焦，是第一章旨。故热病之瘀热，留络而为遗毒，注腑肠而为洞利，便为束手无策。再论湿乃重浊之邪，热为熏蒸之气。热处湿中，蒸淫之气，上迫清窍，耳为失聪，不与少阳耳聋同例。青蒿减柴胡一等，亦是少阳本药。且大病如大敌，选药若选将，苟非慎重，鲜克有济。议三焦分清治，从河间法。

飞滑石、生石膏、寒水石、大杏仁、炒黄竹茹、川通草、莹白金汁、金银花露。

又，暮诊。诊脉后，腹胸肌腠，发现瘰疹，气分湿热，原有暗泄之机。早间所谈，余邪遗热，必兼解毒者为此。下午进药后，诊脉较大于早晨，神识亦如前，但舌赤，中心甚干燥，身体扪之，热甚于早间，此阴分亦被热气蒸伤，瘦人虑其液涸，然痰咯不清，养阴药无往而非腻滞。议得早进清膈一剂，而三焦热秽之蓄，当用紫雪丹二三匙，藉其芳香宣窍逐秽，斯锢热可解，浊痰不黏，继此调理之方，清营分，滋胃汁，始可瞻顾。其宿垢欲去，犹在旬日之外。古人谓下不嫌迟，非臆说也。

紫雪丹。

知母、竹叶心、连翘心、炒川贝、竹沥、犀角、玄参、金汁、银花露。

又，一剂后，用竹叶心、知母、绿豆皮、玄参、鲜生地、金银花。

又，一剂后，去银花、绿豆皮，加人参、麦冬。

又，初十申刻诊，经月时邪，脉形小数，小为病退，数为余热，故皮腠肤蜕，气血有流行之义。思食欲餐，胃中有醒豁之机，皆佳兆也。第舌赤而中心黄苔，热蒸既久，胃津阴液俱伤，致咽物咽中若阻，溺溲尿管犹痛，咯痰浓厚，宿垢未下。若急遽攻夺，恐真阴更涸矣。此存阴为主，而清腑兼之。故乱进食物，便是助热，惟清淡之味，与病不悖。自来热病，最怕食复劳复，举世共闻，非臆说也。

细生地、玄参心、知母、炒川贝、麦冬、地骨皮、银花露、竹沥。

又，脉症如昨，仍议滋清阴分余热，佐清上脘热痰。

照昨日方去地骨皮、银花露，加盐水炒橘红。

【评析】叶氏本案以清化暑湿，宣通三焦法治暑热夹湿之候。暑温病变，是感受夏令暑热病邪而发生的一种急性外感热病，具有发病急剧，初起即见阳明气分证候，病程中易伤津耗气，易于化火、生痰、闭窍、动风等临床特点。但由于夏天气候炎热，雨湿又重，故暑温病变除了感受暑热之邪外，往往兼感湿邪，所谓"暑必兼湿"就指此而言。其治疗以清暑泄热为基本治法。如暑温夹湿在卫者，以清暑化湿，透表散寒为主；暑湿困阻中焦者，以苍术白虎汤清暑化湿；暑湿弥漫三焦者，以清化暑湿，宣通三焦为主。本案是暑温重证，前后六诊。初诊在上午时，其病尚在气分，症见"上焦不解，漫延中下"诸候，故用三石汤清热利湿，从三焦分清着手。傍晚复诊时，患者出现瘾疹，且见舌赤，中心甚干燥，身体扪之，热甚于早间，表明病邪已由气分入血分，于是叶氏用犀角地黄汤合紫雪丹加减，以凉血清热。此方选药恰当，以犀角（水牛角代）凉血，竹叶心、连翘心清心，知母、金汁、银花露清热解毒，紫雪丹清热辟秽，川贝、竹沥化痰热，玄参养阴顾正，因而一剂大效。三诊以后，气血之热邪已清，但见舌赤而中心黄苔，且热蒸既久，致咽物咽中若阻，溺溲尿管犹痛诸症，乃由胃津阴液俱伤使然，故专予存阴为主，而清腑兼之。同时提醒患者注意饮食调理，因为"乱进食物，便是助热，惟清淡之味，与病不悖。自来热病，最怕食复劳复，举世共闻，非臆说也"。终以滋清阴分余热，佐清上脘热痰而获愈。

（十）暑温热陷心包案

暑风上受，首先犯肺，热蕴不解，逆传心包，肝阳化风，盘旋舞动，神昏谵语，脉虚，急宜辛凉，开热疏痰。俾神魂复摄，斯无变幻。为今治法，须治上焦。苦降消克，是有形有质，非其治矣。

犀角尖二钱，鲜生地一两，甘草五钱，廉珠末三分（研细冲入），焦丹皮二钱，连翘一钱五分，赤芍二钱，卷心竹叶二钱，白灯心五分。

煎成化服牛黄丸二分，冰糖四两、乌梅一钱煎汤代水。

病久阴阳两伤，神迷微笑，厥逆便泄，正虚大著。若治病攻邪，头绪纷纭，何以顾其根本，莫如养正，以冀寇解。

人参一钱五分，青花龙骨五钱，白芍药三钱，南枣（去核）三枚，淘净淮麦一合，炙甘草一钱。

补正厥泄并止，邪少虚多彰明矣。清火消痰理气、辛开下乘方法，片瓣不得入口矣。急宜扶助肝阴，俾得阴阳交恋，不致离二，则厥逆自止，然非可旦夕图功。希其不增别症，便是验处。

细北沙参一两，青花龙骨八钱，南枣四枚，白芍五钱，炙黑甘草一钱五分，上清阿胶二钱，淮麦一两。

黏痰咳呕外出，邪有外达之机，神识颇清，正有渐复之势矣。但筋惕脉虚，元气实馁，扶过秋分大节，得不变幻，方可。

大淮生地汁五钱（煎三十沸），龙骨五钱，白芍三钱，天冬一钱，鲜白花百合汁五钱（煎三十沸），人参一钱，淮麦五钱，南枣二枚，上清阿胶一钱五分，炙黑甘草一钱。

将前四诊合参，颇有功成之望，然日就坦途乃佳。

人参一钱（包举大气），天冬一钱（清滋金水），炙黑甘草五分（调和解毒），麦冬一钱五分（滋金土），川斛三钱（养胃口生真），生地汁一两（捣同煎，培益先天阴气），鲜白花百合汁煎汤代水（清金降火，生津化热）。

夫用药如用兵，须投之必胜，非徒纪律已也。况强敌在前，未可轻战，戢民固守，则是可为。今观此症本质素亏，时邪暑、湿、热三气交蒸互郁，上犯清灵，都城震惊，匪朝伊芳夕矣。藏精真气神衰惫困穷，阳津阴液，久为大伤，治惟保其胃口，生真培元固本，犹恐不及，何暇再顾其标之痰热耶，仍主前法。

人参一钱，阿胶一钱五分（米粉炒），料豆衣三钱，茯神去木二钱，天冬（炒松）一钱，麦冬（炒松）一钱，大生地（炒黑）一两，甜北沙参四钱，百合煎汤代水。

神气渐复，生机勃然，但受伤已久，未易收功，缓以图之，静以待之。

人参一钱，熟地炭四钱，炒松麦冬一钱五分，阿胶一钱五分，生地炭四钱，炒松天冬一钱五分，百合汤代水。

痰中微带红色，此交节气代更，浮游之虚火上升，无足怪也。治宜清上益下。

人参一钱，霍石斛三钱，生牡蛎四钱，绿豆壳三钱，麦冬一钱五分，白粳米三钱，白芍药三钱，清阿胶一钱五分，茯神三钱，百合汤代水。

【评析】叶氏本案以扶正镇怯，甘缓息风，育阴生津法治暑温热陷心包之候。暑性炎热，最易耗气伤津。同时暑气通于心，不仅病变过程中暑热病邪极易深入心营，内闭清窍，导致患者神昏谵语，也有暑热病邪直接侵犯心营而病者。此外，暑热炽盛，又易引动肝风，出现痉厥之变。本案前后八诊，是一个完整的病案。初诊，暑风上受，首先犯肺，热蕴不解，暑温邪热，内陷心包，用凉营清热，安神开窍，自属正法。但是因其脉虚，故方中不用菖蒲、郁金等芳香开窍之品，而用甘草、灯心草、珠粉，且以冰糖、乌梅煎汤甘酸化阴，照顾到虚中夹实的病机。二诊之际，出现厥逆便泄、微笑神迷，正气已虚，于是撤去清凉泄热治实证诸药，而改以扶正镇怯、甘缓息风之法，用甘麦大枣汤加味。三诊在前方中加入阿胶顾阴，已使神清正复。四诊之后，取甘麦大枣汤、炙甘草汤、百合生地汤复方，以育阴生津调理。叶氏特别指出："今观此症本质素亏，时邪暑、湿、热三气交蒸互郁，上犯清灵，都城震惊，匪朝伊芳夕矣。藏精真气神衰惫困穷，阳津阴液，久为大伤。"故治唯保其胃口，生真培元固本，缓以图之，静以待之，清上益下，使神气渐复，生机勃然，而终获全功。

二、薛生白温病验案评析

薛雪（1681—1770年），字生白，号一瓢，晚年号扫叶老人，为江苏吴县（今江苏省苏州市）人。薛氏出身书香门第，自幼耳濡目染，早年从师习文，博览群书，年长即博学多才，擅长诗画，亦善拳勇，文武兼备。薛氏精通医理，临床经验丰富，尤对湿热病的证治有很深造诣。《医经原旨》《扫叶庄医案》和《湿热条辨》等是其主要学术著述，其中尤以《湿热条辨》对温病学的发展贡献颇大。《湿热条辨》系统论述了湿热病变的因机证治，祛湿同时重视调畅三焦，立法用药别具匠心。

（一）暑热病邪直入厥阴案

诊得真气久不周于四肢，又暴受暑邪类中，遗溺目瞑，脉弦数而上承鱼际。肝风为足厥阴，暑风为手厥阴。手足二经得病，喑而不能言者，不治。且移至近地凉处为病室，外解暑邪，内用对证之药，以救其逆。

羚羊角、竹茹、连翘仁、鲜桑枝、半夏、鲜石菖蒲根。

【评析】薛氏本案以平肝息风，清热化痰法治暑热病邪直入厥阴之候。所谓人必先虚而后邪入，本病真气先虚而不周于四肢，卫外功能见弱，致暑热病邪直入肝经，暑热亢盛而引动肝风，症见遗溺目瞑，脉弦数而上承鱼际。暑为火热之气，性属阳邪；湿为水湿之气，性属阴邪，两者性质虽然不同，但常相兼为患，所以暑热致病，每夹湿邪，成为暑湿病邪。风动而痰随之而生，痰火上壅，故喑而不能言。乃因肝风入足厥阴，暑风入手厥阴，故治疗首先将患者移至近地凉处，同时外解暑邪，内用对证之药，以救其逆。方中有羚羊角平肝息风、清肝明目，以清直入足厥阴经之暑热病邪；鲜石菖蒲根清热化痰以清手厥阴之暑风；竹茹、连翘仁、半夏清热解暑，燥湿化痰；鲜桑枝祛风化湿，以促真气周于四肢。

（二）长夏湿郁泄利案

长夏入秋，脾胃主气，湿郁阻气，为痛为泻，更月不愈。中宫阳气未醒，仍有膨满之象，导气利湿主方。

茯苓皮、草果、藿香梗、广皮、厚朴、大腹皮。

【评析】薛氏本案以辛开理气、燥化湿浊法治长夏湿郁泄利之候。患者的病变特点是湿浊阻滞中焦脾胃。其发病时间是长夏与秋季的过渡时期，湿气当令，人体感受湿邪，易于郁阻气机，遂现腹胀、腹痛、腹泻之症。因其中宫阳气未醒，故有膨满之象。薛氏明确提出导气利湿的治法，意在辛开理气、燥化湿浊，选方用药也本于此。该方以芳香化湿类草果、藿香梗，与行气化湿的茯苓皮、广皮、厚朴、大腹皮相配伍组合成方，加强导气利湿的作用。

（三）寒湿伤脾久变湿热案

下痢腹痛，初因寒湿伤脾，久变湿热，着于肠胃，痛利不减，肠中硬起不和，不得流通明甚。当以苦泄小肠，兼分利而治。

川连、楂肉、木通、川柏、泽泻、苦楝皮。

【评析】薛氏本案以苦泄分利法治寒湿伤脾久变湿热之候。湿热之邪不自表而入，故无表里可分，而未尝无三焦可辨，犹之河间治消渴亦分三焦者是也。夫热为天之气，湿为地之气，热得湿而愈炽，湿得热而愈横。湿热流注下焦，大肠传导失司，则大便下利。本则医案，初因寒湿伤脾，久变湿热，着于肠胃，痛利不减，对湿热下利证的病因、病机演变叙述得比较详细。其肠中硬起不和者，显然是湿热之邪着于肠胃，肠腑气机因之着滞使然。薛氏治法，比较清晰，诚所谓"湿滞下焦，故独以分利为治"。因其久变湿热，故一要苦泄，二要分利。处方紧紧依据立法，黄连、黄柏、苦楝皮苦寒燥湿清热，木通、泽泻淡渗水湿，佐用山楂肉消食化滞。理法方药，丝丝入扣，中规中矩。

（四）气分上热吸烁津液案

气分上热，吸烁津液，能令便艰，当滋养营液，其心痛必安。

柏仁、茯神、鲜生地、天冬、阿胶、炒桃仁。

【评析】薛氏本案以生津养液法治气分上热，吸烁津液之候。患者的病机特点是"气分上热，吸烁津液"，津液为热邪耗伤，肠道失于濡润，遂现便艰之症。肠道腑气不畅，则胃气失于和降，故案中心痛之心当是心下。治疗思路，当视热盛与津伤的轻重缓急，酌情变通。从本案的用药来看，偏于生津养液。柏子仁、桃仁虽不是润肠通便的主药，但均是果实类药物，利于养阴润燥；生地、天冬均是甘寒之品，善能养阴清热，生地鲜用，润燥作用尤著；阿胶乃养血润燥之上品；茯神健脾气、安心神，意在图本。诸药合用，津液得复，燥屎得下，腑气得通，故而心痛必安。

（五）夏感湿邪阳气困顿案

客游劳顿，阳气先伤，夏季湿邪，是阴郁遏身中之气。经旨谓阳邪外寒，胸中清阳不旋，不饥痞闷。先治其痞，仿仲景薤白汤。

桂枝、薤白、生姜、茯苓、半夏。

【评析】薛氏本案以温通阳气，通阳化湿法治夏感湿邪阳气困顿之候。脾为湿土之脏，胃为水谷之海，湿性属土，同气相求，内外相引，故湿邪为病，易犯阳明、太阴。在本案病程中自始至终都有轻重不等的胸闷、脘痞、呕恶、腹泻等脾胃气机阻滞的症状。湿热为患，素体中阳偏盛者，病位多在胃，多表现为热重于湿的证候；素体中阳不足者，病位多在脾，多表现为湿重于热。正如薛氏所说"中气实则病在阳明，中气虚则病在太阴"。本案从"清阳不旋"可以看出，阳气困顿，阳不化湿，阳为湿困，所以温通阳气、通阳化湿就成为当务之急。桂枝和薤白的配伍，本是仲景用于治疗胸痹的法度，本案因胸中阳气不足，阴邪上乘阳位而成，薛氏因其病机相似，巧妙地借鉴这一治疗思路，用于治疗阳气困顿，阳不化湿所致的脘痞。方中既有瓜蒌薤白半夏汤中薤白和半夏的配伍，又有枳实薤白桂枝汤中薤白、桂枝的配伍，可谓思路清晰，别出心裁，配伍精当。

（六）寒自口鼻入腑气不和案

寒自口鼻中入内，发散疏表非法，便燥不爽，腑气不和，当先治痛理气。

生香附汁、草果仁、杏仁、高良姜、广皮、厚朴。

【评析】薛氏本案以温中散寒法治寒自口鼻入腑气不和之候。患者病变以外感寒邪自口鼻中入内，腑气不降之大便难为主。从处方中已经可以看出良附丸的组合了。良附丸由高良姜、香附组成，虽出自清代谢元庆的《良方集腋》，但这本书是清代晚期辑录民间验方汇编而成的。从薛案来看，该方早就应用于实践中。且谢亦是吴中人，有条件接触当地医家临床实践中的验方。方中高良姜温中散寒，香附行气止痛，特别是香附用汁，意在润下。陈皮、厚朴、草果皆是行气疏达止痛之品，杏仁宣降肺气，辅厚朴以降肺胃大肠之气，又可润燥通便。方中草果、厚朴，偏于温燥，如有寒湿凝聚，方为合拍。故以方测证，推测本案寒邪所致便燥不爽，腑气不和之证，当有寒湿相兼之可能。

（七）湿温直犯中焦案

病本湿温，元气不能载邪外出，有直犯中焦之势矣。拟以栀、豉上下分开之，姜、芩左右升降之，芳香之草横解之，以冀廓清诸邪，未识得奏肤功否。

黑山栀、淡芩、川郁金、生香附、炒香豉、生姜、鲜石菖蒲、生甘草。

【评析】薛氏本案以轻清宣透与苦寒泻火并举，苦燥化湿与辛散宣发并用法治湿温直犯中焦之候。热为阳邪，湿为阴邪，湿热两合，如油入面，热得湿而愈炽，湿得热而愈横，其势难分难解。薛氏《湿热条辨》云："邪由上受，直趋中道。"始上焦，再中焦而后下焦，其病机的转化，与机体的体质密切相关，"中气实则病阳明，中气虚则病太阴"。本案病虽属湿温，其所以有"直犯中焦之势者"，都因为"元气不能载邪外出"，以冀廓清诸邪，是知湿温之邪尚未入脏腑，病在上中二焦气分，邪滞胸脘，症必见胸痞脘闷，机窍不灵。故以栀子豉汤加味，香豉宣透，使邪从上泄；山栀子苦寒泻火，使邪从小便而走；生姜左宣，淡芩右降；郁金、香附、鲜石菖蒲芳香开窍，逐秽开胃，所以横解四旁，轻清宣透与苦寒泻火并举，苦燥化湿与辛散宣发并用。凡湿温之邪在半表半里而未入脏腑者，最宜此法。

（八）暑热中阴内闭外脱案

暑者，热中之阴邪也，心先受之，侵入胞络，怠惰不语，神昏肢冷，为不治。今脉迟软，渐有是机，四末渐冷，竟有内闭外脱之虞。急用通阳救逆之法，仿古大顺散之义，未识何如。

桂枝、半夏、焦白芍、炙甘草。

【评析】薛氏本案以温通阳气，散寒解暑法治暑热中阴，内闭外脱之候。感受暑湿病邪者，初起以热盛阳明，兼湿邪困阻太阴为主要病机。若在夏暑之季，贪凉饮冷太过，而夹湿兼寒者，则又可以有暑湿内阻而寒邪外遏的病机变化。本案为暑者，乃热中之阴邪也。暑气通于心，故易于心先受之，侵入心胞络，而见怠惰不语，神昏肢冷。薛氏诊脉迟软，四末渐冷，乃知暑湿内阻而寒邪外遏，阳气不得外达，恐有内闭外脱之虞，故急用通阳救逆之法，温通阳气，散寒解暑。方用大顺散之义化裁，以桂枝通阳，半夏化湿，焦白芍、炙甘草和中救逆。考古方大顺散，出自宋代《太平惠民和剂局方》，该方采用了温中散暑法。原方由甘草、干姜、杏仁、肉桂组成。主治冒暑伏热，引饮过多，脾胃受湿，水谷不分，清浊相干，阴阳气逆，霍乱呕逆；脏腑冷热不调，泄泻多渴，心腹烦闷，痢下赤白，腹痛后重。清代汪昂谓：脾胃者，喜燥而恶湿，喜温而恶寒，予姜、肉桂散寒燥湿，杏仁、甘草利气调脾，皆辛甘发散之药，升伏阳于阴中，亦从治之法也。如伤暑无寒证者，不可执泥。清代王晋三谓：《局方》祖仲景大青龙汤，以肉桂易桂枝，而变为里法。病由暑湿伤脾也，故先将甘草、干姜同炒，辛甘化阳以快脾欲；再入杏仁同炒，利肺气以安吐逆；白芍，本草谓其主治绞肠痧痛，用之拌炒，以燥脾湿；复以肉桂为散，俾芳香入阴，升发阳气以交中焦，祛脾之湿。湿去而阳气得升，三焦之气皆顺，故曰大顺。徐洄溪谓："此治夏月内伤饮冷证，非治暑也。"徐氏一言之极是。盖夏月火土司令，暑必夹湿，炎暑熏蒸，烈日当头，人有贪凉饮冷，现水寒之湿，停蓄中州，故取干姜、肉桂等味辛性热之品，祛寒胜湿；佐以杏仁之辛润，肃降肺气，虑姜、桂之辛散太过，佐甘草和中缓急。

（九）风温乍起正不胜邪案

体盛之人气必弱，寒热乍起，即现小便短数，头项瞤动，舌干齿燥，气促，脉左弦右弱，渴不欲饮，皆元不胜邪之象。恐其乘津液之衰，遽尔内陷，宜谨慎斟酌，缘此时正当燥令故耳。

天花粉、卷竹叶、厚橘红、青蒿梗、麦冬、六一散。

【评析】薛氏本案以清热养阴保津法治风温乍起，正不胜邪之候。风温乃感受风热病邪而发生的一类急性热病，叶天士《温热论》谓："风温者，春月受风，其气已温。"本病初起，邪在肺卫，主要症状有发热、口渴、自汗、恶寒、咳嗽、头痛等。在病势发展过程中，有时可出现神昏、谵语等逆传心包的证候及发斑等症。温病发汗后，出现身灼热、自汗、身体沉重、嗜睡、鼾声、说话困难等正气虚损，邪热内陷证候。本案患者体盛气弱，正不胜邪，风温乍起，如入无人之境，故最易热盛伤津，且易正不胜邪，而邪热内陷，症见寒热乍起，小便短数，头项眴动，舌干齿燥，气促，脉左弦右弱，渴不欲饮。且此时正当燥令，极易变生危候，故其施治，应清热养阴保津。幸邪尚未陷，正可清透之。故以麦冬、天花粉养阴保津，橘红、六一散清化实热以畅通三焦气机；卷竹叶、青蒿梗清透风热，又可散湿。

（十）暑热流陷势将发痉案

暑由上受，先入肺络，日期渐多，气分热邪，逆传入营，遂逼入心包络中，神迷欲躁，舌音短缩，手足牵引。乃暑热流陷，势将发痉，热在里闭，肢体反不热，热邪内闭外脱，岂非至危至急。考古人方法，清络热必兼芳香，开里窍以清神识。若重药攻邪，直走肠胃，与胞络无干涉也。

犀尖、鲜生地、玄参、银花、石菖蒲。

化至宝丹四丸。

【评析】薛氏本案以清络热必兼芳香，开里窍以清神识法治暑热流陷，势将发痉之候。暑热化火，由气入营，有以热逼营血的斑疹为主要症状，而影响两厥病变者，有以热灼心包的昏谵为主要症状而引动肝风者。可见，同样是暑热由气入营，而见症有差异，主次有不同。本案因感受暑热之邪，先入肺络，日益渐多，而气分热邪，逆传入营，遂逼入心包络中。症见神迷欲躁，舌音短缩，手足牵引，乃暑热流陷，势将发痉，病由邪灼心包，热极生风，从手厥阴心包经影响至足厥阴肝经。所以说它是引动肝风，有发痉之势。同时，热在里闭，肢体反不热，热邪内闭外脱，故认为病情至危至急。对于其治疗，薛氏主张"清络热必兼芳香，开里窍以清神识"。方用犀尖（水牛角尖代）、石菖蒲、至宝丹以清心开窍，鲜生地、玄参、金银花以清热救阴。薛氏特别提醒，此种病变，与阳明腑实之实邪内结，热扰神明有别，不宜重药攻邪，直走肠胃，此与胞络无干涉也。

三、吴鞠通温病验案评析

吴瑭（1758—1836年），字佩珩，号鞠通，为江苏淮阴人。吴氏少习儒学，19岁时因其父患病不治，颇觉愧恨，于是"慨然弃举子业，专事方术"，"历取诸贤精妙，考之《内经》，参以心得"，著成《温病条辨》。该书以三焦辨证为纲，阐述了温病的病因病机及多种温病的辨证论治，受到后世的推崇和重视，被誉为"治温之津梁"，是学习和研究温病学的必读之书。吴氏还著有《医医病书》和《吴鞠通医案》等著作。吴氏临床治疗温病注意顾护阴液，创立了银翘散、桑菊饮、三仁汤、清营汤等许多著名方剂。

（一）风温兼胸痞案

初六日　风温，脉浮数，邪在上焦。胸痞微痛，秽浊上干清阳。医者误认为痰饮阴邪之干清阳，而用薤白汤。又有误认伤寒少阳经之胁痛，而以小柴胡治之者。逆理已甚，无怪乎谵语烦躁，而胸痞仍不解也。议辛凉治温以退热，芳香逐秽以止痛。

连翘三钱，知母钱半，藿香梗二钱，银花三钱，苦桔梗二钱，牛蒡子二钱，人中黄一钱，薄荷八分，石膏五钱，广郁金钱半。

牛黄清心丸一丸，日三服。

初七日　风温误汗，昨用芳香逐秽，虽见小效，究未能解。今日脉沉数，乃上行极而下也，渴甚。议气血两燔之玉女煎法，合银翘散加黄连。夜间如有谵语，仍服牛黄丸。

生石膏八钱，连翘四钱，知母四钱，生甘草二钱，丹皮五钱，真川连钱半，银花六钱，细生地六钱，连心麦冬六钱。

煮取三碗，分三次服用。

初八日　大势已解，余焰尚存，今日脉浮，邪气还表。

连翘二钱，麦冬五钱，银花六钱，白芍钱半，丹皮二钱，炒知母一钱，黄芩炭八分，细生地三钱，生甘草一钱。

今晚一帖，明早一帖。

初九日　脉沉数有力，邪气入里，舌老黄微黑，可下之。然非正阳明实证大满、大痞可比，用增液足矣。

玄参两半，麦冬一两，细生地一两。

煮成三碗，分三次服完。如大便不快，再作服，快利停服。

初十日　昨服增液，黑粪已下。舌中黑边黄，口渴，面赤，脉浮，下行极而上也。自觉饥甚，阳明热也。仍用玉女煎加知母，善攻病者，随其所在而逐之。

生石膏八钱，细生地五钱，生甘草三钱，生知母六钱，麦冬六钱，白粳米一撮。

断不可食粥，食粥则患不可言。

十一日　邪少虚多，用复脉法，二甲复脉汤。

【评析】吴氏本案以辛凉清心，芳香逐秽法治风温兼胸痞之候。患者为风温兼胸痞误治，致谵语烦躁之症。其中既有风温的典型病变表现，又有兼证，更有误治带来的症状。故需标本兼顾，应用辛凉清心、芳香逐秽之法，方用银翘散去竹叶、甘草、荆芥、淡豆豉，加知母、石膏、人中黄、郁金而成。该方意在清热解毒、行气化瘀，复加服牛黄清心丸以镇静安神、豁痰开窍。值得注意的是患者脉象和症状的动态变化。初诊脉浮数，邪在上焦；继而脉沉数、脉沉数有力，邪气入里，舌老黄微黑；再服增液后，黑粪已下，舌中黑边黄，口渴，面赤，脉浮。这些变化，反映了邪热之气由上焦渐入里复上扰的演变过程，故需及时掌握病变作用部位的变化特点和治疗主动权，做到随机应变，因机施治。正如《素问·太阴阳明论篇》所谓："故阳受风气，阴受湿气。故阴气从足上行至头，而下行循臂至指端；阳气从手上行至头，而下行至足。故曰：阳病者，上行极而下；阴病者，下行极而上。故伤于风者，上先受之；伤于湿者，下先受之。"阳经的病邪，先上行至极点，再向下行；阴经的病邪，先下行至极点，再向上行。故风邪为病，上部先感受；湿邪成疾，下部首先侵害。渴甚，体内有热，玉女煎合银翘散加黄连。余焰尚存，邪气还表，故去石膏、黄连苦寒之品，加黄芩、白芍，以清上焦湿热，养血柔肝，缓中止痛。当症见脉沉数有力，邪气入里，舌老黄微黑，有可下之体征。然非正阳明实证大满、大痞可比，故以增液汤通腑，仍用玉女煎清胃泻火，滋阴增液。疾病后期用复脉汤，这是吴鞠通常用方法。热病后期阴阳两伤，须阳中求阴，以二甲复脉汤加减以育阴潜阳，调理阴阳平衡。吴鞠通善治热病，深知热邪易耗气伤津，病程中始终围绕清热滋阴而组方。纵观本病案，清热同时不忘滋阴，攻补兼施，可谓妙哉。

（二）风温邪归血分案

姚　三十二岁，三月初二日，风温误认伤寒发表，致令神呆谵语，阳有汗，阴无汗，大便稀水不爽，现下脉浮，下行极而上也。先渴今不渴者，邪归血分也。

连翘二钱，银花三钱，玄参三钱，竹叶心一钱，丹皮二钱，犀角二钱，桑叶一钱，甘草一钱，麦冬三钱。

牛黄清心丸，三次服六丸。

初三日　昨用清膻中法，今日神识稍清，但小便短，脉无阴，大便稀水。议甘苦合化阴气法，其牛黄丸仍服。

大生地五钱，真川连一钱，生牡蛎一两，黄芩二钱，丹皮五钱，犀角三钱，麦冬五钱，人中黄一钱。

水八碗，煮取三碗，分三次服。明早再一帖。

初四日　即于前方内去犀角，加生鳖甲一两，白芍一两。

初五日　大热已减，余焰尚存，小便仍不快，用甘苦合化阴气法。

细生地八钱，炒黄柏二钱，丹皮四钱，炒知母二钱，连心麦冬六钱，生甘草二钱，生白芍四钱，生牡蛎五钱，生鳖甲八钱，黄芩二钱。

今晚一帖，明日二帖。

初七日　温病已解，邪少虚多，用复脉法。

真大生地六钱，炒白芍六钱，连心麦冬六钱，炙甘草二钱，麻仁三钱，生牡蛎六钱，生阿胶三钱。

三帖三日。

十一日　热淫所遏，其阴必伤，议于前方内去黄柏、知母，加鳖甲、沙参，以杜病后起燥之路。即于前方内去知母、黄柏，加生鳖甲六钱，沙参三钱。

【评析】吴氏本案以清热解毒，凉血开窍，甘润生津法治风温邪归血分之候。患者病变特点为风温误治，发汗后热邪入里。故用银翘散去荆芥、薄荷、淡豆豉等解表药，重在清热解毒。因症见神呆谵语、先渴今不渴，实乃邪归血分，心神受扰使然，故加丹皮、犀角清热解毒，凉血开窍；玄参、麦冬养阴清热；并配合口服牛黄清心丸以镇静安神、豁痰开窍。热病所致少尿者，乃因津液灼伤所致，故吴氏使用"甘苦合化阴气法"。一方面以甘润生津之品为益尿之源，另一方面以苦寒清热之品为退邪之治，甘苦合化阴气，甘以生津益气，苦以泄热存阴，以期生津退热，增液为尿。这一治疗思路，非常典型地体现了吴氏处理热病津伤的独到经验。值得指出的是，本病的临床表现与西医肾前性少尿类似。临床因高热多汗引起的严重失水及电解质紊乱，从而导致少尿、神昏谵语等一系列的较危重症状，处理起来比较棘手，可应用细生地、炒黄柏、丹皮、炒知母、连心麦冬、生甘草、生白芍等"甘苦合化阴气法"，并适当配合补液、纠正电解质紊乱等现代医学疗法，有望取得良好效果。

（三）瘟疫邪毒深居血分案

章　七十岁，温热发斑，咽痛。

生石膏一两，人中黄二钱，苦桔梗六钱，知母四钱，射干三钱，芥穗二钱，玄参五钱，银花六钱，牛蒡子五钱，黄芩二钱，连翘六钱，马勃二钱，犀角三钱。苇根、白茅根煎汤，煮成四碗，日三服，夜一服。

温斑三日，犹然骨痛，胸痛，咽痛，肢厥，未张之秽热尚多，清窍皆见火疮，目不欲开，脉弦数而不洪，口干燥而不渴。邪毒深居血分，虽有药可治，恐高年有限之阴精不足当此燎原之势，又恐不能担延十数日之久，刻下趁其尚在上焦，频频进药，速速清阳。再以芳香透络逐秽，俾邪不入中下焦，可以望愈。

约二间服紫雪丹二分，宣泄血络之秽毒。

连翘一钱，银花一钱，犀角五分，薄荷三分，牛蒡子一钱（炒研），丹皮五分，人中黄三分，桔梗一钱，白茅根五分，玄参一钱，郁金四分，藿香梗五分，炒黄芩三分，芥穗三分，马勃三分，苇根五分，射干五分。

周十二时八帖。

照前方加金汁五匙，仍周十二时服八帖。照前方加犀角三分，黄连三分，炒枯，仍周十二时八帖。邪有渐化之机，但心火炽盛，阴精枯而被烁，当两济之。

犀角一两（先煎），银花六钱，生白芍六钱，细生地八钱，连翘六钱，麦冬一两（连心），黄连四钱（先煎），丹皮一两，生甘草四钱，白茅根五钱，荷叶四钱。

煮成四碗，分四次服。

仍用前药一帖，先煮半帖，约八分二杯，除先服昨日余药一碗外，晚间服此二碗，余药明早煮成，缓缓服之。

如前日法，邪去八九，收阴中兼清肺胃血分之热而护津液。

生白芍六钱，大生地一两，沙参三钱，炙草三钱，柏子霜三钱，火麻仁三钱，麦冬八钱，白茅根五钱。

分三杯，三次服。

里热甚，胸闷骨痛，必须补阴而不宜呆腻。

生白芍四钱，沙苑子二钱，细生地五钱，沙参三钱，麦冬五钱，柏子霜三钱，冰糖二钱，广皮炭钱半。

【评析】吴氏本案以清热解毒，化瘀止血法治瘟疫邪毒深居血分之候。温热发斑，在瘟疫病变中比较常见。多因热毒炽盛，迫血妄行所致。清热解毒，化瘀止血是基本思路。本案系热毒侵袭，入血分而引起高热、皮肤紫红色瘀斑，与现代医学的败血症相似。其治疗需要随时把握病机的变化，吴氏于方中重用生石膏，清热泻火，除烦止渴。常与知母、牛膝等配伍，以泻火而缓痛；人中黄清热凉血，泻火解毒，《本草备要》谓其："泻热，清痰火，消食积，大解五脏实热。治天行热狂，痘疮血热，黑陷不起。"苦桔梗宣肺祛痰、利咽、排脓；知母清热泻火，生津润燥；射干清热解毒，利咽喉，消痰涎；荆芥穗解表散风、透疹；苇根、白茅根煎汤凉血止血，清热解毒。温斑三日之际，证情复见"骨痛，胸痛，咽痛……清窍皆见火疮，目不欲开……口干燥而不渴"，表明邪毒深居血分，同时考虑患者年事已高，阴精不足，故频频进药，以清阳为主，再予芳香逐秽之品，意在使邪不入中下焦，并每隔2小时口服紫雪丹二分。方中连翘、金银花相须使用，清热解毒，疏散风热，金银花又能入血分，凉血功效显著；犀角（水牛角代）清热凉血，解毒定惊，用于热病神昏谵语、斑疹、吐血、衄血，具有针对性；薄荷疏散风热，清利头目，利咽透疹，疏肝行气，主治外感风热、头痛、咽喉肿痛、口疮、牙痛等；牛蒡子疏散风热，清热解毒透疹，宣肺利咽散肿；丹皮清热凉血，活血散瘀。白茅根凉血止血，清热解毒；玄参凉血滋阴，泻火解毒，用于热病伤阴、舌绛烦渴、温毒发斑、津伤便秘等；郁金活血止痛，行气解郁，清心凉血，利胆退黄；藿香梗和中，辟秽，祛湿；炒黄芩清热燥湿、泻火解毒，炒制可减其苦寒之性；马勃能散肺经风热而利咽止痛；金汁清热解毒，凉血消斑，效果极佳。前方加犀角、黄连，为加强清热解毒之功。邪虽有渐化之机，但仍有心火炽盛，阴精枯而被烁，故治当两济之。吴氏当机立断，遂加强清热。犀角用到一两，金银花、连翘、黄连、丹皮、白茅根仍用，并加生白芍、细生地、生甘草、荷叶。白芍生用，能敛阴而平抑肝阳，缓急止痛；生地清热凉血，养阴生津；生甘草补脾益气，清热解毒，祛痰止咳，调和诸药；荷叶清热解暑。当邪去八九之时，则须兼清肺胃血分之热而顾护津液。柏子仁霜制用既可避免滑肠泄泻，又可专用其补心养血之意。加用白茅根、麦冬、沙参等清虚热，大生地、生白芍滋阴养血生津，体现了"收阴中兼清肺胃血分之热而护津液"。里热甚，胸闷骨痛，必须补阴而不宜呆腻。方中于补阴药中加用沙苑子温补肝肾，固精，缩尿，明目。广皮炒炭后可加强消食化滞，和胃止泻之功。苦寒药配伍少许甘温药体现了"补阴而不宜呆腻""阳中求阴"的治疗思路。

（四）温疫阴阳两伤神明内乱案

王　三十八岁，五月初十日，温热系手太阴病，何得妄用足六经表药九帖之多。即以《伤寒论》自开辟以来，亦未有如是之发表者。且柴胡为少阳提线，经谓少阳为枢，最能开转三阳者。今数数用之，升提太过，不至于上厥下竭不止。汗为心液，屡发不已。既伤心用之阳，又伤心体之阴，其势必神明内乱，不至于谵语颠狂不止也。今且救药逆，治病亦在其中。温病大例，四损、重逆难治。何谓四损？一曰老年真阳已衰，下虚阴竭；一曰婴儿稚阴稚阳未充；一曰产妇大行血后，血舍空虚，邪易乘虚而入；一曰病久阴阳两伤。何谓重逆？《玉函经》谓：一逆尚引日，再逆促命期。今犯逆药至九帖之多，岂止重逆哉！

连翘三钱，银花三钱，薄荷八分，麦冬八钱，丹皮五钱，桑叶三钱，玄参五钱，细生地五钱，羚羊角三钱。

辛凉芳香甘寒法，辛凉解肌分发越太过之阳，甘寒定骚扰复丧失之阴，芳香护膻中，定神明之内乱。

十一日　过服辛温，汗出不止，神明内乱，谵语多笑，心气受伤，邪气乘之，法当治以芳香。

紫雪丹五钱，每服一钱。其汤药仍服前方，日二帖。

十二日　《灵枢·温热论》曰：狂言失志者死。况加以肢厥，冷过肘膝，脉厥六部全无，皆大用表药，误伤心阳，致厥阴包络受伤之深如是。现下危急之秋，只有香开内窍，使锢蔽之邪，一齐涌出方妙。且喜舌苔之板者已化，微有渴意，若得大渴，邪气还表，脉出身热，方是转机。即于前方内加犀角三钱，如谵语甚，约二时辰，再服紫雪丹一钱。

十三日　肢厥脉厥俱有渐回之象，仍服前方二帖。晚间再服紫雪丹一钱，牛黄丸一粒。

明早有谵语，仍服紫雪丹一钱，不然不必服。

十四日　厥虽回而哕，目白睛，面色犹赤。

连翘二钱，玄参五钱，丹皮三钱，银花二钱，麦冬五钱，犀角一钱，细生地五钱，煅石膏三钱，羚羊角三钱。

今晚一帖，明早一帖。

十五日　即于前方内加柿蒂六钱，黄芩二钱，郁金三钱。日二帖。

十六日　诸症悉减，但舌起新苔，当防其复。

连翘二钱，玄参三钱，丹皮二钱，银花二钱，麦冬三钱，犀角五分，黄芩二钱，郁金二钱，牛蒡子二钱，柿蒂二钱，细生地三钱。

今晚一帖，明早一帖。

【评析】吴氏本案以清热解毒，凉血滋阴，止痉安神法治温疫阴阳两伤神明内乱之候。吴氏提出温病四大病重难治症：一是老年人阳虚发热合并下焦阴虚亏竭；二是婴儿阴阳未充；三是产妇大出血后发热；四是久病阴阳两虚。本病案系温热病误用解表药，重用柴胡表里双解，升提太过，以致上厥下竭，发汗太过，既伤心用之阳，又伤心体之阴，更使阴阳两伤，神明内乱。本病案属于第四种难治之危候，故其治疗必须随时把握病机变化，先采用辛凉芳香甘寒法，以辛凉解肌分发越太过之阳，以甘寒定骚扰复丧失之阴，以芳香护膻中，定神明之内乱。方用连翘、金银花清热解毒，疏散风热；薄荷疏散风热，清利头目，疏肝行气；麦冬清热生津；丹皮清热凉血，活血散瘀；桑叶疏风清热；玄参凉血滋阴，泻火解毒；

生地清热凉血，养阴生津；羚羊角清热镇惊息风。第二日犹见汗出不止，神明内乱，谵语多笑。乃因心气受伤，邪气乘之，法当芳香加紫雪丹，以清热开窍，止痉安神。第三日症见肢厥、脉厥，病情已到危重之时，故进一步考虑芳香开窍，以托邪外出。遂加犀角（水牛角代），紫雪丹加量，以清热解毒，凉血开窍。第四日仍照前方，加服牛黄丸，晚服紫雪丹一钱，并嘱若有谵语，早服一钱，若无则不必服。第五日神志转清，四肢转暖，仍有面红等症，属厥回之象。故上方去薄荷、桑叶清扬之品，加石膏重清里热，停服紫雪丹。第六日，上方加柿蒂温中止呕、黄芩清热燥湿、泻火解毒，郁金活血止痛、行气解郁、清心凉血。第七日症状减轻，新长舌苔，胃气渐复，恐其反弹。故方以连翘、玄参、丹皮、金银花、麦冬、犀角（水牛角代）、黄芩、郁金、牛蒡子、柿蒂、细生地等清热滋阴、生津止呕，以防其复。纵观本病案，始终以清热解毒为温热病治疗的主线，但能准确把握病机，遣方用药，丝丝入扣。如症见神昏谵语，则加用紫雪丹、牛黄丸急则治标。邪热炽盛，多重用寒凉药物。症见邪热伤胃而呕吐者，加用柿蒂等温性药物止呕。病变后期，复以滋阴生津，顾护阴液，以收邪去不伤阴之功。

（五）瘟疫湿浊之邪偏重案

谢　五月初三日，酒客脉象模糊，苔如积粉，胸中郁闷，病势十分深重，再舌苔刮白，大便昼夜十数下，不惟温热，且兼浊湿，岂伤寒六经药可治。

连翘钱半，滑石三钱，郁金二钱，银花二钱，藿香二钱，生苡仁三钱，杏仁三钱，黄连钱半，豆豉二钱，薄荷一钱。

今晚一帖，明早一帖。

初四日　温病始终以护津液为主，不比伤寒以通阳气为主。

连翘三钱，黄芩二钱，桑叶三钱，甘草八分，麦冬五钱，银花三钱，薄荷一钱，豆豉二钱，黄连二钱，滑石三钱。

今晚一帖，明早一帖。

初五日　旧苔已退，新苔又出，邪之所藏者尚多。脉象之模糊者，较前稍觉光明。

连翘三钱，麦冬四钱，通草八分，银花三钱，薄荷八分，天花粉三钱，桑叶二钱，滑石三钱，黄芩二钱，杏仁三钱，藿香叶八分，黄连二钱，鲜芦根三钱。

初六日　脉洪，舌滑而中心灰黑，余皆刮白，湿中秽浊，须重用芳香。

连翘三钱，荷叶边两钱，豆豉三钱，银花二钱，通草钱半，郁金三钱，薄荷一钱，滑石五钱，藿香三钱，黄芩二钱，芦根五钱，黄连三钱。

今晚一帖，明早一帖。

初七日　温病已有凉汗，但脉尚数而协热下利不止，议白头翁汤法。

白头翁五钱，生白芍二钱，秦皮三钱，黄芩三钱，黄连三钱。

初八日　热邪虽退，而脉仍未静，尚有余热未清。大泄十余日，大汗一昼夜，津液丧亡已多，不可强责小便。再胃之上脘痛，有责之阳衰者，有责之痰饮者，有责之液伤者。兹当热邪大伤津液之后，脉尚未静，犹然自觉痰黏，断不得作阳衰论。且阳衰胸痹之痛，不必咽津而后痛也。与甘苦合化阴气法，既可以保胃汁，又可以蓄水之上源，得天水循环，水天一气，自然畅流。

麦冬六钱，炙草三钱，大生地五钱，火麻仁三钱，生牡蛎五钱，黄连一钱，炒黄芩一钱，沙参三钱，象贝母二钱。

煮三碗，三次服。渣煮一碗，明早服。

初九日　即于前方内加丹皮三钱，赤芍三钱。

初十日　肺脉独大，仍渴思凉。

连翘三钱，知母二钱，银花三钱，桑叶三钱，黄芩二钱，杏仁三钱，生甘草一钱，石膏三钱。

今晚一帖，明早一帖。

十一日　左关独大，仍喜凉物，余热未清，小便赤，用苦甘法。

黄连一钱，知母二钱，黄芩二钱，生草一钱，丹皮五钱，细生地二钱，桑叶三钱，赤芍二钱，木通二钱，麦冬二钱。

今晚一帖，明早一帖。

【评析】吴氏本案以清热解毒，燥湿生津法治瘟疫湿浊之邪偏重之候。《伤寒论·辨太阳病脉并治上》第17条："若酒客病，不可与桂枝汤，得汤则呕，以酒客不喜甘故也。"酒客，乃平素嗜酒之人。本病案描述病症，是平素嗜酒之人感时邪而症见"脉象模糊，苔如积粉，胸中郁闷""大便昼夜十数下"。究其病机，乃"不惟温热，且兼浊湿"，故治以辛凉解毒、清心开窍之法。吴氏于医案中提到"温病始终以护津液为主，不比伤寒以通阳气为主"。说明该病证与《伤寒论》中太阳中风证有类似之处，然此为温病，不可用桂枝等通阳化气药物，故应以清热解毒、燥湿生津为施治之纲要。次日则进一步加大连翘、金银花用量，并加用麦冬以顾护阴液。第三日继续以清热解毒为纲，加大麦冬用量，且再增加天花粉、鲜芦根养护阴津。第四日"脉洪，舌滑而中心灰黑，余皆刮白"，湿浊之邪偏重问题比较突出，故治法调整为"重用芳香"以"祛湿逐秽"。在清热解毒生津的基础上，重用藿香以达理气、和中、辟秽、祛湿之功。第五日病症出现"有凉汗""脉尚数而协热下利不止"，故予以白头翁汤去黄柏加黄芩、生白芍以清热解毒，凉血止痢，敛阴收汗。第六日，因其"大泄十余日，大汗一昼夜，津液丧亡已多"，吴氏抓住热邪大伤津液之后"咽津而后痛"这个关键症状，进一步采取"甘苦合化阴气法"，以顾护津液为首务，重用麦冬、生地养阴清热生津，黄连、黄芩清热燥湿，火麻仁滋脾阴、润肠燥，生牡蛎敛阴收汗，沙参益胃生津，象贝母清热化痰。以后数日，均以清热滋阴凉血为法调理。其基本的治疗策略，是"既可以保胃汁，又可以蓄水之上源，得天水循环，水天一气，自然畅流"。

（六）瘟疫热毒内陷谵语神昏案

赵 初六日，热病脉七至，烦躁无宁晷，谵语神昏，汗出辄复热，脉不为汗衰。《内经》所谓见三死，不见一生，虽愈必死也。余向来见此症，每用一面大剂护阴清热，一面搜逐心包之邪，获效亦不少。但黄帝、岐伯所云之死症，谁敢谓必生，勉与玉女煎法。

生石膏四两，生地八钱，知母一两，麦冬八钱，甘草五钱，粳米一合。

煮五杯，分五次服。外服紫雪丹。

初七日 温热未清，又加温毒，喉肿，舌肿，唇肿，项强，面色反青。

伏毒不发，与痘科之闷痘相似，可与代赈普济散。

一时许服一包，鲜荷叶边汤煎，其紫雪丹照旧服不可断，有好牛黄清心丸亦可。

初八日 热病瘛疭，痉厥神昏，脉洪大而芤，与育阴潜阳，咸以止厥法。但喉舌之肿，未能一时消尽，可与代赈普济散间服，其紫雪丹仍用。

细生地一两，麦冬四钱（连心），生白芍五钱，钩藤三钱，丹皮四钱，生鳖甲八钱，生牡蛎八钱，犀角三钱，黄芩二钱。

煮三杯，分三次服。

初十日 左脉洪而有力，右脉甚软，是温邪日久，陷入下焦血分无疑。古谓三时热病，深入下焦血分者，每借芳香以为搜逐之用。仍用紫雪丹五分一次，约三次，热退神清能言即止。

次生地一两，丹皮三钱，生鳖甲六钱，生白芍五钱，麦冬五钱（连心），生龟板六钱，生牡蛎六钱，生甘草五钱，生阿胶五钱（药化入）。

十一日 汗已得而脉未静，宿粪已解而肿未消、神未清，其代赈普济散仍服一二次，紫雪丹仍服三五分，其汤药与重收阴气。

生白芍五钱，细生地一两，生甘草五钱，麦冬五钱，黄芩三钱，生牡蛎二钱（研粉，煎汤代水）。

煮三杯，分三次服。渣再煎一杯，明日服。

十二日 汗出脉静身凉之后，甫过七八日，忽又身热，脉洪数有力，便涩，口渴思凉。乃余邪续出，以当日受邪之时，非一次也，并非食后劳复之比。但久病不宜反复，恐气血不支也，与玉女煎法。

紫雪丹三分一次，身热、神昏、瘛疭则服，否则止。

生石膏八钱，生甘草三钱，知母五钱，细生地五钱，麦冬五钱，黄芩三钱，粳米一撮。

十三日　减石膏。

十四日　今日脉浮大，下行极而上也。

生石膏二两（另煎），有热则加知母五钱，生地八钱，生鳖甲五钱，生甘草四钱，龟板五钱，麦冬六钱，生牡蛎五钱，粳米一撮。

头煎三杯，今夜服。二煎两杯，明早服。若能睡熟，但令稳睡，不可呼之服药。

十五日　今日右脉已小，左脉仍壮，邪气又归下焦血分。先用紫雪丹搜之，继之培阴清热。热淫于内，治以咸寒，佐以苦甘法。

知母五钱，生甘草四钱，生牡蛎六钱，生地一两，丹皮四钱，生鳖甲六钱，黄柏三钱，麦冬六钱，生龟板六钱，生白芍三钱。

煮五杯，今晚服三杯，明早两杯。

十六日　今日右脉复浮而大，犹思凉饮，暂与玉女煎法。其芳香搜逐邪浊之法，仍不能止。

生石膏一两，知母五钱，生甘草四钱，次生地六钱，麦冬六钱，生鳖甲六钱，粳米一合。

煮四杯，分四次服。

十七日　今日右脉稍沉而小，左脉仍洪大而浮。余邪续出，神识反昏，微瘛疭，肢微厥，非吉兆也。舌上津液已回，大便甚通。自始至终，总无下法，只有护阴，一面搜逐深入之伏邪。

大生地一两，生鳖甲五钱，生甘草四钱，丹皮三钱，钩藤三钱，生白芍六钱，生牡蛎五钱，麦冬六钱，阿胶三钱，生龟板五钱。

煮五杯，分五次服。

十八日　神清，不改方。

十九日　温毒日久，诸症渐减，惟脉未静，应照邪少虚多例，其不尽之邪，付之紫雪可也。

生白芍四钱，钩藤三钱，生鳖甲五钱，大生地八钱，麦冬六钱，生龟板五钱，炙甘草三钱，羚羊角三钱，生牡蛎五钱，丹皮四钱，阿胶三钱。

煮四杯，分四次服。

二十日 病虽渐次就退，伏热犹未清楚。暂与少加清热之品。

生白芍四钱，钩藤二钱，次生地一两，生甘草三钱，羚羊角三钱，丹皮三钱，麦冬六钱，生牡蛎六钱，黄芩二钱，生鳖甲四钱。

煮三杯，分三次服。

二十一日 犹有瘛疭，仍从少阳中求之，再用紫雪丹一钱，分二次服。

【评析】吴氏本案以清热解毒，凉血镇惊法治瘟疫热毒内陷谵语神昏之候。"热病脉七至，烦躁无宁晷，谵语神昏"，宁晷即安定的时刻。"黄帝、岐伯所云之死症，谁敢谓必生"，说明此病极为凶险。吴氏勉强予以玉女煎加紫雪丹。次诊之际，"温热未清，又加温毒"，症见"喉肿、舌肿、唇肿、项强、面色反青"，予以代赈普济散，紫雪丹照旧服不可断，以达清热解毒、凉血镇惊之功。"温毒日久，诸症渐减，惟脉未静，应照邪少虚多例"，予以紫雪丹尽未除之邪，以育阴生津之方补阴之不足而收功。代赈普济散为吴氏原创方，临床主要用于治疗大头瘟、喉痹等温毒为患之病变。该方配伍谨严，切中病机，充分体现了吴氏辨治温毒的学术和经验，疗效显著。原方未见于《温病条辨》中，而只见于《吴鞠通医案》中，吴氏每遇温毒、温疫流行之时，常将本方作为成药而预先配制，用于预防和治疗。其药物组成和制备方法如下：苦桔梗十两，牛蒡子八两，炒黄芩六两，人中黄四两，荆芥穗八两，金银花十两，蝉蜕六两，马勃四两，板蓝根四两，薄荷四两，玄参十两，大青叶六两，炒黑生大黄四两，连心连翘十两，僵蚕六两，射干四两。上药共杵细末，混合均匀，分包待用。

（七）暑温夹湿案

王 三十八岁，癸亥六月初三日，暑温，舌苔满布，色微黄，脉洪弦而刚甚，左反大于右，不渴。初起即现此等脉症，恐下焦精血之热远甚于上焦气分之热也。且旧有血溢，故手心之热又甚于手背。究竟初起，且清上焦，然不可不先知其所以然。

连翘二钱，豆豉钱半，细生地钱半，丹皮二钱，银花二钱，生甘草一钱，藿梗一钱，玄参钱半，薄荷三分，牛蒡子钱半，白茅根二钱，麦冬二钱，苦桔梗一钱。

初六日 热退大半，胸痞，腹中自觉不和。按暑必夹湿，热退湿存之故，先清气分。

连翘二钱，豆豉二钱，杏仁泥二钱，银花钱半，生苡仁三钱，白扁豆二钱，藿梗三钱，白通草八分，郁金二钱，滑石钱半。

日二帖。

初七日　病退，六腑不和。

藿梗三钱，郁金一钱，半夏二钱，厚朴二钱，豆豉二钱，生苡仁三钱，广皮炭一钱，滑石三钱。

初八日　向有失血，又届暑病之后，五心发热，法当补阴以配阳，但脉双弦而细，不惟阴不充足，即真阳亦未见其旺也。议二甲复脉汤，仍用旧有之桂、参、姜、枣。

炒白芍四钱，阿胶二钱，麦冬四钱，麻仁二钱，炙甘草五钱，生鳖甲五钱，沙参三钱，大生地四钱，生牡蛎五钱，桂枝二钱，大枣二个，生姜二片。

又丸方：八仙长寿丸，加麻仁、白芍，蜜丸。每日三服，每服三钱。

【评析】吴氏本案以芳香清暑，清利并行法治暑温夹湿之候。暑温的辨治，关键在于辨别暑兼湿热之所偏，偏于暑之热者为暑温，多手太阴证而宜清；偏于暑之湿者为湿温，多足太阴证而宜温；湿热平等者两解之。本案辨证要点在于暑温而"舌苔满布，色微黄，脉洪弦"，表明暑温夹湿。脉见左反大于右及不渴者，因左手主上焦气分，右手则主下焦血分，不渴乃有邪在表。正如吴氏所言，初起即现此等脉症，恐下焦精血之热远甚于上焦气分之热也。随后医案特别提及"旧有血溢，故手心之热又甚于手背"。故在银翘散基础上加生地、麦冬以养阴；丹皮佐生地直入血分，以安血分之热；白茅根凉血止血，标本兼顾。初六日，见胸痞，乃典型湿邪困遏气机症状，故按语云"暑必夹湿"，不可不知。吴氏应用芳香清暑、清利并行的治法，于原思路中加用生薏苡仁、滑石，所谓"治湿不利小便非其治也"。初八日，吴氏指出患者"向有失血，又届暑病之后，五心发热，法当补阴以配阳"，可见其治疗暑温十分重视滋阴护阴的思想。此时予以二甲复脉汤，留桂枝、生姜、大枣，不忧桂、姜之燥，何也？概因"脉双弦而细，不惟阴不充足，即真阳亦未见其旺"，寓意阴阳两虚。故采用二甲复脉汤，仍用桂、参、姜、枣，兼顾阴阳双补。八仙丸即六味地黄丸加麦冬、五味子。此时投八仙丸加麻仁、白芍，滋阴清热，固其根本。整个治疗过程，既辨析其标本，又审察其阴阳，充分体现了吴氏临床治疗思路的全面而入微。

（八）暑温邪入心包胆络案

广　二十四岁，七月二十二日，六脉洪大之极，左手更甚，目斜视，怒气可畏，两臂两手卷曲而瘈疭，舌斜而不语三四日，面赤身热，舌苔中黄边白。暑入心包胆络，以清心胆之邪为要，先与碧雪丹。

桑叶三钱，羚羊角三钱，细生地五钱，连翘五钱（连心），竹茹三钱，银花五钱，丹皮三钱，鲜嫩荷叶一张，天冬三钱，麦冬五钱，犀角三钱。

煮四杯，分四次服。碧雪丹三钱，凉开水调服，以神清热退为度。不清再服三钱，虽三四次，均可服。

二十三日　肝热之极，加天冬凉肝，于前方加天冬三钱。紫雪丹仍照前调服。

二十四日　暑入心胆两经，与清心络之伏热，已见小效，仍用前法而进之。

犀角五钱，连翘四钱，细生地五钱，羚羊角三钱，银花三钱，茶菊花三钱，麦冬五钱，桑叶三钱，丹皮五钱。

煮四杯，分四次服。

二十五日　加鲜白扁豆花一枝，鲜荷叶边一张，黄连钱半，黄芩三钱。

二十六日　暑入心胆两经，屡清二经之邪，业已见效。今日饮水过多，水入微呕。盖暑必夹湿。议于前方内去柔药，加淡渗。

犀角二钱，茯苓皮五钱，黑山栀三钱，茵陈三钱，荷叶边一钱，桑叶三钱，银花三钱，羚羊角三钱，黄连一钱，连翘三钱，黄柏炭二钱，生苡仁五钱。

二十七日　暑热退后，呕水，身微黄，热退湿存。

茵陈三钱，杏仁泥三钱，白通草一钱，银花三钱，白蔻皮二钱，连翘三钱，生苡仁五钱，黄柏炭二钱，茯苓五钱（连皮），黑山栀三钱。

服二帖。

二十九日　热未尽退，舌起新白苔，胸痞，暑兼湿热，不能纯治一边。

银花三钱，黄连钱半，滑石六钱，连翘三钱，藿梗三钱，杏仁泥五钱，白通草一钱，生苡仁五钱，云苓皮五钱，白蔻仁钱半。

煮三杯，分三次服。二帖。

八月初二日　暑热已退七八，惟十余日不大便，微有谵语，脉沉。可与轻通阳明，与增液承气法。

玄参八钱，生大黄四钱，麦冬六钱（连心），细生地六钱。

煮成三杯，先服一杯。约二时许，如不大便，再服第二杯。明早得大便，止后服，否则服第三杯。

初三日　温病下后宜养阴，暑温下后宜兼和胃。盖暑必夹湿，而舌苔白滑故也。脉缓，与《外台》茯苓饮意。

茯苓五钱，厚朴二钱，半夏三钱，白蔻皮钱半，麦冬五钱，生苡仁五钱，藿梗三钱，郁金一钱。

暑温热退湿存，故呕。腹不和而舌白苔。

杏仁泥五钱，厚朴二钱，白蔻仁钱半，益智仁一钱，半夏五钱，生苡仁五钱，黄芩三钱，藿梗二钱，生姜三片。

服二帖。

【评析】吴氏本案以祛暑清热，增水行舟，平肝息风法治暑温邪入于心包胆络之候。患者为暑邪入于心、胆经之危候。症见六脉洪大之极，左手更甚，目斜视，怒气可畏，两臂两手卷曲而瘛疭，舌斜而不语三四日，面赤身热，舌苔中黄边白，乃热极生风，暑温传变心包使然。急当祛暑清热，平肝息风。故予以犀角地黄汤加减化裁，清心凉血，并用羚羊角、碧雪丹息风止痉，兼用桑叶、丹皮清肝胆火。服药三帖，暑热已减，继清暑养阴。其后，复见"饮水过多，水入微呕""舌起新白苔，胸痞"诸症，乃"暑必夹湿""暑必兼秽"之候，故更予芳香化湿驱邪。待暑热已退七八，十余日不大便，微有谵语，乃病在阳明，可轻通阳明，予增液承气法。增液承气汤本方是滋阴泄热，增水行舟之剂。温病热结，津液亏耗，燥屎不行，下之又不通，此是无水舟停，所以用增液汤（玄参、生地、麦冬）壮水滋阴；硝、黄攻下，以便舟行。阴虚液枯，燥屎不行，下之徒伤其阴，润之又有恋邪之弊，用增水行舟之法，使燥屎顺流而下。硝、黄配增液汤，下之而不伤其阴；增液汤伍硝、黄，润之而无恋邪之弊。暑兼湿热，吴氏特别指出要注意"温病下后宜养阴，暑温下后兼和胃"，实是临床经验之谈。本案治疗过程中所用碧雪丹，出自《喉科紫珍集》卷上，原治一切风痹蛾癣，时行诸症。其处方组成：白萝卜苗四两，荸荠苗五两，鲜土牛膝根五两，鲜银花叶四两，上药用囊盛之，入长流水浸一宿，取起，带水磨，搅匀，澄清取粉，每粉一两为一料。配入后料：远志（去心）八分（甘草水泡），丹皮一钱，人中黄一钱，人中白一钱，桔梗三钱，僵蚕（甘草水泡，去水上浮油）五分，硼砂五分，真川贝五分，马勃五分，珍珠四分，西牛黄五厘，冰片三厘。吴氏此时采用碧雪丹，主要针对热极生风，暑温传变心包之危候，以清热平肝，息风止痉。

（九）伏暑寒热如疟案

陈 二十八岁，左脉洪大数实，右脉阳微，阴阳逆乱，伏暑似疟，最难即愈。议领邪外出法。

生鳖甲三钱，青蒿四钱，桂枝三钱，麦冬八钱，焦白芍三钱，甘草钱半，沙参三钱，丹皮三钱，知母三钱（炒）。

三帖即愈。

十四日 伏暑寒热已愈，不食、不饥、不便，胸中痞闷，九窍不和，皆属胃病。

半夏五钱，广皮钱半，青皮钱半，桂枝钱半，郁金二钱，生苡仁五钱，茯苓五钱，党参三钱。

三帖。

十七日　久病真阳虚则膹病，余邪化热则口苦，正气不复则肢倦。

西洋参二钱，桂枝三钱，茯苓三钱，半夏三钱，黄芩炭钱半，焦白芍三钱，生姜二片，广皮炭钱半，炙甘草钱半，大枣二枚。

【评析】吴氏本案以透邪滋阴法治伏暑寒热如疟之候。患者症见左脉洪大数实，右脉阳微，阴阳逆乱，系伏暑似疟，最难即愈。暑湿兼夹之邪，最易阻遏气机，起病多见气分。邪在气分，又易郁蒸于少阳，出现寒热如疟的症状，故治疗的关键是及时领邪外出，方选青蒿鳖甲汤加减化裁以透邪滋阴。鳖甲有滋阴退热作用；而青蒿能够清气分热，又有芳香透邪的作用。"青蒿不能独入阴分"因为它是阳分药，"有鳖甲领之入也"；"鳖甲不能独入阳分，有青蒿领之出也"。鳖甲、青蒿同用，既能滋阴，又能透出阴分之热，扬长避短，故效如桴鼓，三帖即愈。二诊，患者伏暑寒热已愈，但见不食、不饥、不便，胸中痞闷，九窍不和，皆属胃病。胸中痞闷，属湿之证，又属脾胃病。实为湿阻中焦，气机着滞之证，故治之以健脾燥湿和胃。三诊，虑久病耗伤气津，邪热已大减，唯见膹病，口苦，肢倦。此乃久病真阳亏虚，余邪化热，正气不复使然，故予以炙甘草汤加减化裁。

（十）湿温案

王　三十三岁，壬戌四月二十二日，证似温热，但心下两胁俱胀，舌白，渴不多饮，呕恶嗳气，则非温热而从湿温例矣。用生姜泻心汤之苦辛通降法。

生姜一两，干姜五钱，茯苓六钱，生薏仁五钱，半夏八钱，黄芩三钱（炒），黄连三钱，生香附五钱。

水八碗，煮三茶杯，分三次服。约二时服一次。二煎用水三杯，煎一茶杯，明早服。

二十三日　心下阴霾已退，湿已转阳，应清气分之湿热。

连翘五钱，杏泥仁三钱，银花五钱，藿梗三钱，芦根五寸，滑石五钱，熟石膏五钱，黄芩炭三钱，郁金三钱，黄连二钱。

水八碗，煎三碗，分三次服。渣再煮一碗服。

二十四日　斑疹已现，气血两燔，用玉女煎合犀角地黄汤法。

生石膏两半，牛蒡子六钱，知母四钱，玄参八钱，银花一两，薄荷三钱，连翘一两，细生地六钱，犀角三钱，桔梗四钱，黄芩四钱（炒），人中黄一钱。

二十五日　面赤，舌黄，大渴，脉沉，肢厥。十日不大便，转矢气，谵语，下证也。小承气汤。

生大黄八钱，枳实五钱，厚朴四钱。

水八碗，煮三碗，先服一碗，约三时得大便，止后服；不便再服第二碗。又大便后，宜护津液，议增液法。

麦冬一两（连心），连翘三钱，细生地一两，银花三钱，玄参三钱，甘草二钱（炒）。

煮三杯，分三次服。能寐不必服。

二十六日　陷下之余邪不清，仍思凉饮，舌黄微，以调胃承气汤小和之。

生大黄二钱，玄明粉八分，生甘草一钱。

二十七日　昨日虽大解而不爽，脉犹沉而有力，身热不退而微厥，渴甚面赤，犹宜微和之，但恐犯数下之戒，议增液承气合玉女煎法。

生石膏八钱，知母四钱，黄芩三钱，生大黄三钱（另煎），分为三份，每次冲一分服。

煮成三碗，分三次服。若大便稀而不结不黑，后服勿冲大黄。

二十八日　大便虽不甚爽，今日脉浮，不可下，渴思凉饮，气分热也；口中味甘，脾热甚也。议用气血两燔例之玉女煎，加苦药以清脾瘅。

生石膏三两，黄连三钱，玄参六钱，麦冬一两，细生地一两，知母三钱，黄芩六钱。

煮四碗，分四次服。得凉汗，止后服，不渴，止后服。

二十九日　大用辛凉，微合苦寒，斑疹续出如许，身热退其大半，不得再用辛凉重剂，议甘寒合化阴气，加辛凉以清斑疹。

连翘三钱，玄参四钱，细生地五钱，银花三钱，黄芩三钱，花粉三钱，黄连二钱，薄荷一钱，麦冬五钱，犀角三钱。

煮三碗，三次服。渣再煮一碗服。

大热虽减，余焰尚存，口甘弄舌，面光赤色未除，犹宜甘寒苦寒合法。

连翘三钱，细生地六钱，黄芩三钱，丹皮三钱，玄参四钱，黄连二钱，麦冬五钱，银花三钱。

水八碗，煮三碗，分三次服。

初二日　于前方内加犀角二钱，知母钱半。

初三日　邪少虚多，宜用复脉去桂、枣，以其人本系酒客，再去甘草之重甘，加二甲、丹皮、黄芩。

此甘润化液，复微苦化阴，又苦甘咸寒法。

初四日　尚有余邪未尽，以甘苦合化入阴搜邪法。

玄参二两，黄芩二钱，麦冬八钱，知母二钱，细生地六钱，生鳖甲八钱，银花三钱，丹皮五钱，连翘三钱，青蒿一钱。

头煎三茶碗，二煎一茶碗，分四次服。

【评析】吴氏本案以苦辛通降合甘润化液法治湿温之候。"湿温"二字，乃湿与温合而发之病。其病名出自《难经·五十八难》，是指长夏季节多见的热性病，盖因长夏湿土司令，夏秋之交，感受时令湿热之邪与体内肠胃之湿交阻，酝酿发病。临床表现有身热不扬、身重酸痛、胸部痞闷、面色淡黄、苔腻、脉濡。其特点是病势缠绵，病程较长，病史多留连于气分，有湿重于热和热重于湿的不同。病情进一步发展，可以入营入血，发生痉厥、便血等变证。故其施治，或清透宣泄，或清热渗湿，或清血热，或养津液，或以苦寒泻心诸法。本案症见"心下两胁俱胀，舌白，渴不多饮，呕恶嗳气"，辨证属于湿温，故选用生姜泻心汤之苦辛通降法。后病情变化，斑疹已现，气血两燔，故用玉女煎合犀角地黄汤法。症见"面赤，舌黄，大渴，脉沉，肢厥。十日不大便，转矢气，谵语"之际，判断为当下之证，及时采用小承气汤。得大便后，适时护津液，用增液承气合玉女煎法。待"斑疹续出如许，身热退其大半"之时，再以甘寒合化阴气，加辛凉以清斑疹。后期，邪少虚多，治以甘润化液，复微苦化阴，又苦甘咸寒法，用复脉汤及青蒿鳖甲汤加减。在本案的治疗过程中，吴氏很好地把握了证情与病机的变化，理法方药，丝丝入扣。

四、王孟英温病验案评析

王士雄（1808—1868年），字孟英，晚年改字梦隐（或作梦影），自号半痴山人，清代著名医学家。主要著述有《回春录》《王氏医案》《王氏医案三编》《归砚录》《温热经纬》《潜斋简效方》《霍乱论》和《随息居饮食谱》等。其主要学术贡献是集温病学术之大成，"以轩岐仲景之文为经，叶薛诸家之辨为纬"，参以个人见解和临床经验，对伏气新感、卫气营血理论、暑邪为病、温病证治方法等都有许多发挥。临床辨证论治机圆法活，善护胃阴，认为救阳明之液是治疗温病之真诠。

（一）春温案

王皱石广文令弟。患春温，始则谵语发狂，连服清解大剂，遂昏沉不语，肢冷如冰，目闭不开，遗溺不饮，医皆束手。孟英诊其脉弦大而缓滑，黄腻之苔满布，秽气直喷。投承气汤加银花、石斛、黄芩、竹茹、玄参、石菖蒲，下胶黑矢甚多，而神稍清，略进汤饮。次日，去硝、黄，加海蛇、芦菔、黄连、石膏，服二剂，而战解肢和，苔退进粥，不劳余力而愈。

【评析】王氏本案以通腑泄热，降浊醒神法治春温之候。春温病变是感受温热病邪而引起，发生于春季，以发病急骤、初起即有明显里热证候、病情严重、变化较多为特点。严重者，可以出现神昏、痉厥等危重证候，后期可以伤及肝肾之阴。本案例患者，始则谵语发狂，连服清解大剂，非但症状未见缓解，反见昏沉不语、肢冷如冰、目闭不开、遗溺不饮等一派热深厥深，邪热扰神之候。王氏诊其舌脉之象，见脉弦大而缓滑，黄腻之苔满布，秽气直喷等里热炽盛，阳明腑实症状，故当机立断，投以承气汤加金银花、黄芩、玄参通腑泄热，石斛泄热存阴，竹茹、石菖蒲降浊醒神。仅药服一剂，即大便通畅而神清症减。从中可以看出王氏辨证之精准，论治之得法，方药之契合。

（二）湿温案

翁嘉顺之妇弟吴某。劳伤之后，发热身黄，自以为脱力也。孟英察脉软数，是湿温重症，故初起即黄。亟与清解，大便渐溏，小便甚赤。湿热已得下行，其热即减。因家住茅家埠，吝惜舆金，遽尔辍药。七八日后复热，谵语昏聋，抽痉遗溺，再恳孟英视之。湿热之邪扰营矣。投玄参、犀角、菖蒲、连翘、竹茹、竹叶、银花、石膏，泄卫清营之法，佐牛黄丸、紫雪丹而瘳。臀皮已塌，亟令贴羊皮金，不致成疮而愈。

【评析】王氏本案由清解而转为泄卫清营开窍法治湿温重症。湿温之候，初起以湿中蕴热，邪遏卫气为主要病理变化，随后卫表见症逐渐消除，则病机以湿热郁蒸气分为主。湿热内蕴肝胆，则身目俱黄；湿热郁蒸，上蒙清窍，则谵语昏聋；湿热化燥伤阴，入于营血分，内陷厥阴，则可见谵语昏聋，抽痉遗溺诸候。本案始因劳伤之后，继而发热、身黄，察脉软数，故王氏认为属气分湿温之候，亟与清解之法后，即见大便渐溏，小便甚赤。始知湿热已得下行，故其热即减。后因患者吝惜舆金，遽尔辍药。七八日后复身热，谵语昏聋，抽痉遗溺诸症，显系湿热郁蒸，化燥化热，经气分传入营分，热扰心营所致。故王氏随机应变，由清解而转为泄卫清营开窍之法，方中用连翘、金银花、生石膏清卫气之热，犀角（水牛角代）、玄参、牛黄丸、紫雪丹清心开窍，竹叶利湿清热、引热下行，菖蒲、竹茹和胃醒神。用药与病情相符，故病情很快化险为夷。

（三）邪热入营案

顾奏云季秋患感，医作虚治，补及旬日，舌卷痉厥，腰以下不能略动，危在须臾。孟英设死里求生之策，察脉虚促欲绝。先灌紫雪一钱，随溉犀角地黄汤二大剂服下。厥虽止而舌腭满黑，目赤如鸠，仍用前汤。三日间计服犀角两许，黑苔渐退，神识乃清，而呃忒频作，人犹疑其虚也。孟英曰：营热虽解，气道未肃耳。以犀角、玄参、石斛、连翘、银花、竹茹、知母、天花粉、贝母、竹叶为方服之。次日即下黑韧矢甚多，而呃忒止。又三剂，连解胶黑矢四次，舌色始润，略进米饮，腿能稍动，然臀已磨穿矣。与甘凉育阴药，续解黑矢又五次，便溺之色始正。投以滋养，日渐向安。

犀角（先煎）四钱，大生地一两，济银花一两五钱，紫丹参三钱，生白蒺（次入）三钱，陈木瓜三钱，地骨皮五钱，粉丹皮二钱，煅牡蛎（杵）六两，血龟板（杵）二两，鲜石斛（杵）一两，川楝核（杵）四钱（四味同先炭煨六旬钟，取汤，代水煎药）。

清气治呃方：犀角（先煎）四钱，玄参片八钱（开水泡冲，去渣），鲜石斛（先煎）一两，连翘壳三钱，济银花一两五钱，姜竹茹三钱，酒炒知母三钱，花粉三钱，川贝母（杵）四钱，鲜竹叶二钱。

风阳之呃，非重用犀、知、银花不止。

【评析】王氏本案以清热凉营，和降气机法治邪热入营之候。病属秋季患感，邪热入营之重症。始初医者误作虚治，遂致舌卷痉厥，腰以下不能略动，危在须臾。王氏察脉，见虚促欲绝，知其邪实之热已入于营分，故先投紫雪丹清热以解痉厥，随以犀角地黄汤清热以凉营血。故二大剂服下及时厥止，但仍舌腭满黑，目赤如鸠。是知入营之热犹未退却，故仍用前汤。三日后，神识乃清，复见呃忒频作。王氏认为，此呃忒非胃气之败象，乃因营热虽解，而气道未肃使然，当须从风阳之呃入治，采取清热化痰、和降气机之法，方用犀角（水牛角代）（先煎）四钱，玄参片八钱（开水泡冲，去渣），鲜石斛（先煎）一两，连翘壳三钱，济银花一两五钱，姜竹茹三钱，酒炒知母三钱，天花粉三钱，川贝母（杵）四钱，鲜竹叶二钱。并指出风阳之呃，非重用犀、知、银花不止。次日即见下黑矢甚多，而呃忒止。终以甘凉育阴药而使病情日渐向安。整个施治过程，王氏明察秋毫，善于从病情变化中准确把握病机，并针对性地采用有效方药，使邪热入营之重候及时转危为安。其中，对于舌象的辨析，显得尤为关键，从舌卷痉厥，到舌腭满黑，到黑苔渐退，到舌色始润，既是一种正邪交争，正胜邪退的变化，也是一种方药对证，效如桴鼓的反映。病变过程中出现的呃忒频作，最需审察病机，此乃实热内盛，气机上逆的表现，必须治病求本，故以清热化痰、和降气机之法，患者次日即见"下黑韧矢甚多，而呃忒止。"

（四）温病真阴素亏营液受灼案

钱闻远子患感，汤某进桂、朴、姜、柴等药，而痰血频咯，神瞀耳聋，谵语便溏，不饥大渴，苔黑溲少，彻夜无眠。某某迭进轻清，黑苔渐退，舌绛无津，外证依然，不能措手。孟英诊之，脉皆细数，乃真阴素亏，营液受灼，不必以便溏不食，而畏滋腻也。授以西洋参、生地、二至、二冬、龟板、燕窝、茹、贝、银花、藕汁、梨汁、葳蕤、百合等药。二剂咯血渐止，痰出甚多，渐进稀糜，夜能稍寐。五剂热退泻止，渴始减，脉渐和，旬日后，解燥矢而痊。

【评析】王氏本案以补真阴而清营热法治温病真阴素亏，营液受灼之候。温病之治疗，当须详辨证候病机之虚实，体质之阴阳，时时顾护阴津与阳气。本案患者真阴素亏，初感时邪，前医未能因人制宜，详辨其候，贸然采用桂、朴、姜、柴等辛温助阳之药，以致痰血频咯，神昏耳聋，谵语便溏，不饥大渴，苔黑溲少，彻夜无眠等一派实热证候。其后，又有医者识证未确，迭进轻清，虽黑苔渐退，但见舌绛无津，外证依然。王氏诊之，见微知著，抓住脉皆细数这一关键，认为此乃真阴素亏，营液受灼之候，不必以便溏不食，而畏滋腻也。无实证而便溏，当为脾败除中，而有实证之便溏，则是热寻出路。此病脉证皆实热伤阴见证。脉皆细数，更何畏滋腻？故治疗当须补真阴而清营热。方以西洋参三钱，大生地八钱，女贞子（杵）五钱，旱莲草四钱，明天冬（切）六钱，花麦冬四钱，血龟板（杵）四两，燕窝（包）三钱（二味同先煎八钟），姜竹茹三钱，川贝母（杵）四钱，济金银花八钱，藕汁、梨汁（各）大半酒杯（冲），肥玉竹三钱，百合花三钱。二剂则咯血渐止，痰出甚多，渐进稀糜，夜能稍寐。五剂则热退泻止，渴始减，脉渐和，旬日后，解燥矢而痊。于此足见王氏善识病机，故能左右逢源。

（五）风温外侵痰热内阻案

韩组林年近古稀，孟冬患肢厥头肿，谵语遗溺。包某作虚风类，进以温补，势益剧。孟英脉之，左弦数，右滑溢，乃痰热内阻，风温外侵。与羚、贝、茹、栀、翘、薇、桑、菊、花粉、丹皮、旋覆，以芦菔汤煎服而瘳。

【评析】王氏本案以息风阳而涤痰热法治风温外侵，痰热内阻之候。患者年近古稀，孟冬感邪，症见肢厥头肿，谵语遗溺。前医误作虚风之候进以温补，遂致病势益剧。孟英脉之，左弦数，右滑溢，乃知痰热内阻，而风温外侵。其脉左弦数为阴虚夹肝热，右滑溢为风阳煽痰逆上，故治疗主以息风阳以涤痰热。方用羚次尖（先煎八钟）四钱，川贝母（杵）四钱，姜竹茹三钱，黑栀皮三钱，连翘壳三钱，香白薇一钱，冬桑叶四钱，杭白菊三钱，粉丹皮二钱，南天花粉四钱。王氏针对关键的病机证候，准确治疗，扭转病机，逆转病势，故及时获愈。其中以芦菔一两煨汤，去渣煎药，以助清热化痰，调畅气机，颇具特色。

（六）冬温热盛津伤气机壅遏案

毛允之戌年冬患感，初治以温散，继治以滋阴，延至次春，病日以剧。凤山僧补以升、柴、芪、术，丁卯桥下以轻粉、巴霜，杂药遍投，形神日瘁。孟英视之，脉来涩数上溢，呃忒口腻，虽觉嗜饮，而水难下咽，频吐涎沫，便秘溺赤，潮热往来，少腹如烙，按之亦不坚满。曰：此病原属冬温，治以表散，则津液伤而热乃炽；继以滋填，热邪愈锢；再施温补，气机更窒。升、柴、芪、术欲升其清，而反助其逆；巴霜、轻粉欲降其浊，而尽劫其阴。病及三月，发热不是表邪；便秘旬余，结涩非关积滞。且脉涩为津液之已伤，数是热邪之留着，溢乃气机为热邪所壅而不得下行，岂非温邪未去，得补而胶固难除，徒使其内烁真阴，上熏清道，以致一身之气尽失整肃之令。法当搜剔余邪，使热去津存，即是培元之道；伸其治节，俾浊气下趋，乃为宣达之机。以北沙参、紫菀、麦冬、知母、花粉、兰草、石斛、丹皮、黄芩、桑叶、栀子、黄连、木通、银花、橘皮、竹茹、芦根、橄榄、枇杷叶、地栗、海蛇等出入为方。

服之各恙递减，糜粥渐加，半月后始得大解，而腹热全消，谷食亦安，乃与滋阴善后而瘥。

【评析】王氏本案以清热存津与化痰降浊并重，培元之道与宣达之机并举治冬温热盛津伤气机壅遏之候。此则温病案例，原属冬温。治以表散，则津液伤而热乃炽，继以滋填，则热邪愈锢，再施温补，遂气机更窒。前医以升、柴、芪、术欲升其清，而反助其逆；后医以巴霜、轻粉欲降其浊，而尽劫其阴。杂药遍投，形神日瘁。病及三月，发热不是表邪；便秘旬余，结涩非关积滞。且脉象见涩为津液之已伤，脉数是热邪之留着，脉上溢乃气机为热邪所壅而不得下行，为温邪未去，得补而胶固难除，徒使其内烁真阴，上熏清道，以致一身之气尽失整肃之令。法当搜剔余邪，使热去津存，即是培元之道；伸其治节，俾浊气下趋，乃为宣达之机。其脉来涩数上溢诸候最需辨析，合言之皆热邪窒肺之象。析言之：虽觉嗜饮，水难下咽，热邪煽痰逆升阻气，气不降则水不入。少腹如烙，按之亦不坚满，则热邪不在血分可知。故其治疗，法当搜剔余邪，使热去津存，此培元之道也；伸其治节，俾浊气下趋，乃为宣达之机。王氏方用北沙参四钱，姜制黄连八分，姜制枯芩二钱，黑栀皮三钱，姜制竹茹三钱，活水芦根一两，细木通一钱，赖橘红（次入）一钱五分，姜枇叶三钱。更方去沙参、栀皮、竹茹、枇杷叶，加南天花粉四钱，鲜石斛（杵，先）一两，建兰叶（次入）三钱。再更方去连、芩、天花粉、兰叶，加麦冬三钱，酒炒知母三钱，粉丹皮三钱，冬桑叶三钱，济银花八钱（次入），鲜青果（连核杵，先）两个，地栗、泡淡海蛇各一两。清热存津与化痰降浊并重，培元之道与宣达之机并举，故服之各恙递减，乃与滋阴善后而瘥。

（七）暑温伏湿燥矢在胃案

杨某患感旬日，初则便溏，医与温散，泻止热不退，昼夜静卧，饮食不进。孟英诊脉迟缓，浮取甚微，目眵，舌色光红，口不渴，溲亦行，胸腹无所苦，语懒音低，寻即睡去，是暑湿内伏，而有燥矢在胃，机关为之不利也。先与清营通胃药剂，热退舌淡，而脉证依然，加以酒洗大黄、省头草，即下坚黑燥矢甚多，而睡减啜粥。继以凉润，旬日而瘥。

【评析】王氏本案以清营通胃法治暑温伏湿，燥矢在胃之候。患者暑天患感旬日，初则便溏，前医与温散之剂，便溏止而热不退，且昼夜静卧，饮食不进。王氏诊脉迟缓，浮取甚微，且见目眵，舌色光红，口不渴，溲亦行，胸腹无所苦，语懒音低，寻即睡去诸症。王氏辨证认为，此乃暑湿内伏，燥矢在胃之情状。暑湿内伏，结成燥矢在胃，则气机不利；邪热升浮，故脉迟缓、浮取甚微，目眵，舌色光红。病不在肺，故口不渴，溲亦行，胸腹无所苦。燥矢在胃，热扰于心，神志不遂其发舒，故语懒音低，寻即睡去，故用清营通胃方施治。药用济金银花一两五钱，鲜茅根五钱，鲜竹茹三钱，丝瓜络三钱，黑栀皮三钱，苦杏仁一钱半，炒枳实一钱，川贝母（杵）五钱，生神曲（杵）二钱。药后热退舌淡，而脉证依然，故嗣于方中加酒洗生大黄四钱，省头草三钱。即见下坚黑燥矢甚多，而睡减啜粥。知胃腑之实热已清而心神得以宁静，故继以凉润养阴方收功。药用鲜竹叶二钱，鲜枇杷叶（刷包）三钱，鲜芦根二两，济金银花一两，川贝（杵）五钱，瓜蒌仁（研）四钱，云茯苓一钱半，南天花粉五钱，整荸荠（打）二两，制半夏一钱半。

五、雷少逸温病验案评析

雷丰（1833—1888 年），字少逸，一字存松，祖籍福建浦城，后徙居浙江衢州，出身医学世家，为清代著名医学家。雷氏深感一岁之中杂病少而时病多，所以历览诸家之书，引申触类，融以个人心得，著成《时病论》。以论四时温病为主，附有个人医案。其临床擅长应用运气规律论治时病，重视化湿，创立芳香化浊法，且善于以法代方，古方新用，极具特色。

（一）春温邪入厥阴

城东章某，得春温时病，前医不识，遂谓伤寒，辄用荆、防、羌、独等药，一剂得汗，身热退清，次剂罔灵，复热如火，大渴饮冷，其势如狂。更医治之，谓为火证，竟以三黄解毒为君，不但热势不平，更变神昏瘛疭。急来商治于丰，诊其脉，弦滑有力，视其舌，黄燥无津。丰曰：此春温病也。初起本宜发汗，解其在表之寒，所以热从汗解，惜乎继服原方，过汗遂化为燥，又用苦寒遏其邪热，以致诸变丛生。当从邪入心包、肝风内动治之。急以祛热宣窍法，加羚羊、钩藤。服一剂，瘛疭稍定，神识亦清，惟津液未回，唇舌尚燥，守旧法，去至宝、菖蒲，加入沙参、鲜地，连尝三剂，诸恙咸安。

【评析】雷氏本案以祛热宣窍法治春温邪入厥阴之候。患者因热邪内陷，深入厥阴，热盛动风所致。初起本宜发汗，解其在表之寒，使热从汗解，惜乎前医不识，遂谓伤寒，辄用荆、防、羌、独等药过汗，遂化为燥，又用三黄解毒，苦寒而遏其邪热，以致诸变丛生，邪入心包，肝风内动。雷氏识得病机，治以祛热宣窍法，服一剂而瘛疭稍定。方用连翘三钱（去心），犀角（水牛角代）一钱，川贝母三钱（去心），鲜石菖蒲一钱。加牛黄至宝丹一颗，去蜡壳化开冲服。因病见热邪内陷，深入厥阴，热盛动风之候，故用连翘、犀角、牛黄至宝丹清心凉营开窍，川贝母、石菖蒲化痰开窍醒神，羚羊角、钩藤平肝息风。服药一剂，即神志已清，故去牛黄至宝丹、石菖蒲。因唇舌尚燥，津液未回，故加沙参、鲜地黄养阴生津，而诸恙咸安。

（二）暑温热动风案

城西陈某，年近五旬，倏然昏倒，人事无知，手足抽掣。一医作中暑论治，虽不中亦不远矣。一医辄称中风，反驳前医有误，敢以小续命汤试之，更加搐搦，身热大汗，迓丰商治。诊其脉洪大而数，牙关紧闭，舌不能出，但见唇焦齿燥。丰曰：此暑风证也。称中风之医，亦在座中，遂曰：子不观《指南医案》常有暑风，何得有搐搦之证？曰：香岩之案，谓暑风，系暑月所感之风，非热极生风之内风也。丰今所谓乃暑热内燃，金被火烁，木无所制，致发内风之证也。理当清其暑热，兼平风木。遂用清离定巽法加石膏、甘草、橘络、扁豆花治之。彼医似为不然，病家咸信于丰，即使人拣来煎服，幸喜法中病机，抽搐稍定，神识亦省，继服二帖，得全愈矣。

【评析】雷氏本案以清离定巽法治暑温热动风之候。暑热化火，由气入营，有以热灼心包的昏谵为主要症状而引动肝风者。此案系暑热动风所致，与暑月所感之风殊异，乃因暑热内燃，金被火烁，木无所制，见脉洪大而数、牙关紧闭、舌不能出、唇焦齿燥等热极生内风之症也。故理当清其暑热，兼平风木。遂用清离定巽法加石膏、甘草、橘络、扁豆花治之。药用连翘、石膏清其气分之热，生地黄、玄参清其血分之热，竹叶清热利尿而引热下行，桑叶、扁豆花清暑透表，钩藤、菊花清肝息风，橘络、木瓜柔筋解痉，甘草调和诸药。因其法中病机，方药契证，故一剂而抽搐稍定，神识亦省，继服二帖，得全愈矣。

（三）湿温化热燥结阳明案

须江周某之郎，由湿温误治，变为唇焦齿燥，舌苔干黑，身热不眠，张目妄言，脉实有力。此分明湿温化热，热化燥，燥结阳明，非攻下不能愈也。即用润下救津法，服之未效，屡欲更衣而不得。后以熟军改为生军，更加杏霜、枳壳，始得大解，色如败酱，臭不可近。是夜得安寐，谵妄全无，次日舌苔亦转润矣。

继以清养肺胃，调理二旬而安。

【评析】雷氏本案以润下救津法治湿温化热，燥结阳明之候。患者由湿温误治，变为唇焦齿燥，舌苔干黑，身热不眠，张目妄言，脉实有力。此分明湿温化热，热化燥，燥结阳明，非攻下不能愈也。故雷氏采用润下救津法，药用熟大黄四钱，玄明粉二钱，甘草八分，玄参三钱，麦冬四钱（去心），生地黄五钱。此案乃因湿热化燥，燥结阳明所致。故用润下救津法调胃承气汤合增液汤，以熟大黄除热荡实，玄明粉润燥软坚，二物下行甚速，故用甘草甘平以缓之，不致伤胃，达到润燥通便、泄热救津之目的。增液汤以玄参、麦冬、生地黄配伍，由吴鞠通所创设，与调胃承气汤配合，共奏滋阴生津、泄热润燥通便之功效，故诸症渐安。

（四）秋燥肺失清肃案

城西戴某之女，禀赋素亏，忽患微寒微热，泛痰而咳。前医用芪皮、桂、芍和其营卫，百合、款冬润其干咳，西党、归身补其气血。方药似不杂，但服下胸膈更闭，咳逆益勤，寒热依然不减。丰诊其脉，浮弦沉弱，舌苔白薄。此感秋凉之燥气也。即用苏梗、橘红、蝉衣、淡豉、蒌皮、叭哒、象贝、前胡。服二剂，寒热遂减，咳逆犹存，病家畏散，不敢再服，复来邀诊。丰曰：邪不去则肺不清，肺不清则咳不止，倘惧散而喜补，补住其邪，则虚损必不可免。仍令原方服二剂，其咳日渐减矣，后用轻灵之药而愈。可见有是病当用是药，知其污而不补者，盖邪未尽故也。

【评析】雷氏本案仿杏苏散意，以祛风散寒、宣肺化痰止咳法治秋燥肺失清肃之候。患者因凉燥初起，邪袭肺卫所致。前医以症见微寒微热，泛痰而咳，而用芪皮、桂、芍和其营卫，百合、款冬润其干咳，西党、归身补其气血，法不对证，故服下即见胸膈更闭，咳逆益勤，寒热依然不减。雷氏诊其脉，浮弦沉弱，舌苔白薄。此感秋凉之燥气也。故有是病当用是药，仿吴氏《温病条辨》杏苏散意治之，以期祛风散寒、宣肺化痰止咳。药用苏梗、豆豉、蝉蜕轻宣透表，叭哒（杏仁异名）、浙贝母润肺化痰，橘红、瓜蒌皮、前胡化痰止咳。服药四剂后，热退咳减，改用清灵之药以善后。

六、张锡纯温病验案评析

张锡纯（1860—1933年），字寿甫，河北盐山县人，民国时期著名医学家，对于温病的研究颇有独到见解。张氏对于中医经典著作深入研习，并触类旁通，于古人言外之旨，别有体会，每有独到的见解。临床上善于化裁古方，独出新意，自立了许多新方。其代表著作《医学衷中参西录》在中西医汇通和结合方面进行了有益的探索，虽非温病学专著，但其中对于温病的研究颇有独到见解。临床辨治温病重点把握春温、风温、湿温三端，尤对白虎汤的灵活运用别具匠心。

（一）温病兼气虚气郁案

天津迟氏妇，年二十二岁，于季秋得温病。

病因：其素日血分不调，恒作灼热，心中亦恒发热，因热贪凉，薄受外感，即成温病。

证候：初受外感时，医者以温药发其汗，汗出之后，表里陡然大热，呕吐难进饮食，饮水亦恒吐出，气息不调，恒作呻吟，小便不利，大便泄泻，日三四次，其舌苔薄而黄，脉象似有力而不实，左部尤不任重按，一分钟百零二至，摇摇有动象。

诊断：其胃中为热药发表所伤，是以呕吐，其素日阴亏，肝肾有热，又兼外感之热内迫，致小便不利，水归大肠，是以泄泻。其舌苔薄而黄者，外感原不甚剧（舌苔薄，亦主胃气虚），而治以滋阴清热，上止呕吐，下调二便之剂。

处方：生怀山药一两，滑石八钱，生杭芍八钱，生怀地黄六钱，清半夏五钱（温水洗三次），碎竹茹三钱，生麦芽三钱，净青黛二钱，连翘二钱，甘草三钱，鲜茅根四钱。

药共十一味，先将前十味水煎十余沸，再入茅根同煎七八沸，其汤即成，取清汤两盅，分三次温饮下。服医药后，防其呕吐，可口含生姜一片，或于煎药时加生姜三片亦可。至药方中若无鲜茅根，可用干茅根两半煎汤，以之代水煎药。

方解：方中之义，山药与滑石并用，一滋阴以退热而能固大便，一清火以退热而善利小便；芍药与甘草并用，为甘草芍药汤，仲师用之以复真阴，而芍药亦善利小便，甘草亦善补大便，汇集四味成方，即拙拟之滋阴清燥汤也。以治上有燥热，下焦滑泻之证，莫不随手奏效。半夏善止呕吐，然必须洗净矾味（药局清半夏亦有矾），屡洗之则药力减，是以用至五钱。竹茹亦善止呕吐，其碎者为竹之皮，津沽药房名为竹茹粉，其止呕之力较整者为优。至于青黛、生姜亦止呕吐之副品也。用生麦芽、鲜茅根者，以二药皆善利小便，而又善达肝木之郁以调气分也。用生地黄者，以其为滋补真阴之主药，即可为治脉数动摇者之要药也。

复诊：将药煎服一剂，呕吐与泄泻皆愈，小便已利，脉象不复摇摇，仍似有力，至数未减，其表里之热稍退，气息仍似不顺，舌苔仍黄，欲投以重剂以清其热，犹恐大便不实，拟再治以清解之剂。

处方：生怀地黄一两，玄参八钱，生杭芍六钱，天花粉六钱，生麦芽三钱，鲜茅根三钱，滑石三钱，甘草三钱。

共煎汤一大盅，分两次温服下。

三诊：将药煎服后，病又见轻，家人以为病愈无须服药矣，至翌日晚十一点钟后，见其面红，精神昏愦，时作呻吟，始知其病犹未愈。及愚诊视时，夜已过半，其脉左右皆弦硬而长，数近七至，两目直视，其呻吟之声，似阻隔不顺，舌苔变黑，问其心中何如？自言热甚，且觉气息不接续，此其气分虚而且郁，又兼血虚阴亏，而阳明之热又炽盛也。其脉近七至者，固为阴虚有热之象，而正气虚损不能抗拒外邪者，其脉亦恒现数象，至其脉不为洪滑而为弦硬者，亦气血两亏，邪热炽盛之现象也。拟用白虎加人参汤，再加滋阴理气之品，盖此时大便已实，故敢放胆治之。

处方：生石膏五两（轧细），野台参六钱，知母六钱，天花粉六钱，玄参六钱，生杭芍五钱，生莱菔子四钱（捣碎），生麦芽三钱，鲜茅根三钱，粳米三钱，甘草三钱。

共煎汤一大碗，分四次温饮下，病愈不必尽剂。

效果：将药分四次服完，热退强半，精神已清，气息已顺，脉象较前缓和，而大便犹未通下，因即原方将石膏改用四两，莱菔子改用二钱，如前煎服，服至三次后，大便通下，其热全退，遂停后服。

说明：愚用白虎加人参汤，或以玄参代知母（产后寒温证用之），或以芍药代知母（寒温兼下痢者用之），或以生地黄代知母（寒温兼阴虚者用之），或以生山药代粳米（寒温热实下焦气化不固者用之，产后寒温证用之），又恒于原方之外，加生地黄、玄参、沙参诸药以生津液，加鲜茅根、芦根、生麦芽诸药以宣通气化，初未有加莱菔子者，惟此证之气分虚而且郁，白虎汤中加人参可补其气分之虚，再加莱菔子更可理其气分之郁也。至于莱菔子必须生用者，取其有升发之力也。又须知此证不治以白虎汤而必治以白虎加人参汤者，不但为其气分虚也，凡人外感之热炽盛，真阴又复亏损，此乃极危险之证，此时若但用生地黄、玄参诸滋阴之品不能奏效，即将此等药加于白虎汤中亦不能奏效，惟生石膏与人参并用，独能于邪热炽盛之时立复真阴，此所以伤寒汗吐下后与渴者治以白虎汤时，仲圣不加他药而独加人参也。

【评析】张氏本案以滋阴清热法，上止呕吐，下调二便，治温病兼气虚气郁之候。起因为秋末燥邪为患，初起时误用温药发汗劫夺肺津、心液、耗散肺气、心阳而致。诚如《通俗伤寒论》所说："秋燥一症，先伤肺津，次伤胃液，终伤肝血肾阴。"津液伤则热愈炽，津液之存亡是判断患者生死之关键，所谓"留得一分津液，便有一分生机"。本案初起，即见燥伤肠胃，以发热、呕吐、泄泻为突出症状。张氏判断，其胃中为热药发表所伤，是以呕吐；其素日阴亏，肝肾有热，又兼外感之热内迫，致小便不利，水归大肠，是以泄泻；其舌苔薄而黄者，为外感不甚剧（舌苔薄，亦主胃气虚）。故治以滋阴清热，上止呕吐，下调二便之剂。方中山药与滑石并用，一固大便，一利小便，而山药多液，滑石性凉，又善清上焦之燥热，更辅以甘草、芍药以复其阴，阴复自能胜燥热，而芍药又善利小便，甘草亦善补大便，汇集四味成方，即为滋阴清燥汤，以治上有燥热、下焦滑泻之证。半夏、竹茹善止呕吐，生麦芽、鲜茅根善利小便，生地黄滋补真阴。将药煎服一剂，呕吐与泄泻皆愈，小便已利，脉象不复摇摇。三诊之际，因邪热炽盛，气血两虚，而出现热盛气短，两目直视，呻吟，舌苔黑，脉弦硬。此其气分虚且郁，又兼血虚阴亏，而阳明之热又炽盛也。治宜清热保津，兼以益气生津。拟用白虎加人参汤，再加滋阴理气之品。重点揭示凡外感之热邪炽盛，又真阴亏损为极危险之证，单纯用滋阴之品或加入白虎汤中都不能奏效，唯石膏与人参并用，独能祛炽盛之邪热而又立复真阴，此所以伤寒汗吐下后与渴者治以白虎汤时，仲圣不加他药而独加人参也。

（二）温病少阴证案

表弟刘爽园，二十五岁，业农，于季春得温病。

病因：自正二月间，心中恒觉发热，懒于饮食，喜坐房阴乘凉，薄受外感，遂成温病。

证候：因相距四十余里，初得病时，延近处医者诊治，阅七八日病势益剧，精神昏愦，闭目蜷卧，似睡非睡，懒于言语，咽喉微疼，口唇干裂，舌干而缩，薄有黄苔欲黑，频频饮水不少濡润，饮食懒进，一日之间，惟强饮米汤瓯许，自言心中热而且干，周身酸软无力，抚其肌肤不甚发热，体温三十七度八分。其脉六部皆微弱而沉，左部又兼细，至数如常。大便四日未行，小便短少赤涩。

诊断：此伏气触发于外，感而成温，因肾脏虚损而窜入少阴也。《内经》谓：冬伤于寒，春必病温。此言冬时所受之寒甚轻，不能即时成为伤寒，恒伏于三焦脂膜之中，阻塞气化之升降，暗生内热，至春阳萌动之时，其所生之热恒激发于春阳而成温。然此等温病未必入少阴也。《内经》又谓：冬不藏精，春必病温。此言冬不藏精之人，因阴虚多生内热，至春令阳回，其内热必益加增，略为外感激发，即可成温病。而此等温病，亦未必入少阴也。惟其人冬伤于寒又兼冬不藏精，其所伤之寒伏于三焦，随春阳而化热，恒因其素不藏精，乘虚而窜入少阴，此等证若未至春令即化热窜入少阴，则为少阴伤寒，即伤寒少阴证二三日以上，宜用黄连阿胶汤者也。若已至春令始化热窜入少阴，当可名为少阴温病，即温病中内有实热，脉转微细者也。诚以脉生于心，必肾阴上潮与心阳相济，而后其跳动始有力。盖此证因温邪窜入少阴，俾心肾不能相济，是以内虽蕴有实热，而脉转微细。其咽喉疼者，因少阴之脉上通咽喉，其热邪循经上逆也。其唇裂舌干而缩者，肾中真阴为邪热遏抑不能上潮，而心中之亢阳益妄动上升以铄耗其津液也。至于心中发热且发干，以及大便燥结，小便赤涩，亦无非阴亏阳亢之所致。为其肾阴心阳不能相济为功，是以精神昏愦，闭目蜷卧，烦人言语，此乃热邪深陷，气化隔阂之候，在温病中最为险证。正不可因其脉象无火，身不甚热，而视为易治之证也。愚向拟有坎离互根汤可为治此病的方，今将其方略为加减，俾与病候相宜。

处方：生石膏三两（轧细），野台参四钱，生怀地黄一两，生怀山药八钱，玄参五钱，辽沙参五钱，甘草三钱，鲜茅根五钱。

药共八味，先将前七味煎十余沸，再入鲜茅根，煎七八沸，其汤即成。取清汤三盅，分三次温服下，每服一次调入生鸡子黄一枚。此方若无鲜茅根，可用干茅根两半，水煮数沸，取其汤代水煎药。

方解：温病之实热，非生石膏莫解，辅以人参并能解邪实正虚之热，再辅以地黄、山药诸滋阴之品，更能解肾亏阴虚之热。且人参与滋阴之品同用，又能助肾阴上潮以解上焦之燥热。用鸡子黄者，化学家谓鸡子黄中含有副肾髓质之分泌素，为滋补肾脏最要之品也。用茅根者，以其禀少阳初生之气（春日发生最早），其质中空，凉而能散，用之作引，能使深入下陷之邪热上出外散以消解无余也。

复诊：将药三次服完，周身之热度增高，脉象较前有力，似近洪滑，诸病皆见轻减，精神已振。惟心中仍觉有余热，大便犹未通下，宜再以大剂凉润之药清之，而少佐以补气之品。

处方：生石膏一两（轧细），大潞参三钱，生怀地黄一两，玄参八钱，辽沙参八钱，大甘枸杞六钱，甘草二钱，鲜茅根四钱。

药共八味，先将前七味煎十余沸，再入茅根，煎七八沸，其汤即成。取清汤两大盅，分两次温服下，每服一次调入生鸡子黄一枚。

效果：将药连服两剂，大便通下，病遂全愈。

说明：此证之脉象沉细，是肾气不能上潮于心，而心肾不交也。迨服药之后，脉近洪滑，是肾气已能上潮于心而心肾相交也。为其心肾相交，是以诸病皆见轻减，非若寻常温病其脉洪大为增剧也。

【评析】张氏本案以自创坎离互根汤除气分之壮热，滋肾经之阴液，治温病少阴之候。《素问·生气通天论篇》云："冬不藏精，春必病温。"张锡纯认为，其人或因冬不藏精，少阴之脏必虚，而伏气之化热者即乘虚而入，遂现少阴微细之脉。故其脉愈微细，而所蕴之燥热愈甚。其自创坎离互根汤加减正为治此病之方。此案为伏气触发于外，感而成温，而此入冬伤于寒又兼冬不藏精。其证因温邪窜入少阴，俾心肾不能相济，是以内虽蕴有实热，而脉转微细。其咽喉疼者，因少阴之脉上通咽喉，其热邪循经上逆也。其唇裂舌干而缩者，肾中真阴为邪热遏抑不能上潮，而心中之亢阳益妄动上升以铄耗其津液也。至于心中发热且发干，以及大便燥结，小便赤涩，亦无非阴亏阳亢之所致。因其肾阴心阳不能相济为功，是以精神昏愦，闭目蜷卧，烦人言语，此乃热邪深陷，气化隔阂之候，在温病中最为险证。切不可因其脉象无火，身不甚热，而视为易治之证也。张氏以自创坎离互根汤加减，方中生石膏辛寒，入肺胃经，能大清胃热，达热出表，可除气分之壮热，辅以人参并能解邪实正虚之热；再辅以地黄、山药诸滋阴之品，更能解肾亏阴虚之热；且人参与滋阴之品同用，又能助肾阴上潮以解上焦之燥热；鸡子黄为滋补肾脏最要之品；茅根凉而能散，用之作引，能使深入下陷之邪热上出外散以消解无余。至第二诊，则见周身热度增高，脉象较前有力，似近洪滑，诸病皆见轻减，精神已振。仅心中仍觉有余热，大便犹未通下，故再以大剂凉润之药清之，而少佐补气之品以善其后。

（三）温热结胸证案

天津张姓叟，年近五旬，于季夏得温热结胸证。

病因：心有忿怒，继复饱食，夜眠又当窗受风，晨起遂觉头疼发热，心下痞闷，服药数次病益进。

证候：初但心下痞闷，继则胸膈之间亦甚痞塞，且甚烦热，其脉左部沉弦，右部沉牢。

诊断：寒温下早成结胸，若表有外感，里有瘀积，不知表散药与消积药并用，而专事开破以消其积，则外感乘虚而入亦可成结胸。审证察脉，其病属结胸无疑，然其结之非剧，本陷胸汤之义而通变治之可也。

处方：病者旬余辍工，家几断炊，愚怜其贫，为拟简便之方，与以自制通彻丸（即牵牛轧取头次末，水泛为小丸）五钱及自制离中丹两半，俾先服通彻丸三钱，迟一点半钟，若不觉药力猛烈，再服下所余二钱，候须臾再服离中丹三钱，服后多饮开水，俾出汗。若痞塞开后，仍有余热者，将所余离中丹分数次徐徐服之，每服后皆宜多饮开水取微汗。

效果：如法将两种药服下，痞塞与烦热皆愈。

【评析】张氏本案以温下与清热并用法治温热结胸之候。《伤寒论·辨太阳病脉证并治》134条："太阳病，脉浮而动数……医反下之，动数变迟，膈内拒痛，胃中空虚，客气动膈，短气躁烦，心中懊恼，阳气内陷，心下因硬，则为结胸，大陷胸汤主之。"本案患者饱食后伤风，既有外感，亦有内积，当表里同治，宜解表药与消积药并用，现误治而专用开破消积之剂，使外感之邪乘虚而入，邪热与积滞互结而成结胸。患者虽为结胸，但病情尚轻，不宜使用大陷胸汤之峻猛之剂，当以陷胸汤之意而变法治之。张氏治法，以温下与清热并用，使邪热得消，积滞并除，痞塞自愈。方中通彻丸以牵牛轧取头次末，水泛为丸，温通下积，酌情服用，防其峻猛之性，攻下而不伤正，配合离中丹（生石膏细末二两，甘草细末六钱，朱砂末一钱半），清热除烦。

（四）新感温病案

俞寿卿，年过四旬，住天津大胡同经理房租，于孟夏得温病。

病因：与人动气争闹，头面出汗为风所袭，遂成温病。

证候：表里俱发热，胸膈满闷，有似结胸，呼吸甚觉不利，夜不能寐，其脉左右皆浮弦有力，舌苔白厚，大便三日未行。

诊断：此病系在太阳而连及阳明、少阳也。为其病在太阳，所以脉浮；为其连及阳明，所以按之有力；为其更连及少阳，是以脉浮有力而又兼弦也。其胸膈满闷呼吸不利者，因其怒气溢于胸中，夹风邪痰饮凝结于太阳部位也。宜外解太阳之表，内清阳明之热，兼和解其少阳，更开荡其胸膈，方为万全之策。

处方：生石膏二两（捣细），蒌仁二两（炒捣），生莱菔子八钱（捣碎），天花粉六钱，苏子三钱（炒捣），连翘三钱，薄荷叶二钱，茵陈二钱，龙胆草二钱，甘草二钱。

共煎汤一大盅，温服后，覆衾取微汗。

效果：服药后阅一小时，遍身得汗，胸次豁然，温热全消，夜能安睡，脉已和平如常，惟大便犹未通下，俾但用西药旃那叶一钱，开水浸服两次，大便遂通下。

【评析】张氏本案以外解太阳之表，内清阳明之热，兼和解其少阳法治新感温病之候。患者为卫气同病。卫表证发热、汗出、脉浮，为风邪郁于肺卫。从脉证上最能反映其在太阳而连及阳明、少阳的病变特点，因其病在太阳，所以脉浮；因其连及阳明，所以按之有力；因其更连及少阳，是以脉浮有力而又兼弦也。同时，因怒则气上，怒伤肝，肝气郁结，气机不畅，精血津液运行输布障碍，痰饮内生，其胸膈满闷呼吸不利者，实因其怒气溢于胸中，夹风邪痰饮凝结于太阳部位也。纵观全案，宜外解太阳之表，内清阳明之热，兼和解其少阳，更需荡其胸膈，宽胸理气，方为上策。方中用石膏透表解肌，清阳明胃腑之热；瓜蒌仁润燥化痰，滑肠通便；莱菔子除胀、祛痰降气；天花粉清肺润燥；苏子降气消痰；连翘、薄荷清热解表；茵陈、龙胆草和解少阳；旃那叶（即番泻叶）开水泡服，以通大便。全方卫气同治，而达到热退身凉，郁开脉和的治疗目的。

（五）风温阳明腑实案

赵印龙，邑北境许孝子庄人，年近三旬，业农，于孟秋得风温病。

病因：孟秋下旬，农人忙甚，因劳力出汗过多，复在树荫乘凉过度，遂得风温病。

证候：胃热气逆，服药多呕吐。因此屡次延医服药，旬余无效。及愚诊视，见其周身壮热，心中亦甚觉热，五六日间饮食分毫不进，大便数日未行。问何不少进饮食？自言有时亦思饮食，然一切食物闻之皆臭恶异常，强食之即呕吐，所以不能食也。诊其脉弦长有力，右部微有洪象，一息五至。

诊断：即此证脉相参，知其阳明腑热已实，又夹冲气上冲，所以不能进食，服药亦多呕也。欲治此证，当以清胃之药为主，而以降冲之药辅之，则冲气不上冲，胃气亦必随之下降，而呕吐能止，即可以受药进食矣。

处方：生石膏三两（捣细），生赭石一两（轧细），知母八钱，潞党参四钱，粳米三钱，甘草二钱。

共煎汤一大碗，分三次温服下。

方解：此方乃白虎加人参汤又加赭石，为其胃腑热实故用白虎汤，为其呕吐已久故加人参，为其冲胃上逆故又加赭石也。

效果：将药三次服完，呕吐即止，次日减去赭石，又服一剂，大便通下，热退强半。至第三日减去石膏一两，加玄参六钱，服一剂，脉静身凉，而仍分毫不能饮食，憎其臭味如前。愚晓其家人曰：此病已愈，无须用药，所以仍不饮食者，其胃气不开也。胃之食物莫如莱菔，可用鲜莱菔切丝，香油炒半熟，而以葱酱作汤，勿过熟，少调以绿豆粉俾服之。至汤作熟时，病患仍不肯服，迫令尝少许，始知香美，须臾服尽两碗，从此饮食复常。病患谓其家人曰：吾从前服药十余剂，病未见愈，今因服莱菔汤而霍然全愈，若早知莱菔汤能如此治病，则吾之病不早愈乎？其家人不觉失笑。

附记：曾记弱冠时，比邻有病外感痰喘者，延邑中老医皮荣伯先生，投以小青龙汤一剂喘即愈，然觉胸中似有雾气弥漫不能进食。皮君曰，此乃湿气充盛，是以胃气不开也，此当投以开胃之剂。为疏方，用《金匮》苓桂术甘汤，煎服后未半刻，陡觉胸中阴霾顿开，毫无障碍，遂能进食，见者皆惊其用药之神奇。夫皮君能如此用药，诚无愧名医之目。而益叹经方之神妙，诚有不可令人思议者矣。此因一用莱菔，一用古方，均开胃于顷刻之间，故附志之。

【评析】张氏本案以清胃降冲法治风温阳明腑实之候。患者因孟夏农家忙甚，劳力出汗过多，复在树荫下乘凉过度，遂得风温。由于服药呕吐，因此屡次延医，服药半月皆无效验，遂求治于张氏。患者周身壮热，心中亦甚觉热，五六日间饮食分毫不进，大便数日未行，脉弦长有力，右部微有洪象，一息五至。观其症脉，知其阳明腑热夹冲气上冲也，故治以清胃降冲。方用白虎加人参汤又加赭石者，因其胃腑热实，故以白虎汤泄其阳明实热，因其呕吐已久伤津故加人参，因其冲胃上逆故加赭石。服药后呕吐即止，前后两次加减，患者热退脉静身凉，但仍分毫不能饮食，憎其臭味如前，竟用鲜白萝卜汤开胃调理痊愈。此案针对风温阳明腑实夹冲气上冲之候，治用白虎加人参汤加代赭石之，辨证准确，效如桴鼓。而其精妙之处，在于当患者脉静身凉仍不能饮食时，考虑为胃气不开，用莱菔汤调理而痊愈。此思路源于张锡纯感悟常州老中医皮君用《金匮》苓桂术甘汤治湿气充盛，胃气不开之神奇。体现了张氏博采众长，融会贯通的治学风格。

（六）风温兼伏气化热案

陈百生督军（前任陕西），年四十六岁，寓天津广东路，得风温兼伏气化热病。

病因：因有事乘京奉车北上时，当仲夏归途受风，致成温热病。

证候：其得病之翌日，即延为诊视，起居如常，惟觉咽喉之间有热上冲，咳嗽吐痰，音微哑，周身似拘束酸软。脉象浮而微滑，右关重按甚实，知其证虽感风成温，而其热气之上冲咽喉，实有伏气化热内动也。若投以拙拟寒解汤，原可一汗而愈，富贵之人其身体倍自郑重，当此病之初起而遽投以石膏重剂，彼将疑而不肯服矣。因与之商曰：将军之病，原可一药而愈，然必须方中生石膏一两。夫石膏原和平之药不足畏，若不欲用时而以他凉药代之，必不能一剂治愈也。陈督曰：我之病治愈原不心急，即多服几剂药无妨。愚见其不欲轻服石膏，遂迁就为之拟方。盖医以救人为目标，正不妨委曲以行其道也。

处方：薄荷叶三钱，青连翘三钱，蝉蜕二钱，知母六钱，玄参六钱，天花粉六钱，甘草二钱。

共煎汤一大盅，温服。

复诊：翌日复延为诊视，言服药后周身得微汗，而表里反大热，咳嗽音哑益甚，何以服如此凉药而热更增加，将毋不易治乎？言之若甚恐惧者。诊其脉洪大而实，左右皆然，知非重用石膏不可。因谓之曰：此病乃伏气化热，又兼有新感之热，虽在初得亦必须用石膏清之方能治愈。吾初次已曾言之，今将军果愈此证乎，殊非难事，然此时但用石膏一两不足恃也，若果能用生石膏四两，今日必愈，吾能保险也。问石膏四两一次全服乎？答曰：非也。可分作数次服，病愈则停服耳。陈督闻愚言似相信，为出方，盖因其有恐惧之心，故可使相信耳。

处方：生石膏四两（捣细），粳米六钱。

共煎汤至米熟，取汤四盅，分四次徐徐温饮下。病愈不必尽剂，饮至热退而止。大便若有滑泻，尤宜将药急停服。至方中石膏既开生者，断不可误用煅者。若恐药房或有差误，可向杂货铺中买大块石膏自制细用之。盖此时愚至津未久，津地医者率用煅石膏，鲜有用生石膏者，前此开方曾用生石膏三两，药房以煅者误充，经愚看出，是以此次如此谆谆告语也。

复诊：翌日又延为诊视，相迎而笑曰：我今热果全消矣，惟喉间似微觉疼，先生可再为治之。问药四盅全服乎？答曰：全服矣。当服至三盅后，心犹觉稍热，是以全服，且服后并无大便滑泻之病，石膏真良药也。再诊其脉已平和如常，原无须服药，问其大便，三日犹未下行。为开滋阴润便之方，谓服至大便通后，喉疼亦必自愈，即可停药勿服矣。

【评析】张氏本案以清阳明胃腑实热法治风温兼伏气化热之候。根据温病发病后的证候表现是以里热证为主，还是以表热证为主，大体可以分为伏气温病与新感温病两类。通常情况下，伏气温病初起病位在里，里证是其症状表现的重点，里证的转归是其病机演变的关键。本案温病之成，多由于伏气化热，《内经》"冬伤于寒，春必病温"二语，谓所受之伏气，皆为冬令所感之寒。张氏认为此伏气化热成温病也，大抵因仲夏略有感冒，复因归途受风，而后其化热可陡然成温，表里俱觉壮热。症见咽喉之间有热上冲，咳嗽吐痰，音微哑，周身似拘束酸软。脉象浮而微滑，右关重按甚实，知其证虽感风成温，而其热气之上冲咽喉，实有伏气化热内动也。张氏认为，此案本可以寒解汤一汗而愈，但病者有疑虑而未服，故从寒解汤中去石膏，只予以青连翘、蝉蜕、知母、玄参、薄荷叶、天花粉等凉药后而热反更增加，且症见其脉洪大而实，左右皆然，知非重用石膏不可矣。故再予生石膏、粳米，共煎汤至米熟，取汤四盅，分四次徐徐温饮下，一剂而病愈。生石膏性凉而能散，有透表解肌之力，为清阳明胃腑实热之圣药。无论内伤、外感用之皆效，及其他脏腑有实热者，用之亦效，其寒凉之性远逊于黄连、龙胆草、知母、黄柏等，而其退热之力远过于诸药。

（七）温热泄泻案

天津一区钱姓幼男，年四岁，于孟秋得温热兼泄泻，病久不愈。

病因：季夏感受暑温，服药失宜，热留阳明之腑，久则灼耗胃阴，嗜凉且多嗜饮水，延至孟秋，上热未消，而下焦又添泄泻。

证候：形状瘦弱已极，周身灼热，饮食少许则恶心欲呕吐，小便不利，大便一昼夜十余次，多系稀水，卧不能动，哭泣无声，脉数十至且无力（四岁时，当以七至为正脉），指纹现淡红色，已透气关。

诊断：此因外感之热久留耗阴，气化伤损，是以上焦发热懒食，下焦小便不利而大便泄泻也。宜治以滋阴、清热、利小便兼固大便之剂。

处方：生怀山药一两五钱，滑石一两，生杭芍六钱，甘草三钱。

煎汤一大盅，分数次徐徐温服下。

方解：此方即拙拟滋阴清燥汤也。原方生山药是一两，今用两半者，因此幼童瘦弱已极，气化太虚也。方中之义，山药与滑石同用，一利小便，一固大便，一滋阴以退虚热，一泻火以除实热。芍药与甘草同用，甘苦化合，味近人参，能补益气化之虚损。而芍药又善滋肝肾以利小便，甘草又善调脾胃以固大便，是以汇集而为一方也。

效果：将药连服两剂，热退泻止，小便亦利，可进饮食，惟身体羸瘦不能遽复。俾用生怀山药细末七八钱许，煮作粥，调以白糖，作点心服之。且每次送西药百布圣一瓦，如此将养月余始胖壮。

【评析】张氏本案以滋阴清燥，标本并求法治温热泄泻之候。温热兼泄泻，临床施治，颇为棘手。本案患者为幼童，先系外感邪热，因服药失宜，而致热留阳明之腑，从季夏延至孟秋，久留体内而热耗气阴，气化因之伤损，而致上焦发热懒食，症见"形状瘦弱已极，周身灼热，饮食少许则恶心欲呕吐"，下焦小便不利而大便泄泻，及"卧不能动，哭泣无声，脉数十至且无力，指纹现淡红色，已透气关"等气阴不足之状。古云：从来寒温之热，传入阳明，其上焦燥热，下焦滑泄者，最为难治。因欲治其上焦之燥热，则有碍下焦之滑泄；欲补其下焦之滑泄，则有碍上焦之燥热，是以医者对之恒至束手。张氏据其病机，自拟滋阴清燥汤，连服两剂，即热退泻止，小便亦利，并可进食，效果明显。分析其用药技巧，实属出神入化。此案为幼童，形体极其瘦弱，气化太虚，故生山药用一两半。山药与滑石并用，一固大便，一利小便，山药多液、滑石性凉，又善清上焦之燥热，更辅以甘草、芍药以复其阴，阴复自能胜燥热，而芍药又善利小便，甘草亦善调大便。全方滋阴与清热并举，滋阴以退虚热，泻火以除实热，同时滋肝肾以利小便，调脾胃以固大便，二者兼顾，标本并求，因而见效明显。

（八）暑温兼泄泻案

天津估衣街西头万全堂药局，侯姓学徒，年十三岁，得暑温兼泄泻。

病因：季夏天气暑热，出门送药受暑，表里俱觉发热，兼头目眩晕。服药失宜，又兼患泄泻。

证候：每日泄泻十余次，已逾两旬，而心中仍觉发热懒食，周身酸软无力，时或怔忡，小便赤涩发热，其脉左部微弱，右部重按颇实，搏近六至。

诊断：此暑热郁于阳明之腑，是以发热懒食，而肝肾气化不舒，是以小便不利致大便泄泻也。当清泻胃腑，调补肝肾，病当自愈。

处方：生怀山药两半，滑石一两，生杭芍六钱，净萸肉四钱，生麦芽三钱，甘草三钱。

共煎汤一大盅，温服。

复诊：服药一剂泻即止，小便通畅，惟心中犹觉发热，又间有怔忡之时，遂即原方略为加减，俾再服之。

处方：生怀山药一两，生怀地黄一两，净萸肉八钱，生杭芍六钱，生麦芽二钱，甘草二钱。

共煎汤一大盅，温服。

效果：将药连服两剂，其病霍然全愈。

说明：初次所用之方，即拙拟之滋阴清燥汤加山萸肉、生麦芽也。从来寒温之热传入阳明，其上焦燥热，下焦滑泻者，最为难治，因欲治其上焦之燥热，则有碍下焦之滑泻；欲补其下焦之滑泻，则有碍上焦之燥热，是以医者对之恒至束手。然此等病证若不急为治愈，则下焦滑泻愈久，上焦燥热必愈甚，是以本属可治之证，因稍为迟延竟至不可救者多矣。惟拙拟之滋阴清燥汤，山药与滑石并用，一补大便，一利小便。而山药多液，滑石性凉，又善清上焦之燥热，更辅以甘草、芍药以复其阴，阴复自能胜燥热，而芍药又善利小便，甘草亦善调大便，汇集四味为方，凡遇证之上焦燥热、下焦滑泻者，莫不随手奏效也。间有阳明热实，服药后滑泻虽止而燥热未尽清者，不妨继服白虎汤。其热实体虚者，或服白虎加人参汤，若虑其复作滑泻，可于方中仍加滑石三钱，或更以生山药代粳米煎取清汤，一次只饮一大口，徐徐将药服完，其热全消，亦不至复作滑泻。愚用此法救人多矣，滋阴清燥汤后，附有治愈多案可参观也。至此案方中加萸肉、生麦芽者，因其肝脉弱而不舒，故以萸肉补之，以生麦芽调之，所以遂其条达之性也。至于第二方中为泻止，小便已利，故去滑石。为心中犹怔忡，故将萸肉加重。为犹有余热未清，故又加生地黄。因其余热无多，如此治法，已可消除净尽，无须服白虎汤及白虎加人参汤也。

【评析】张氏本案以滋阴补虚为主，清热止泻辅之治暑温兼泄泻之候。此病起于酷暑之时，暑之为病，最易夹湿，耗气伤阴。暑湿内犯，则郁于阳明之腑，是以发热懒食，小便不利，大便泄泻也。暑热伤阴，则易于肝肾受损，下元不固而泄泻，乃上实下虚也。病逾两旬，延误太久，治之不及，而下焦滑泻愈久，上焦燥热愈甚，上实之急，下虚之甚，救上则碍下，补其下则妨上，故上下棘手，补泻两难。张氏用自创之滋阴清燥汤加山萸肉、生麦芽，意在主以滋阴补虚，辅以清热止泻。滋阴清燥汤由滑石、甘草、生杭芍、生山药组成，本为温病外表已解，其人或兼滑泻者用之。此患者病逾两旬，外邪已内陷，故用之无妨。方中生山药滋阴退热而止滑泻，滑石清燥热而利水止泻，二药配合，一治大便，一利小便。而山药多液，滑石性凉，又善清上焦之燥热，相得益彰也；又佐以芍药以滋阴血、利小便，甘草燮阴阳、和中宫，阴复自能胜燥热，两者亦为清热止泻之要品也。因其肝脉弱而不舒，故再于方中加山萸萸补阴收涩，用生麦芽健脾和胃、疏肝行气，以遂肝经舒畅条达之性也。如此组方用药，一剂泻止而小便通畅。一剂之后，唯心中犹觉发热，间有怔忡，尚有余热未清也，遂即原方略为加减再服之。因泻止，小便已利，故去滑石。心中怔忡，故将山萸萸剂量加重，复加生地黄清热滋阴。连服两剂，其病霍然全愈。张氏针对此病案尚有一备用方，即白虎汤或白虎加人参汤也。其曰："间有阳明热实，服药后滑泻虽止而燥热未尽清者，不妨继服白虎汤。其热实体虚者，或服白虎加人参汤，若虑其复作滑泻，可于方中仍加滑石三钱，或更以生山药代粳米煎取清汤，一次只饮一大口，徐徐将药服完，其热全消，亦不至复作滑泻。"此患者余热无多，经滋阴清燥汤加山萸萸、生麦芽如斯治之，余热消除净尽，故无须服白虎汤或白虎加人参汤也。可见张氏治病，遣方用药，犹如排兵布阵，细致缜密，善于防患于未然。

（九）温病阳明大热案

孙雨亭，武清县人，年三十三岁，小学教员，喜阅医书，尤喜阅拙著《衷中参西录》。于孟秋时得温病，在家治不愈，遂来津求为诊治。

病因：未病之前，心中常觉发热，继因饭后有汗，未暇休息，陡有急事冒风出门，致得温病。

证候：表里俱觉壮热，嗜饮凉水、食凉物，舌苔白厚，中心已黄，大便干燥，小便短赤，脉象洪长有力，左右皆然，一分钟七十八至。

诊断：此因未病之先已有伏气化热，或有暑气之热内伏，略为外感所激，即表里陡发壮热，一两日间阳明腑热已实，其脉之洪长有力是明征也。拟投以大剂白虎汤，再少佐以宣散之品。

处方：生石膏四两（捣细），知母一两，鲜茅根六钱，青连翘三钱，甘草三钱，粳米三钱。

共煎汤三盅，分三次温服下。

复诊：将药分三次服完，表里之热分毫未减，脉象之洪长有力亦仍旧，大便亦未通下。此非药不对证，乃药轻病重，药不胜病也。夫石膏之性《神农本草经》

原谓其微寒，若遇阳明大热之证，当放胆用之。拟即原方去连翘加天花粉，再将石膏加重。

处方：生石膏六两，知母一两，天花粉一两，鲜茅根六钱，甘草四钱，粳米四钱。

共煎汤三大盅，分三次温服下。

复诊：将药分三次服完，下燥粪数枚，其表里之热仍然不退，脉象亦仍有力。愚谓雨亭曰：余生平治寒温实热证，若屡次治以大剂白虎汤而其热不退者，恒将方中石膏研极细，将余药煎汤送服即可奏效。今此证正宜用此方，雨亭亦以为然。

处方：生石膏二两（研极细），生怀山药二两，甘草六钱。

将山药、甘草煎汤一大碗，分多次温服。每次送服石膏末二钱许，热退勿须尽剂，即其热未尽退，若其大便再通下一次者，亦宜将药停服。

效果：分六次将汤药饮完，将石膏送服强半，热犹未退，大便亦未通下，又煎渣取汤两盅，分数次送服石膏末，甫完，陡觉表里热势大增。时当夜深，不便延医。雨亭自持其脉弦硬异常，因常阅《衷中参西录》，知脉虽有力而无洪滑之象者，用白虎汤时皆宜加人参，遂急买高丽参五钱，煮汤顿饮下，其脉渐渐和缓，热亦渐退，至黎明其病霍然全愈矣。

说明：按《伤寒》定例，凡用白虎汤若在汗吐下后及渴者，皆宜加人参。细询此证之经过始知曾发大汗一次，此次所服之药虽非白虎汤原方，实以山药代粳米，又以石膏如此服法，其力之大，可以不用知母，是其方亦白虎汤也。若早加党参数钱，与山药、甘草同煎汤以送服石膏，当即安然病愈。乃因一时疏忽，并未见及，犹幸病者自知医理以挽回于末路。此虽白虎汤与人参前后分用之，仍不啻同时并用之也。

又按：此证加人参于白虎汤中其益有三。发汗之后，人之正气多虚，人参大能补助正气，俾正气壮旺自能运化药力以胜邪，其为益一也。又发汗易伤津液，津液伤则人之阴分恒因之亏损。人参与石膏并用，能于邪热炽盛之时滋津液以复真阴，液滋阴复则邪热易退，其为益二也。又用药之法，恒热因凉用，凉因热用，《内经》所谓伏其所因也。此证用山药、甘草煎汤送服石膏之后，病则纯热，药则纯凉，势若冰炭不兼容，是以其热益激发而暴动。加人参之性温者，以为之作引，此即凉因热用之义，为凉药中有热药引之以消热，而后热不格拒，转与化合，热与凉药化合，则热即消矣，此其为益三也。统此三益观之，可晓然于此病之所以愈，益叹仲圣制方之妙。即约略用之，亦可挽回至险之证也。

【评析】张氏本案以大剂白虎汤，少佐以清热宣散法治温病阳明大热之候。患者未病之前，常觉心中发热，说明为先已有伏气化热，或有暑气之热内伏，继因饭后有汗，未暇休息。陡有急事出门，汗后冒风，略为风热外感所激，表里俱病，陡发壮热，一两日间阳明腑热已实，非通常太阳、阳明之依经传递，此为病之变也。然万变不离其宗，其表现为汗出，表里俱觉壮热，嗜饮凉水、食凉物，舌苔白厚、中心已黄，大便干燥，小便短赤，脉象洪长有力，左右皆然，一分钟七十八至。极符合阳明经之大热、大渴、大汗、脉洪大及阳明腑实之大便干燥之症，此病之常也。医者用药，当谨守胆大心细，智圆行方之旨，唯识病准确，方臻其效。此患者既是阳明之证，必"有是症用是药"，从阳明经入手。张锡纯乃投以大剂白虎汤，再少佐以清热宣散之青连翘、鲜茅根。服药后患者表里之热分毫未减，脉象之洪长有力依旧，大便未通下者何也？张锡纯认为辨证正确，处方无误而无效者，此非药不对证，乃药轻病重，药不胜病也。以石膏之微寒，遇阳明之大热，力不逮矣，当放胆加量用之。故再拟原方去连翘加天花粉，再将石膏加重用之，由四两改为六两。天花粉者，有滋阴泻火，生津止渴之功。天花粉配知母，能治疗热病伤津之烦渴。再将药服完，下燥粪数枚，而表里之热仍然不退，脉象亦有力。张锡纯遂将方中石膏研极细，将余药煎汤送服。甫完，陡觉表里热势大增，病势反加剧也。患者自持其脉弦硬异常，因常阅《医学衷中参西录》，知脉虽有力而无洪滑之象者，用白虎汤时皆宜加人参，遂急买高丽参五钱，煮汤顿饮下，其脉渐渐和缓，热亦渐退，至黎明其病霍然全愈矣。此病案最终由患者自己治愈，于张锡纯而言，不啻误诊失治，张锡纯详记于斯，真乃坦荡君子也。何致此误？乃问诊不仔细之故也。张锡纯后细询此证之经过，始知曾发大汗一次。按《伤寒论》定例，凡若在汗吐下后及渴者，皆宜用白虎汤加人参。张锡纯所拟之方，虽非白虎汤原方，实以山药代粳米，又以石膏如此服法，其力之大，可以不用知母，是其方亦有白虎汤之力也。白虎汤与白虎加人参汤，两方仅一药之差，则去之千里矣。张锡纯叹曰："乃因一时疏忽，并未见及，犹幸病者自知医理以挽回于末路。"病案末节，张锡纯总结此证加人参于白虎汤中其益有三：汗后正气多虚，人参能补助正气，正气旺能运药力以胜邪，益一也。发汗伤津液，津液伤则阴分亏损。人参与石膏并用，能滋津液以复真阴，阴复则邪热易退，益二也。用药之法，热因凉用，凉因热用，用山药、甘草煎汤送服石膏之后，病则纯热，药则纯凉，势若冰炭不兼容，是以其热益甚，加人参之性温者以作引，为凉药中有热药引之以消热，热不格拒则热即消矣，益三也。张锡纯以此三益论之，叹仲圣制方之妙，真乃南阳活人大法也。本案辨证不可谓不正确，而石膏一药的剂量加减、剂型与配伍变化应用过程，很值得玩味。知医者当见微知著，顺势而为，因势利导，知常达变，洞观其火，左右逢源，方不失为上医也。

（十）风温兼喘促案

辽宁小南关柴市旁，赫姓幼子，年五岁，得风温兼喘促证。

病因：季春下旬，在外边嬉戏，出汗受风，遂成温病。医治失宜，七日间又添喘促。

证候：面红身热，喘息极迫促，痰声辘辘，目似不瞬。脉象浮滑，重按有力。指有紫纹，上透气关，启口视其舌苔白而润。问其二便，言大便两日未行，小便微黄，然甚通利。

诊断：观此证状况已危至极点，然脉象见滑，虽主有痰，亦足征阴分充足。且视其身体胖壮，知犹可治，宜用《金匮》小青龙加石膏汤，再加杏仁、川贝以利其肺气。

处方：麻黄一钱，桂枝尖一钱，生杭芍三钱，清半夏二钱，杏仁二钱（去皮，捣碎），川贝母二钱（捣碎），五味子一钱（捣碎），干姜六分，细辛六分，生石膏一两（捣细）。

共煎汤一大盅，分两次温服下。

方解：《金匮》小青龙加石膏汤，原治肺胀，咳而上气，烦躁而喘。然其石膏之分量，仅为麻、桂三分之二（《金匮》小青龙加石膏汤，其石膏之分量原有差误，五期五卷曾详论之），而此方中之生石膏则十倍于麻、桂，诚以其面红身热，脉象有力，若不如此重用石膏，则麻、桂、姜、辛之热即不能用矣。又《伤寒论》小青龙汤加减之例，喘者去麻黄加杏仁，今加杏仁而不去麻黄者，因重用生石膏以监制麻黄，则麻黄即可不去也。

复诊：将药服尽一剂，喘愈强半，痰犹壅盛，肌肤犹灼热，大便犹未通下，脉象仍有力，拟再治以清热利痰之品

处方：生石膏二两（捣细），瓜蒌仁二两（炒捣），生赭石一两（轧细）。

共煎汤两盅，分三次徐徐温饮下。

效果：将药分三次服完，火退痰消，大便通下，病遂全愈。

说明：此案曾登于《名医验案类编》，何廉臣评此案云："风温犯肺，肺胀喘促，小儿尤多，病最危险，儿科专家往往称为马脾风者此也。此案断定为外寒束内热，仿《金匮》小青龙加石膏汤，再加贝母开豁清泄，接方用二石、蒌仁等清镇滑降而痊。先开后降，步骤井然。惟五岁小儿能受如此重量，可见北方风气刚强，体质苗实，不比南方人之体质柔弱也。正惟能受重剂，故能奏速功。"

观何廉臣评语，虽亦推奖此案，而究嫌药量过重，致有南北分别之设想。不知此案药方之分量若作一次服，以治五岁孺子诚为过重。若分作三次服，则无论

南北，凡身体胖壮之孺子皆可服也。试观近今新出之医书，治产后温病，有一剂用生石膏半斤者矣，曾见于刘蔚楚君《证治丛录》，刘君原广东香山人也。治鼠疫病亦有一剂用生石膏半斤者矣，曾见于李健颐君《鼠疫新篇》，李君原福建平潭人也。若在北方治此等证，岂药之分量可再加增乎？由此知医者之治病用药，不可定存南北之见也。且愚亦尝南至汉皋矣，曾在彼处临证处方，未觉有异于北方，惟用发表之剂则南方出汗较易，其分量自宜从轻。然此乃地气寒暖之关系，非其身体强弱之关系也。既如此，一人之身则冬时发汗与夏时发汗，其所用药剂之轻重自迥殊也。

尝细验天地之气化，恒数十年而一变。仲景当日原先著《伤寒论》，后著《金匮要略》。《伤寒论》小青龙汤原有五种加法，而独无加石膏之例。因当时无当加石膏之病也。至著《金匮》时，则有小青龙加石膏汤矣，想其时已现有当加石膏之病也。忆愚弱冠时，见医者治外感痰喘证，但投以小青龙汤原方即可治愈。后数年愚临证遇有外感痰喘证，但投以小青龙汤不效，必加生石膏数钱方效。又迟数年必加生石膏两许，或至二两方效。由斯知为医者当随气化之转移，而时时与之消息，不可拘定成方而不知变通也。

【评析】张氏本案以小青龙加石膏汤原方，先开后降，温寒并进，治风温兼喘促之候。观此病案之特点，乃表里俱病，寒热错杂也。表者为寒，里者为热，更兼内有痰饮。出汗受风，遂成表寒，医治失宜，表寒入里化热，外寒束内热，肺气不利，喘促发热。脉象见滑，舌苔白而润者，内有痰饮之明证，亦可足证阴分充足未伤也。张氏用仲圣《金匮要略》小青龙加石膏汤原方（麻黄、芍药、桂枝、细辛、甘草、干姜、五味子、半夏、石膏），显证其辨证为表寒里热，痰饮内伏也。尤在泾《金匮要略心典》论小青龙加石膏汤云："此亦外邪内饮相搏之证而兼烦躁，则夹有热邪。麻、桂药中，必用石膏，如大青龙之例也……心下寒饮，则非温药不能开而去之，故不用越婢加半夏，而用小青龙加石膏，温寒并进，水热俱蠲，于法尤为密矣。"张氏再加杏仁、川贝母以利其肺气。今之治疗儿童热性咳喘，常用之麻杏石甘汤亦含于此方中。患儿服药一剂，喘愈强半。痰犹壅盛，肌肤犹热，大便未通，脉象仍有力者，痰热未尽也。其拟再治以清热之生石膏，利痰之品瓜蒌仁、生赭石。瓜蒌仁者，有清化热痰、宽胸散结、润肠通便之功效，用于肺火痰热、咳嗽痰黏，肺痈吐脓，胸痹胁痛，肠燥便秘等症。生赭石亦有清热化痰之力。药仅三味，症见火退痰消，大便通下，病速痊愈。此病案之成功，亦曾获清末民初医家何廉臣赞许，谓其治法，先开后降，步骤井然。然石膏之用量何廉臣嫌过重，张氏举一反三，详加辨析，证明南北之人无异，药量亦不为过也。由斯知为医者，当随气化之转移，而时时与之消息，不可拘定成方而不知变通也。

七、程门雪温病验案评析

程门雪（1902—1972 年），又名振辉，字九如，号壶公，江西婺源人，现代著名中医学家、教育家。对伤寒、温病有深邃的理论造诣，博采众家之长，融合古今方药，善治热病和疑难杂症，处方简洁，崇尚轻可去实，用药精当，具有轻清灵动的独特风格。代表著作有《金匮篇解》《叶案存真》《未刻本叶氏医案》《程门雪医案》等。

（一）风寒夹湿案

张某，男，成年。初诊 1955 年 2 月 25 日。恶寒发热，头痛骨楚，呕吐频仍，苔薄腻，脉浮。新邪外受，湿热内蕴，胃失降和。先拟疏邪宣化为治。

清水豆卷四钱，带叶苏梗一钱半，薄荷叶八分（后下），冬桑叶三钱，炒杭菊一钱半，嫩前胡一钱半，制半夏一钱半，赤茯苓三钱，广陈皮一钱半，象贝母三钱，姜川连三分，甘露消毒丹四钱（包煎）。二剂。

二诊　寒热渐退，头痛呕吐止，不安寐，口苦未清。湿热未净，胃不和则卧不安也。转方安神和胃而化湿热。

辰茯神三钱，炙远志一钱，炒枣仁三钱，淮小麦四钱，水炒银柴胡一钱，制半夏一钱半，酒炒黄芩一钱半，薄橘红一钱半，炒竹茹一钱半，北秫米三钱（包煎），炒香谷芽四钱。二剂。

【评析】程氏本案以疏解宣化法治风寒夹湿之候。患者为外感风邪夹有湿热之候，临床甚为常见，程氏善用疏解宣化法治之，针对风邪夹湿专设疏解宣化汤，药用清水豆卷、带叶苏梗、荆芥穗、薄荷叶、冬桑叶、炒杭菊花、嫩前胡、白杏仁、象贝母、竹沥半夏、赤茯苓、广陈皮、焦六曲。并根据临床症状加减。在解表退热的同时，更佐以二陈、小柴胡法中的黄芩、半夏及泻心法中的姜川连、半夏等以内外同治，使湿热得以泄化，外邪无所依存，故能获得速效。正如程氏所言："凡治外感，如无痰浊湿热瘀滞之类，则'体若燔炭，汗出而散'，不致迁延时日。如有痰浊、湿热、瘀滞，内外合邪，则病必纠缠难解。因而必须详细审证，从疏解宣化法入手，方不失治疗时机。"

（二）外感燥咳案

季某，男，56 岁。初诊 1958 年 9 月 28 日。伤风不醒，咳嗽不清，苔白腻，舌尖红，脉浮滑。秋燥之邪未解，拟祛风宣肺而助肃化。

南沙参三钱，霜桑叶三钱，甜杏仁三钱，竹沥半夏一钱半，薄橘红一钱半，苦桔梗一钱，冬瓜子四钱，净蝉蜕八分，玉蝴蝶六对，象贝母三钱，生甘草八分。

四剂。

【评析】程氏本案以清润宣肃法治外感燥咳之候。患者系肺燥不润，失其清肃之令，而见阴虚症状。同时兼有肺邪未解，伤风不醒，脉浮滑，喉痒等象。程氏用润肺清燥以治其虚，宣肺化痰以治其实。此类燥咳在春、秋季节比较多见，治疗中如稍偏辛燥，易致咯血，故总以清润、宣肃为主。程氏对肺燥一证，主张"肺燥宜润"。其尤其推崇费伯雄的观点，认为燥者，干也，对湿言之。立秋以后，湿气去而燥气来，初秋尚热，则燥而热；深秋既凉，则燥而凉。故临床上治燥咳，有温润、凉润两法。寒燥在表用杏苏散，如《温病条辨》所说："燥伤本脏肺，头微痛，恶寒，咳嗽稀痰，鼻塞，嗌塞，脉弦，无汗，杏苏散主之。"燥热伤肺用清燥救肺汤，如《医门法律》所说"气促干咳，无痰或少痰，咽喉口鼻干燥，舌干苔少，或痰中带血，用清燥救肺汤"即是。

（三）寒遏热伏案

刘某，男，成年。初诊1948年12月27日。新寒引动痰饮，饮从热化，咳嗽气急，痰多不爽，口干，溲赤，脉象浮弦。饮阻肺络，肺气不利，肃化失常，恙久根深。拟小青龙汤加石膏方出入以治。

炙麻黄五分，川桂枝八分，熟石膏三钱（打），嫩射干八分，淡干姜三分，五味子三分（同打），竹沥半夏一钱半，炙白苏子一钱半（包煎），薄橘红一钱半，白杏仁三钱，象贝母三钱，块滑石四钱（包煎），炒香谷芽四钱。二剂。

二诊　进小青龙加石膏汤加减二剂，痰饮咳嗽、气急不平均见轻减。胃纳呆，痰多，大便不行，小溲黄赤，苔腻，脉濡滑。再从原方加减之。

炙白苏子一钱半（包煎），白芥子一钱（炒研），金沸草一钱半（包煎），桑白皮三钱，云茯苓三钱，炙远志一钱，竹沥半夏二钱，冬瓜子四钱，薄橘红一钱半，白杏仁三钱，象贝母三钱，白通草一钱，淮小麦四钱，炒香谷芽四钱。三剂。

【评析】程氏本案以辛温解表清热，平喘止咳化痰法，治寒遏热伏之候。患者为寒饮之邪在肺内久伏化热，忽感暴寒外束，寒遏热伏，为痰饮有表邪而又夹热者，故程氏选用小青龙汤加石膏以解表、平喘、止咳、化痰、清热。本病案"饮从热化"的主要依据为口干、溲赤、痰多而不爽。程氏在首诊中既用麻、桂的辛温解表，又用干姜、半夏、橘红以温化寒饮，而石膏与射干则是清除"热化"的主药，石膏尤为重要，故服药两剂即见效果，足以说明程氏正确辨识病机，又遣方用药精到。

（四）气血两燔春温重症案

陈某，女，成年。初诊1949年2月25日。春温十日不解，热势甚壮，烦不安寐，谵语，耳聋，咳不爽，气急，白痦隐隐不多，胸闷口干，苔黄腻，舌尖绛，脉濡滑数，左弦。温邪不得外达，肺胃肃化失常，素虚之体，须防内陷。拟清温透热。

清水豆卷四钱，黑山栀三钱，桑叶皮各三钱，白杏仁三钱，辰赤苓三钱，象贝母三钱，块滑石四钱（包煎），广郁金一钱半，带心连翘三钱，生薏苡仁四钱，冬瓜子四钱，竹叶心一钱半，朱灯心二扎，甘露消毒丹五钱（包煎）。

二诊　白痦隐隐不多，红疹已布而不显，耳聋，谵语神昏，咳不爽，气急胸闷，口干唇焦，苔黄腻，舌尖绛，脉濡滑数，左弦。温邪为病，热势鸱张，气血两燔，病情重险。再拟气血双清，以望转动。

鲜生地五钱，清水豆卷四钱，黑山栀一钱半，桑叶皮各三钱，辰赤苓三钱，净银花三钱，带心连翘三钱，竹叶心一钱半，白杏仁三钱，象贝母三钱，生薏苡仁四钱，冬瓜子四钱，块滑石四钱（包煎），牛黄清心丸一粒（分两次化服）。

三诊　红疹虽多，色不显明，耳聋失聪，唇焦，神蒙谵语，咳痰不爽，气急，喉有痰声，舌尖绛而干，脉弦滑数。症势重险，防其动风、内陷。再从昨方加减。

鲜生地五钱，清水豆卷四钱，黑山栀三钱，桑叶皮各三钱，净银花四钱，带心连翘四钱，象贝母三钱，广郁金一钱半，生薏苡仁四钱，冬瓜子四钱，竹叶心一钱半，块滑石四钱（包煎），茅芦根各一两（去心、节），牛黄清心丸一粒（分两次化服）。

四诊　白痦渐多，红疹隐隐，色不明显，耳聋，神蒙谵语，大便艰行，咳痰不爽，气急，喉有痰声，唇焦齿垢，舌绛而干，脉弦滑数。症势重险至极，动风、内陷可虑之至。再从昨方加重。

鲜沙参五钱，鲜生地五钱，黑山栀三钱，清水豆卷四钱，净银花四钱，带心连翘三钱，川雅连四分，象贝母三钱，广郁金一钱半，鲜竹茹各一钱半，鲜菖蒲八分，茅芦根各一两（去心、节），嫩钩钩一钱半（后下），枇杷叶露四两，淡竹沥二两，炖温，调服牛黄清心丸一粒，分两次服之。

五诊　咳嗽气急、喉有痰声略见轻减，神昏谵语，依然如故，唇焦齿垢，舌苔干绛，脉弦滑数。温邪化热伤阴，内蒙心包，上蔽脑府，肺胃清肃之令不行，症在危险关头。仍从昨方加减，以冀外透。

鲜沙参五钱，京玄参三钱，鲜生地五钱，鲜石斛四钱，净银花三钱，带心连翘三钱，川雅连四分，川象贝各二钱，黑山栀三钱，鲜竹茹三钱，鲜菖蒲八分，茅芦根各一两（去心、节），嫩钩钩一钱半（后下），枇杷叶露四两，淡竹沥二两，炖温，调服牛黄清心丸一粒，分两次服之。

六诊　大便已通，通而色黑，唇焦齿垢，咳嗽气急，咳痰不爽，神昏谵语依然如故，白痦多而不透，色欠晶明，脉弦滑数不静。症势仍在危险关头，慎防下血、痉厥之变。仍拟生津清温，而化痰热。

鲜石斛四钱，鲜沙参五钱，京玄参三钱，鲜生地五钱，净银花三钱，带心连翘三钱，煅蛤壳五钱，川象贝各二钱，生薏苡仁四钱，冬瓜子四钱，鲜菖蒲八分，嫩钩钩一钱半（后下），茅芦根各一两（去心、节），枇杷叶露四两，淡竹沥二两，炖温，化服至宝丹一粒。

七诊　大便频行，先硬后溏色黑，唇焦齿垢，神蒙不清，谵语，耳聋，白痦多而不显，舌苔干绛，脉弦滑数。阴液暗伤，温邪留恋不化，肺胃肃化不行，痰热逗留，上蒙清空，下迫大肠，须防下血、痉厥之变，症势严重之至。再拟一方，以求转动。

鲜石斛四钱，鲜沙参五钱，京玄参三钱，川象贝各二钱，辰赤苓三钱，银花炭五钱，带心连翘四钱，煅蛤壳五钱，冬瓜子四钱，天竺黄一钱半，广郁金一钱半，鲜菖蒲八分，枇杷叶露四两，淡竹沥二两，炖温，化服至宝丹一粒。

八诊　今日大便未行，昨晚汗出颇多，白痦满布，唇焦齿垢，神昏谵语，咳嗽气急，咳痰不爽，舌苔干绛，脉濡滑数。阴液大伤，肺胃清肃不行，痰热逗留，蒙蔽清空，本虚标实，症势仍在重险关头。再从前方出入。

鲜石斛四钱，鲜沙参六钱，桑白皮三钱，京玄参三钱，辰赤苓三钱，川象贝各二钱，煅蛤壳五钱，广郁金一钱半，天竺黄二钱，冬瓜子四钱，带心连翘四钱，鲜菖蒲八分，枇杷叶露四两，淡竹沥二两，炖温，分两次冲服。

九诊　白痦布而渐化，唇焦齿垢较见轻减，神昏谵语时轻时剧，咳嗽气逆，咳痰不爽，苔干，舌绛稍淡，脉濡滑数未静。肺胃清肃不行，温邪伤阴，内蒙心包，症势稍见转动，仍在重途。再从昨方出入。

鲜石斛四钱，鲜沙参六钱，桑白皮三钱，川象贝各二钱，辰赤苓三钱，煅蛤壳八钱，广郁金一钱半，带心连翘四钱，天竺黄二钱，冬瓜子四钱，净银花四钱，鲜菖蒲八分，朱灯心二扎，枇杷叶露四两，淡竹沥二两，炖温，分两次冲服。

十诊　白痦既化而重布甚多，唇焦齿垢轻减，神昏谵语时轻时剧，咳嗽气逆，咳痰不爽，脉濡小数，舌红绛稍淡。前方生津养肺，清温化痰热，尚觉合度，仍从原法加减之。

鲜沙参六钱，鲜石斛四钱，桑白皮三钱，川象贝各二钱，煅蛤壳八钱，天竺黄二钱，生薏苡仁四钱，冬瓜子四钱，带心连翘三钱，广郁金一钱半，天花粉三钱，朱灯心二扎，枇杷叶露四两，淡竹沥二两，炖温，分两次冲服。

十一诊　白痦已化，唇焦齿垢已减，神蒙渐清，谵语亦少，病势渐有转动之机。唯咳嗽、咳痰不爽。再拟养肺阴，化痰热。

鲜沙参五钱，桑白皮三钱，川象贝各二钱，煅蛤壳八钱，辰茯神三钱，炙远志一钱，带心连翘三钱，天花粉三钱，生薏苡仁四钱，冬瓜子四钱，广郁金一钱半，干芦根一两，枇杷叶露四两，淡竹沥二两，炖温，分两次冲服。

十二诊　白痦已回，身热亦退，咳嗽未清，寐欠安，偶有谵语，舌红已淡，脉濡小数。再从前方加减，以资调理。

鲜沙参四钱，桑白皮三钱，甜杏仁三钱，川象贝各二钱，辰茯神三钱，炙远志一钱，煅蛤壳八钱，煅龙齿三钱（先煎），天花粉三钱，生薏苡仁四钱，冬瓜子四钱，干芦根八钱，枇杷叶露四两，分两次冲服。

【评析】程氏本案以清温透热，气血双清法，治气血两燔春温重症之候。程氏治外感重症甚多，能攻能守，善于应变，以稳扎稳打著称。他治疗本病尤擅于透法，本案初期（初诊）为温邪犯肺，痰热逗留，其温邪虽主要在气分，但已经入于营分。此时急需清温透热，促使邪由气分而外解，遏制其深入血分而逆传心包，以豆卷、桑叶、甘露消毒丹等为主以清热透气；中期（二至四诊）为温邪在气分者更见狂炽，并已入血分，不能透出，治以鲜生地、鲜沙参、豆卷、桑白皮、牛黄清心丸等为主以气血双清；极期（五至七诊）温邪已得透解，治以清肺养阴，化痰开窍为主，故撤去豆卷、桑叶等气药，而加入鲜石斛、玄参、鲜菖蒲，改牛黄清心丸为至宝丹以清营开窍兼防痉厥；气分之邪陆续外透，险症已得挽回，病情转危为安后（八至十诊）则用鲜沙参、鲜石斛、玄参、桑白皮、川贝、象贝、竹沥等以养阴清肺化痰；后期（十一至十二诊）则撤去鲜石斛、玄参而用天花粉、芦根等配合远志、茯神、龙齿等安神之品善后调理。程氏吸取叶天士学说的精髓，结合自己心得，灵活应用于温热重症，掌握透气、凉血和轻重缓急的变化过程，把握用药时机，应对病变进退，胸有成竹，有条不紊。其医道高明，于此可见一斑。

（五）湿热痞结中焦案

曹某，女，72岁。初诊1940年6月2日。寒热不清，呕吐不能纳谷，已数日矣。胸脘闷痛，气塞不舒，苔腻口苦，脉濡数左弦。湿热痞结于中之故，高年防生变端，姑以和解宣化治之。

银柴胡一钱，竹沥半夏一钱半，酒炒黄芩一钱半，姜川连三分，块滑石四钱（包煎），辰赤苓三钱，陈广皮一钱半，白蔻壳八分，生薏苡仁四钱，姜汁炒竹茹一钱半，广郁金一钱半，干芦根一两，白通草一钱，佛手花八分。一剂。

二诊　昨投和解宣化法，时寒时热、呕吐不食均大轻减，仍从原法出入。

原方加川朴花一钱半，去竹茹、黄芩，一剂。

【评析】程氏本案以开解湿热交结，宣通气机法，治湿热痞结中焦之候。患者为湿热互阻、气机窒塞所至寒热不解，胸脘痞闷证。患者感邪虽不盛，但湿热互阻，痞结不开，三焦气机窒塞，尤以上焦之气不行，则为胸闷而痛，中焦之气不通，则上逆而为呕吐不食。方中仅用银柴胡一钱，即能退热，可知其表轻于里。而于治疗湿热则投以很多力量，如生姜、半夏之辛开，黄连、黄芩之苦泄，此皆泻心汤之主药，亦为开解湿热交结之要法（半夏、黄连合瓜蒌，即小陷胸汤）。再用陈皮、蔻壳、佛手、厚朴花、郁金等芳香轻宣，以舒其胸中之气，气机通畅，则有助于湿热之开化。淡渗之药，可清其肺气，利其水道，给湿热以出路。姜川连合姜竹茹则降逆除烦，而止其呕吐。程氏治湿热互阻之证，每以小柴胡汤、泻心汤、三仁汤合法应用，创和解宣化汤。其组成：银柴胡一钱至四钱，竹沥半夏钱半至二钱，酒炒黄芩一钱至钱半，块滑石四钱，赤茯苓三钱，广陈皮钱半，白蔻壳八分，生薏苡仁四钱，白杏仁三钱，干芦根八钱至一两，佛手花八分，随证加减。程氏对泻心汤尤为重视，认为胸痞的主要原因是湿热痞结。干姜配黄连、半夏配黄芩，辛开苦降，是治胸痞主药，参、草、姜、枣乃理中之意，可随症加减。若无表证，程氏多以姜汁炒川黄连、姜汁炒竹茹等代之，意在避免辛温太过。而常用陈皮、蔻壳、佛手花、川厚朴花、广郁金，旨在芳香宣通气机，有助湿热开化。

（六）湿温热重于湿案

梅某，女，67岁。寒热不解，四肢酸楚，心烦不安，口苦。苔腻黄，脉弦。先拟和解枢机。

软柴胡一钱，竹沥半夏二钱，酒炒黄芩一钱半，辰赤苓三钱，炒枳壳一钱，苦桔梗一钱，黑山栀皮一钱半，清水豆卷三钱，益元散四钱（包煎），甘露消毒丹四钱（包煎）。二剂。

【评析】程氏本案以清热化湿，和解枢机法，治湿温热重于湿之候。湿温型的发热，一般身热不壮，即使得汗，也不易退净，热有起伏，午后或有形寒，在初夏（雨季，暑湿交蒸）或秋初（暑热未净）时是常见的。必待里湿得化，然后表热能解，多发汗反使湿易化燥，是无益的。程氏治疗此类病证，有丰富的临床经验。根据不同病变特点，或以小柴胡法疏透，选用柴胡和解少阳枢机之邪，半夏化湿，黄芩清热，三药配合，是使邪从半表半里而外达，则内外不致合邪。或用枳实栀子豉法，以清水豆卷代淡豆豉，轻清发汗，以退表热；山栀清里热而除心烦；枳壳代枳实，理气宽中，以治胸闷。或以杏苏散治疗，原方用杏仁、苏梗、桔梗、前胡以开上，半夏、陈皮、枳壳以宣中，茯苓、甘草以渗下。或用益元散和甘露消毒丹，前者取滑石渗下，生甘草清热，合朱砂则清心安神；后者内有蔻仁、藿香、薄荷、菖蒲以通气化湿，射干、黄芩、连翘、贝母以清热化痰，茵陈、滑石、木通以渗湿利尿。主治湿温证，热多于湿，而肺胃有热，兼有口鼻症者更为对证。应该指出，内有湿热，察舌是很重要的望诊法。根据苔腻的厚薄，可辨湿的多少；苔腻的部位在前或中、后，是上焦或中、下焦的表现；夹寒则白，夹热则黄，热盛则灰或黑；舌质红则阴伤，淡则阳虚。再参合问诊，口腻、口淡属湿，口干属热，湿多于热则口甜，热多于湿则口苦。由于本症口苦苔黄，可知热多于湿，所以本案用芩、栀、益元、甘露四药，其偏重于清热，是可以理解的。

八、王乐匋温病验案评析

王乐匋（1921—1998 年），笔名老匋，别名默庐，安徽省歙县人，当代著名中医学家，温病学科带头人之一。王乐匋先生博学多通，其为医治学，取径较宽，学养深厚，自求真得，且擅长笔墨丹青。代表著作有《新安医籍丛刊》《续医述》《新安医籍考》《老匋读医随笔》等。对叶天士、薛生白、吴鞠通、王孟英及柳宝诒等温病医家有深入的探究，临床治疗温热病强调护阴，治疗湿温病注重化湿，尤善于寒温并用救治危重病变。

（一）风温毒邪犯于肺卫案

张某，男，4岁。1960年春间患麻疹，初诊时发热咳嗽已有五日。疹出而即没，额际少数疹点，色淡不荣，神疲困倦，四肢欠温，口渴溲短，大便溏泄。指纹略显青紫，舌质红，上罩腻苔。此属风温兼滞，因泄泻无度，致脾肾之阳受损，不能载邪外出之象。拟鼓舞脾肾之阳，兼以透疹之药，并配合外治法，使邪势迅速从外而达。

拟方：煨葛根 4.6g，焦白术 4.5g，熟附片 3g（先煎），炮姜炭 2g，赤苓 9g，炙黑草 2.4g，炒扁豆衣 12g，六神曲 6g，炒车前 6g，米炒荷蒂 2 枚。一剂，水煎服。外用芫荽一握，煎汤，擦面部及躯干、四肢。

二诊　面部及颈项胸前均见疹点，色亦鲜活，大便次数减少。舌质红，上罩腻苔，黄白相兼。是邪势已得外达，病机由阴转阳之佳兆。唯大便犹然不实，精神尚觉萎靡，仍需防其邪陷，以术、附配银、翘，一以逐邪，一以扶脾肾之阳。

拟方：煨葛根 4.5g，焦白术 8g，熟附片 2.4g（先煎），扁豆衣 12g，赤茯苓 9g，炙黑草 2.4g，桔梗 3g，连翘 9g，银花炭 9g，枳实炭 2.4g，炒车前子 6g（包煎），米炒荷叶 12g。水煎服一剂。躯干、四肢仍用芫荽煎汤外擦。

三诊　面部、躯干皮疹尽透，四肢亦已见点，发热口渴，咳嗽痰稠，泄泻已止。舌质红，苔黄腻。邪势已得外达，而肺胃之热甚炽。拟再清化肺胃之邪热，参以豁痰镇咳之剂。

拟方：冬桑叶9g，连翘12g，金银花12g，前胡4.6g，干苇茎18g，象贝母9g，桔梗3g，生粉草3g，熟牛蒡6g，清炙枇杷叶12g。水煎服，二剂。

四诊　出齐之皮疹渐次打回，但身热退而未尽，咳嗽未辍。上方银、翘各改为9g，去冬桑叶，加瓜蒌皮9g，生谷芽12g。接服二剂后，身热已退，咳亦减轻，嘱其取白茅根30g，煎服。同时吃生荸荠，以甘寒益胃，清化未尽之痰热。

【评析】王氏本案以银、翘辛凉透于表，附、术温阳托于里，表里兼顾，寒温同用法治风温毒邪犯于肺卫之候。小儿麻疹为古代儿科四大要证之一，根据其临床病程，一般分为"初热""见形""恢复"三个阶段。其治疗则以"麻为阳毒""麻喜清凉"的理论为指导，按其不同阶段采用透发、解毒、养阴三大治法，即疹前期以透为主，见疹后以清解为主，恢复期以养阴为主。先生认为，"透、清、养"三字是针对一般顺证而言，若为逆证，则应打破常规，变通其法。如患者素体虚寒，中阳式微，麻毒无力外达，此时则应心细胆大，敢于打破常法，辛凉透表与温补内托同用，一以逐邪，一以扶脾胃之阳气，所谓"拨乱以反正"。本案初诊时，病已五日，疹虽出而即没，色淡不荣，且见神疲肢冷，便泻无度之一派脾肾虚寒之象，故属正脱邪陷之境。若按常法，以透疹不彻，徒以辛凉透表，则无异以水浇冰，虚其所虚，蹈入正脱邪陷之境。先生断其病机为脾肾阳损，不能托邪外出，故初诊时即以附子理中加减，温建中阳。因风温毒邪犯于肺卫，故配以芫荽外洗透表，内外合治。二诊时，疹透鲜活，唯中阳仍虚，故以银、翘辛凉透于表，附、术温阳托于里，表里兼顾，寒温同用，终于扭转病势而入坦途。

（二）温邪内陷肾阳不振案

章某，女，40岁。1957年5月22日初诊。初起呕逆泄泻，继则寒热交作。曾就诊于附近一医，服藿香正气、三仁汤等而热恋不退一旬余。延至诊时，呕泻已止，口渴喜热饮，时时烦躁，而四末厥逆，面赤戴阳，神识时明时昧。舌色红，有如涂朱，并不干燥，脉来濡细少神。此乃患者中阳不振，正气不能托邪，龙相之火飞越于上，为由阳转阴、由实转虚之变。其舌赤如涂朱者，此所谓肾水凌心，逼其心阳外越之故。

拟陶氏加减回阳急救方：红参6g（另炖），生附片6g（先煎），香甘草3g，北五味子3g，麦冬9g，细生地15g，煅龙骨15g，煅牡蛎18g，肉桂5g。另用六神丸20粒，分2次吞服。

一剂后，神识渐清，面部阳色亦退，已不烦躁，四末厥逆渐温。舌色仍红，脉濡弱。本原意出入，再进一筹。

吉林参 6g（另炖），生附片 6g（先煎），香甘草 3g，麦冬 9g，干地黄 15g，煅磁石 24g。另用至宝丹 1 粒吞服。

一剂服后，厥逆已回，神识亦清，舌红但已无如涂朱之状，拟予益胃阴法以善其后。

【评析】王氏本案以加减回阳急救汤温经托邪法，治温邪内陷肾阳不振之候。王氏尝谓："凡虚人感邪，虽自阳经传入，亦不可拘定于先有头痛、发热等症，而以'传经属热'一语印定眼目。"临床上，病在阳经，而中阳素虚，或寒凉攻伐太过，使正不能托邪。此时，在病位上虽属阳经，却已经有阴经证候的成分了。如果辨证不精审，仓促投药，则疗热未已，寒从内生，症见厥逆而脉弱沉细。纵然尚有若干热象，如烦渴胀实，亦须考虑其人阳气之不足。先生所治的本案，是典型的温邪内陷，伤及真阴，而肾阳不振，无以托邪外出的病例，故在加减回阳急救汤中果敢地运用附子，以助阳气，温经托邪，使邪气得药力一涌而出，转危为安。可见，阳厥转阴，病情趋于危险阶段，这是两个截然相反的变局，如果一经误诊，处理不当，则变生于顷俄。王氏指出："下焦温病，《温病条辨》中则重养阴而忽温阳，如名为护阴和阳汤却舍附子，未免偏颇。先生早年行医乡里，该地为一严重血吸虫病流行区，所治病人中，有不少脾肾之阳不足，这些人即患感证，亦不典型，往往虚实相杂。结合临床实际来看，阳厥不是没有向阴厥转化的可能。"确是经验之谈。

（三）湿温阳遏湿困案

李某，男，50 岁。1957 年 8 月 23 日初诊。湿热互郁，流连气分，漫布三焦，身热（39.2℃左右）一候不退，面色晦滞，当脘闷塞，纳谷不香，便溏不爽，两足浮肿，日暮肿甚。苔白腻，脉濡而数。此脾肾阳虚之体，又感湿温病邪，邪气欲达而未能透达，热气熏蒸，湿邪重浊，阳不振则湿不化，湿不化则热不休。勉予温通阳气而化湿浊，能得湿开热透，庶可使湿热两分而病解。

熟附片 9g（先煎），连皮苓 15g，藿香梗 15g，川桂枝 4.5g，淡姜衣 4.5g，五加皮 9g，苍白术各 4.5g，佩兰 9g，通草 3g，炒扁豆衣 12g，范志曲 9g，米炒荷叶 12g。2 剂。

二诊　大便渐实，日尚二三起。湿热交混之象尚盛，乃本原意出入。

熟附片 9g（先煎），蔻仁 3g，连皮苓 15g，苍白术各 4.5g，佩兰 9g，淡姜衣 4.5g，藿香梗 6g，制川朴 4.5g，通草 3g，扁豆衣 12g，范志曲 9g，米炒荷叶 12g。4 剂。

三诊 胸闷已舒，渐渐知饥思食，颈项胸膺之间，晶痦累累。苔黄腻渐化，脉濡而带数。阳气渐振，湿邪已有退机，热犹未楚。拟再分解湿热，然脾肾阳虚之质，清润之品用之宜慎。鞠通谓温邪之兼湿者，用药宜刚而忌柔，旨哉言乎！

熟附片4.5g（先煎），鲜青蒿9g，川朴花4.5g，佩兰叶9g，石菖蒲4.5g，连翘9g，藿香6g，蔻仁3g，赤苓9g，薏苡仁12g，通草3g，西滑石（包煎）12g，炒黄芩3g，青荷叶尺许。4剂。

上方服完2剂后，身热渐退，诸症悉减，嘱再服2剂，继以甘露消毒丹出入为方，续予分解湿热，最后用七味白术散加减，作善后调理。

【评析】王氏本案以温通阳气而化湿浊法，治湿温阳遏湿困之候。湿温证治，如湿从热化，伤阴劫阳，以救阴通腑而生津液，与一般温病治无二法。如湿重于热，则发热缠绵，身热不扬，昏沉困倦，舌苔腻白，脉来濡缓，四肢烦痛。先生治疗此症，每多避开常法，而以附子为主，参以芳香化浊之剂，以振阳气，则可湿开而热透，收效甚捷。本病案系湿热互郁，流连气分，漫布三焦，故见身热（39.2℃左右）一候不退，面色晦滞，当脘闷塞，纳谷不香，便溏不爽，两足浮肿，日暮肿甚，苔白腻，脉濡而数。此脾肾阳虚之体，又感湿温病邪，邪气欲达而未能透达，热气熏蒸，湿邪重浊，阳不振则湿不化，湿不化则热不休，故予温通阳气而化湿浊，能得湿开热透，庶可使湿热两分而病解。方中用熟附片、川桂枝、淡姜衣温通阳气，用连皮苓、藿香梗、五加皮、苍术、白术、佩兰、通草、扁豆衣、范志曲、米炒荷叶等清化湿浊。数剂之后，阳气渐振，身热渐退，湿浊渐清，诸症悉减。从本验案可知，湿热证中，邪留气分，充斥三焦，若素体阳虚，或久施重投苦寒之品，湿邪适逢阴寒之助而暗中滋蔓，阳气愈被湿困，无以透发，每多病程缠绵，病情复杂。先生对此则强调："用药宜刚而忌柔。不一定寒湿才会伤阳，湿为阴邪，湿温湿热证，在一定条件下，同样可以伤阳。即湿温病湿从燥化，往往余湿犹滞，即使湿邪一去，湿仍可卷土重来，出现'抽蕉剥茧'之势，加上阳虚之体，治疗中当用附子扶阳逐湿，使阳得援而振奋，湿浊之邪自然可逐。如蓦然投以清滋苦寒之剂，其势将不可挽回。"

（四）热逼入营中阳闭郁案

程某，男，6岁。1969年7月20日初诊。患儿平素体质虚弱，营养不良，大便常溏薄。此次起病时高热烦躁，继则热恋不退，精神疲乏，神识时明时昧，瘛时呓语，四肢清冷，大便溏泄，躯干部有出血点、色淡不荣，唇燥口干，舌红少苔，脉来虚数。此热逼入营，中阳邪气欲达不达，颇虑正气不支而有内外虚脱之变。舒驰远有石膏与附子同用之法，虽未必尽合于本证之治，然寒温并用为本证所当采取。

遂拟：生晒参 3g（另炖），熟附片 3g（先煎），水牛角 15g（文火先煎），细生地 9g，带心连翘 9g，石菖蒲 4.5g，川贝母 4.5g，大青叶 18g，金银花 12g，板蓝根 18g，局方至宝丹 1 粒（去蜡壳溶化服）。

服完 1 剂后神识渐清，寐时仍有呓语，余症同前。原方加辰灯心 1 束，嘱服 1 剂。

服后神识已清，热渐退而未尽。于二诊方中去灯心、至宝丹，加炒白术 4.5g，扁豆衣 9g，米炒荷叶 12g。1 剂。

服毕神色渐振，热亦渐退，溏泄已止。邪机已转，法当清透气分之邪热，参以顾护气阴之品：孩儿参 9g，北条参 9g，连翘 9g，金银花 9g，鲜佩兰 12g，扁豆衣 12g，石菖蒲 4.5g，生谷芽 12g，碧玉散（荷叶包，刺孔）9g。

2 剂服后热退神清，再予沙参麦门冬汤合参苓白术散出入为方，作善后调理。

【评析】王氏本案以寒温并用，促营热外达法，治热逼入营、中阳闭郁之候。邪热入营，临床病情多深重而万变，实难执一而治。王氏于临证中，视其邪机变化而施以方治，每多极力创造条件，透热转气，候其热达于胃，使正气抗邪有利，则是治疗关键。本病案患儿平素体质虚弱，营养不良，大便常溏薄。此次起病时症见高热烦躁，继则热恋不退，精神疲乏，神识时明时昧，寐时呓语，四肢清冷，大便溏泄，躯干部有出血点、色淡不荣，唇燥口干，舌红少苔，脉来虚数。此热逼入营，中阳邪气欲达不达，颇虑正气不支而有内外虚脱之变。故先生在邪机欲达不达，正气不支而有虚脱之变的紧要关头，妙用寒温并用法，参入附子，温其中阳，促营热外达，使病邪能乘药势而外透，挽回了变局，为热邪寻出路，热势遂降，病情渐入坦途。

（五）中阳不振不能托邪案

周某，男，70 岁。1960 年 2 月 10 日初诊。职业厨师，外腠内亏，邪乘虚入，恶寒发热 2 天，精神不振，但神识尚清。舌苔淡黄而少津，脉来沉细无力。此由患者中阳不振，不能托邪，致使津少上承，舌干苔淡黄。必先扶其正气，温其中阳，俾得邪从外达。否则呃逆连连，势必内陷。

药用：吉林参须 10g（另炖），熟附子 10g（先煎），生熟甘草各 3g，防风 6g，葱白 10g。

嘱服 1 剂后，脉沉已起，淡黄少津之苔已转润，神色亦稍振。前方之参须、附片各改为 6g。

再服 1 剂后，阴象已退。方用：淡豆豉 10g，桔梗 6g，薄荷 6g，连翘 10g，炒山栀 6g，葱白 10g，生甘草 3g，淡竹叶 8g。

服完 2 剂，表解而病愈。

【评析】王氏本案以参附扶正温阳，助中阳斡旋，托邪气外达法，治中阳不振不能托邪之候。王氏曾谓："治疗体虚中阳不振感受外邪之病，其治最难着手，不比壮实之体发表攻里，祛邪除病较之容易。"治此类病症，先生常常首重起手开局，防变于未然。此案患者系古稀之年，外腠内亏，邪乘虚入，恶寒发热 2 天，精神不振，舌苔淡黄而少津，脉来沉细无力。此由患者中阳不振，不能托邪，致使津少上承，舌干苔淡黄。阳虚之体，正气不固，御邪抗病能力低下，外邪乘虚入侵。针对此种情况，必须充分考虑患者体质特点，病之初起，切忌寒凉，否则气机闭塞，郁不开，邪不达，每易邪气内逼深入，变生危证。故先生用参、附扶正温阳，助中阳斡旋，托邪气外达。药用吉林参须 10g（另炖），熟附子 10g（先煎），生熟甘草各 3g，防风 6g，葱白 10g。服一剂后，即脉沉已起，淡黄少津之苔已转润，神色亦稍振。如此卓识良谋，实堪效法。

（六）湿温阴津被灼案

陈某秋，女，年 16。1954 年 8 月 16 日初诊。湿温三候，始则邪热留恋，今则神志陡然昏瞀，时时搐搦，胸腹部赤疹累累，舌绛起刺，苔焦黑，根部腻，脉来弦细而数。阴津被灼，邪郁不达，手足厥阴俱为所累，以致神明无主，内风时动。亟予清温达邪，透营泄热，开昏蒙而息内风，冀出阴入夷为幸：

鲜生地 24g，玄参心 12g，白犀角（水牛角代）9g（另煎兑入），肥知母 9g，石菖蒲 6g，金银花 15g，带心连翘 9g，生玳瑁 24g（先煎），川郁金 6g，大青叶 15g，辰灯心 1 束，钩藤 18g（后入），活水芦根 30g，紫雪丹 2g（另服）。1 剂。

8 月 17 日二诊　神识犹然昏瞀，时仍搐搦，身热未退，胸腹部赤疹累累，渐呈紫黑，大便多日未解，脉舌如前。因思陆九芝于《世补斋医书》中，有"阳明为成温之薮"之说，此证邪虽在营，累及手足厥阴，然泄阳明之热仍不容少忽。本原意而参入通腑撤热一法。

鲜生地 30g，生锦纹 9g（与生地同捣），白犀角（水牛角代）9g（另煎兑入），紫花地丁 9g，知母 9g，带心连翘 12g，生玳瑁 24g（先煎），玄参 12g，金银花 15g，石菖蒲 6g，人中黄 9g，大青叶 24g，川郁金 9g，局方玉宝丹 1 粒（去蜡壳溶化服），钩藤 18g（后入），活水芦根 30g，全蝎 4.5g。1 剂。

8 月 18 日三诊　前方服后，得大解二次，身热渐得少杀，刻下神志渐得清慧，搐搦间作，亦不若前此之甚，舌质绛而渐见津泽，苔焦黑略退，渐转焦黄，脉来弦细而数，证势略见转机，犹未入于坦途也。

原方去生锦纹，再接服 1 剂。

8 月 19 日四诊　身热十退五六，神清搐定，胸腹部赤疹渐淡，渐渐知饥欲食。舌质红，仍乏津润，上罩薄黄苔，脉诊细而数。湿温化火之邪，已有退机，阴津伤而未复也。

南北沙参各 12g，金银花 12g，生粉草 4.5g，鲜石斛 18g，连翘 9g，白茅根 30g（去心衣），天花粉 9g，大青叶 12g，鲜芦根 30g，生谷芽 12g，糯稻根须 18g。4 剂。

8 月 22 日五诊　身热十退八九，舌转津润，质亦渐淡，上泛白苔，脉来濡软，近日当脘微觉痞闷不快，纳谷衰少。此正气内虚，温邪退而余湿未尽，湿之为物，黏腻重浊，纵使化火入营，亦往往余湿犹滞。昔方耕霞论此等证，力主清到六七，即须审顾，以防其燥去而湿或再来，从而戕伐脾肾之阳气，与温邪内发，火退而病减者，截然不同也。法当振脾元，扶胃气，参以化余湿之剂，以为善后之图。

太子参 9g，清半夏 4.5g，茯苓 9g，土炒於术 6g，无花果 9g，生熟薏苡仁各 9g，佩兰 9g，范志曲 9g，青蒿梗 9g，炒扁豆衣 12g，滑石 12g（包煎），荷叶边 12g，生谷芽 15g。4 剂。

【评析】王氏本案以生津达邪，开窍息风法，治湿温阴津被灼之候。湿温之治，首先是辨别表里气血之层次，再就是权衡湿与热二者之孰为偏重，而透、化、渗、清是为分解湿热的常用方法，几乎贯穿本病始终，只是视其证情转化而有所侧重而已。一般而言，清热之要不难理解，化湿却往往为初学者所忽略，其实湿热相郁之病，化湿在里面占了相当重要的位置，若由湿热两合，则黏腻重浊，最难骤解，故清其热尤须化其湿，湿去则热势孤，拔之自易，不然，徒清其热，不化其湿，不仅热无由解，其甚者戕害阳气，变化将不可胜言。至于湿从热化，伤阴劫津，此时救阴通腑而生津液，治法与一般温病无二致。然又有不同者，他种温病（如春温、风温）从温化火，火退而病亦解；湿温病从湿化燥，往往余湿犹滞，故燥邪一去，湿的现象尚可能再来，昔人所谓"抽蕉剥茧"之喻，用于湿温证尤为贴切。本病案为湿温由气及营，劫及阴液，而至风动痉厥之病，症见湿温三候，始则邪热留恋，今则神志陡然昏瞀，时时搐搦，胸腹部赤疹累累，舌绛起刺，苔焦黑，根部腻，脉来弦细而数。阴津被灼，邪郁不达，手足厥阴俱为所累，以致神明无主，内风时动。故予生津达邪，开窍息风。又由于患者大便多日未解，故少佐通腑，用生锦纹 9g（与生地同捣）俾得气通而病解。

九、赵绍琴温病验案评析

赵绍琴（1918—2001 年），三代御医之后，现代著名温病学家。赵氏幼承家学，后拜师于太医院御医韩一斋、瞿文楼和北京四大名医之一汪逢春，尽得三家真传。

1934年悬壶北京，1950年参加卫生部举办的中医进修学校。1956年到北京中医学院（现北京中医药大学）任教。曾任北京中医学院温病教研室主任，第七、八届全国政协委员，享受国务院政府特殊津贴。赵氏认为温病的本质是郁热，卫气营血皆然，故治疗温病必须贯彻宣展气机、透邪外达的思路，不可徒执清热养阴，遏伏气机，而宣透是治疗温病的要义。代表著作有《温病纵横》《赵绍琴临床经验集》《赵绍琴内科学》等。临床善用透热转气法治疗高热不退、昏迷等危重病症。

（一）风温案

周某，女，50岁。

初诊　身热头痛，体温38.3℃，微恶风寒，无汗咳嗽，咽红且痛，口微渴，舌边尖红，苔薄白，两脉浮数。风温之邪，侵袭肺卫，用辛凉疏卫方法，以宣肺退热。饮食当慎，荤腥宜忌。

薄荷1.5g（后下），前胡6g，浙贝母12g，桑叶9g，金银花9g，连翘15g，淡豆豉9g，炒牛蒡子3g，芦根30g。2剂。

二诊　药后小汗而头痛身热皆止，体温37℃，咳嗽有痰，咽红、已不痛，口干，舌苔白而尖红，脉象已变弦滑。风热已解，肺热留恋，再以清解肃化法。

薄荷1.5g（后下），前胡3g，黄芩9g，杏仁9g，芦根、白茅根各30g，焦三仙各9g。2剂。

药后诸恙皆安。

【评析】赵氏本案以辛凉平剂，疏卫达邪法治风温之候。风温是由风热病邪引起的病变，初期以肺卫表热证为特征，继而出现邪热壅肺等气分证候，后期多表现为肺胃阴伤的一种急性外感热病，多发生于春冬季节。本案患者症见发热恶寒，头痛无汗，表证悉具，与风寒无异。唯其"咽红且痛"，即可据此定为温邪。若为风寒之邪，咽必不红。以此为辨，则寒温立判。况又有口微渴、舌边尖红、脉浮数为佐证，其为风热犯肺无疑。故投以辛凉平剂，疏卫达邪。方中薄荷、金银花、连翘、淡豆豉、芦根辛凉疏卫，前胡、浙贝母、桑叶、炒牛蒡子宣肃肺气，故2剂药后，得汗而热退，咽红、已不痛，口干，舌苔白而尖红，脉象已变弦滑。知风热已解，而肺热留恋，故再以清解肃化之剂，泄其余热，宣肃其肺气，而诸恙皆安。赵氏用药，轻清灵动的风格于此可见一斑，正合吴鞠通"治上焦如羽，非轻不举"之义。

（二）春温案

庞某某，女，80岁。

初诊　素嗜鸦片烟已三十余载，经常便秘，大便7~8日一行。自4月28日感受风温邪气，身热咳嗽，咽红肿痛，经中西医治疗 10 天未见好转。目前身热已退，体温 38.3℃，两脉细弦小滑，按之细数，头晕心烦，身热腹满，口干唇焦，咽干微痛，舌苔黄厚干燥，焦黑有裂痕，精神萎靡，一身乏力。老年阴分素亏，久吸鸦片，虚火更甚，津液早亏，病温将及半月，阴液更伤。老年正气不足，热结阴伤，燥屎内结。必须急攻其邪以祛其热，扶其气分防止虚脱，仿新加黄龙汤以攻补兼施。

鲜生地黄 60g，生甘草 10g，玄参 25g，麦冬 15g，赤芍、白芍各 25g，当归 10g，生大黄末 1.2g 和玄明粉 1.5g 共研细末冲服，人参 25g（另煎兑入）。1 剂。

服药约 2 小时，候腹中有动静，或转矢气者，为欲便也。在便前另服：已煎好之人参汤 25g，西洋参粉 4.5g，调匀分服，再去厕所，以防虚脱。

服汤药后约 2 小时，腹中痛，意欲大便，即先服人参汤送西洋参 4.5g，再去排便，数分钟后，大便畅解甚多，患者微觉气短，又服人参汤少许，即复入睡。

二诊　大便已通，未出现虚脱症状，这是在气阴两虚之人身上用攻补兼施方法的成功例证。药后患者静睡通宵，今诊两脉细数无力，身热已退净，体温 36.7℃，腹满、头晕、心烦皆减，舌苔焦黑干裂已除，仍属黄厚近焦，自觉一身疲惫异常。老年病温已久，重伤津液，一时难以恢复，再以甘寒育阴以折虚热，甘微温益气兼扶中阴，饮食寒暖，皆宜小心。

海参片 15g（先煎），沙参 30g，玄参 30g，麦冬 25g，黄精 25g，鲜石斛 30g，生白芍 30g，生地黄、熟地黄各 25g，西洋参粉 10g（分 3 次，药汁送下）。2 剂。

三诊　连服甘寒育阴兼以益气之后，气阴皆复，患者热势未作，已能进食少许，舌苔渐化而根部略厚，夜寐较安，且小溲渐多，再以养血育阴兼扶脾胃。

西洋参粉 10g（分 3 次服），南沙参、北沙参各 30g，生白芍 30g，玄参 30g，麦冬 25g，莲子肉 25g，生地黄 30g，南百合 25g，怀山药 30g，炒薏苡仁 30g，甜杏仁 10g。3 剂。

四诊　服甘寒育阴兼扶脾胃之后，近几天来，精神渐复，食欲渐增，昨日（19日）大便又解 1 次，初硬而后调，舌苔已化，根部略厚，两脉细弱小滑。年已八旬，气阴早亏，又嗜鸦片，阴液消耗过甚，病温半月，正气虚损过度，再以育阴养荣，调理脾胃。前方继进 3 剂。

五诊　1 周来，精神恢复接近正常，已能下地活动，胃纳渐开，夜寐亦安，面色已润泽，舌苔基本正常。嘱其每日进薏苡百合粥，午服山药粥，晚吃桂圆肉汤，调养半月而愈。

【评析】赵氏本案以仿新加黄龙汤攻补兼施法治春温之候。老年春月患温，身热不退，迁延日久，津液大伤矣。舌苔焦黑干裂，燥屎结于腑中，久不能下，热愈结，津愈伤，燥屎一日不去，发热一日不退，终致阴涸而亡，诚可忧也。故须急攻其邪以祛其热，扶其气分防止虚脱。仲景有急下存阴之法。然年高体弱病久，难当峻攻，若径用承气法，恐便下之即便是气脱之时。故按吴鞠通治此证每用新加黄龙汤，即仿陶节庵黄龙汤意，攻补兼施，以人参补正，硝黄逐邪，地冬增液，立意颇为周到。而赵师运用此法又有所创新，妙在人参另炖浓煎，送服西洋参粉。其服药时间掌握在服汤药后欲排便之时，以二参大补元气，元气足自可运药力攻邪排便，则扶正不虑其恋邪，通便而不虑其气脱。此攻补分投，亦攻补兼施之法，此法之运用贵在掌握时机，可谓早一刻不可，晚一刻不及。非富有经验而又深虑巧思者不能如此出奇制胜也。此案于舌苔、脉象的全程动态观察非常细致，始见舌苔黄厚干燥，焦黑有裂痕，两脉细弦小滑，按之细数，故仿新加黄龙汤以攻补兼施；二诊时，大便已通，舌苔焦黑干裂已除，仍属黄厚近焦，两脉细数无力，知老年病温已久，重伤津液，一时难以恢复，故再以甘寒育阴以折虚热，甘微温益气兼扶中阴；三诊之际，舌苔渐化而根部略厚，故养血育阴兼扶脾胃；四诊而见舌苔已化，根部略厚，两脉细弱小滑，故以育阴养荣，调理脾胃收功。此外，本案还有当需着眼者，乃组方用药之巧，还在于重用增液而微用硝黄，充分顾及年高阴伤的体质特点，无水舟停，自当增水行舟，不可孟浪峻下也。

（三）凉遏（胃肠型感冒）案

周某某，女，57岁。

初诊　平素脾胃虚弱，内停蕴郁之邪，复感暑热之邪，身热头晕，胸脘满闷，口渴。医不察内湿蕴郁而进白虎，服后即觉胸脘满闷异常，少腹因之不舒，舌苔白滑而腻，脉象濡软力弱。素体阳气不足，辛凉重剂戕伤中阳，中焦运化失灵，腹中隐隐作痛。辛微温以化湿邪，佐芳香兼以缓痛。生冷皆忌。

紫苏叶6g，藿香梗10g（后下），大豆黄卷10g，半夏10g，厚朴6g，白豆蔻3g，煨姜2g，木香5g，茯苓皮10g。2剂。

二诊　前进芳香疏解、辛微温以化湿之后，中脘满闷渐解，腹中隐痛未作，脉仍濡软，力量略增，再以芳香疏调，治在中焦。

紫苏梗、藿香梗各6g，半夏曲10g，陈皮6g，厚朴花6g，白豆蔻3g，鲜煨姜3g，焦麦芽10g。2剂而愈。

【评析】赵氏本案取辛苦微温以化湿邪，佐芳香以畅气机法治凉遏（胃肠型感冒）之候。患者本属内停蕴湿，复感暑热，因前医误用白虎寒凉重剂，戕伤中阳，致湿被凉遏，气机滞涩，胸闷异常。舌苔白滑而腻，脉象濡软力弱。故治宜辛微温以化湿邪，佐芳香以畅气机。凉遏之候，是湿热证中由于治疗不当或饮食失宜而引起的一种变证类型。凡感受湿热之邪而发病者，若患者调摄失宣，或恣食饮冷，或贪凉过度，或误服寒凉之剂，致寒凉阻遏中阳，凝塞气机，湿浊由寒凉而愈盛，脾胃升降之机被阻，全身气机为之滞涩。症见胸脘痞闷加重，憋气堵满，时欲叹息，全身酸楚沉重，大便溏泄，小溲不畅，面色淡黄，舌质略红，舌苔白滑而腻，脉濡缓沉软。治宜辛苦微温法，先开湿郁以畅中阳，宣展气机以利三焦，解其凉遏，湿邪自化，气机宣畅，热随湿皆有出路矣。药如半夏、陈皮、杏仁、白豆蔻、草豆蔻、苍术、木香等。若凉遏偏于上焦者，卫气失宣，阳气不布，周身酸楚，心胸憋闷，时欲叹息者，治宜辛以开郁，可用苏叶梗、藿香、白芷、防风等。必先开湿郁，解凉遏，再议清热，此为定法。本案方中无一味凉药，意在取其"芳香疏解、辛微温以化湿"，把化湿邪、畅气机作为治疗的重点，故投之即效。

（四）寒凝（胃肠型感冒）案

鲍某某，男，21岁。

初诊　连日炎热，突然患感，身热头晕，心烦口渴，暴吃冰棍六七支，又过多吃生冷瓜果，移时即觉胸中堵满、憋闷，呼吸粗促，腹中胀，小便短少，少腹作痛。遂来应诊。面色青暗，舌白淡腻润滑多液，两脉沉涩不畅。此暑热外受，暴进生冷，阳气郁遏，湿为寒凉凝涩。寒凝之证，宜先以辛香微温，宣郁缓痛，温解寒凝。候寒化、凝开、湿去，再行清化方法。

陈香薷15g（后下），藿香梗、紫苏梗各10g，白芷6g，煨姜6g，桂枝尖2g，草豆蔻3g，木香6g，白豆蔻仁2g，半夏10g。2剂。

二诊　药后遍体小汗出，身热、头晕皆减，胸满、憋气堵闷之症见轻，呼吸粗促已解，面色略暗，小便甚畅。舌仍淡腻，两脉已渐转滑利。前方去陈香薷、桂枝尖、草豆蔻，又服2剂而安。

【评析】赵氏本案以辛温驱寒解凝法治寒凝（胃肠型感冒）之候。患者因连日炎热，突然患感，身热头晕，心烦口渴，暴吃冰棍六七支，又过食生冷瓜果，移时即觉胸中堵满、憋闷，呼吸粗促，腹中胀，小便短少，少腹作痛，面色青暗，舌白淡腻润滑多液，两脉沉涩不畅。显然是暑热外受，暴进生冷，阳气郁遏，湿为寒凉凝涩的寒凝之证。寒凝，乃湿热误治之一种，原因与"凉遏"同，多为贪凉饮冷，或误服寒凉。唯寒凝在程度上较凉遏为重，多由素体中阳不足，湿热之邪多从阴化而归太阴，复加寒冷凝滞中阳，气机为之闭涩，故其治疗非辛温之剂不能驱寒开凝通闭。本案药用桂枝尖、草豆蔻、苏叶梗、白蔻仁、生姜等，意在以辛温驱寒解凝。此乃救误之法，权宜之计也，中病即止，不可久服。候寒化、凝开、湿去，则再行清化方法。故二诊汗出症减，为寒凝已解，即去辛温之品，但用芳香宣化可也。

（五）冰伏（重感冒）案

张某某，女，40岁。

初诊 近日患感冒，自觉头晕，身热，恶心，胸闷，全身酸软无力。昨日自服安宫牛黄丸2丸，次日即胸闷异常，呼吸气粗，下肢浮肿，全身无力，四肢逆冷，面色苍白且浮。顷诊两脉沉伏，按之涩而不畅，舌白质淡、苔滑润液多，小便不爽，精神萎靡。此暑湿蕴热，过服寒凉，邪被冰伏于中，急以辛温通阳、芳香祛湿，解冰伏，散寒邪，开郁通闭。

桂枝10g，干姜6g，香薷6g，半夏10g，厚朴6g，草豆蔻3g，炒川椒6g，生姜6g。1剂，煎服。

二诊 药后遍体小汗，身热已退，胸闷大减，呼吸正常，面目、四肢浮肿皆退，两脉渐起，脉象濡滑，四肢转温，舌润质略红。此寒去冰解，改用芳香宣化方法。

藿香10g，半夏10g，厚朴6g，草豆蔻3g，陈皮10g，苍术6g，生姜6g，茯苓10g，冬瓜皮20g。

又服3剂而愈。

【评析】赵氏本案以温散冰冻，开郁通闭法治冰伏（重感冒）之候。冰伏为湿热证误治最重的一种，其程度较寒凝更甚。并非湿热病一用寒凉即成冰伏，一般湿热证贪凉饮冷，误服寒药，轻者为凉遏，重者成寒凝，最重者变成冰伏。故冰伏者虽亦因过用寒凉而来，却多发生于素体阳虚的患者，因暴进冷饮，或过服寒凉重剂，致阳气重伤，寒湿大盛，阳气式微，湿热之邪为寒凉所迫，深伏于内，渐成冰冻之势，气机为之闭塞，阴阳之气不相顺接，阳气不能达于四末。症见面色苍白晦暗，四肢厥冷，舌淡润水滑，脉象沉迟伏或沉涩。此冰伏之势已成，邪气深伏难出，急用辛热燥烈之品，温散冰冻，开郁通闭，宜四逆理中思路，药如桂枝、肉桂、干姜、川椒、草豆蔻、生姜、吴茱萸、淡附片等。药后若面色转为红润，四肢厥冷转温，舌苔水滑已化，脉象沉伏渐起，胸闷憋气减轻，周身微似汗出，即冰伏得解、阳气宣通之象，故应及时停药，以免温燥过用而转增其热。本案患者因误服安宫牛黄丸而成冰伏，症见胸闷异常，呼吸气粗，下肢浮肿，全身无力，四肢逆冷，面色苍白且浮，两脉沉伏，按之涩而不畅，舌白质淡、苔滑润液多，小便不爽，精神萎靡。乃寒湿大盛，阳气式微，湿热之邪为寒凉所迫，深伏于内，渐成冰冻之势，故及时应用辛温通阳方法，解冰伏，散寒邪，开郁通闭。后得遍体小汗，诸症向安，即改用芳香宣化，以清理余邪。

十、李士懋温病验案评析

李士懋（1936—2015 年）国医大师，山东黄县人，河北中医学院教授，主任医师，博士生导师，国家二、三、四、五批老中医药专家学术经验继承工作指导老师，中国中医科学院传承博士后合作导师。临床擅长治疗内科杂症，形成了"溯本求源，平脉辨证"的思辨体系，认为温病学的治疗大法主要是透、清、滋。对于汗法有独到见解，其不仅仅将发汗法用于表证，而且大量用于里证，尤善于用发汗法治疗寒凝证。代表著作有《平脉辨证温病求索》《脉学心悟》《汗法临证发微》等。

（一）风热外感案

马某，男，5 岁。1995 年 1 月 29 日初诊。

上午开始发冷，傍晚体温 39.5℃，须臾再测，复升至 39.7℃。手足凉、无汗、头痛、恶心、流涕，舌略红苔白，脉沉而躁数。两代单传，举家惊惶，急欲住院，又届春节，亦颇踌躇。余告勿虞，不必住院，及时服药即可。因其脉虽沉数，但躁急未甚，中有和缓之象，料不致有大变。予新加升降散。

僵蚕 8g，蝉蜕 3g，姜黄 5g，大黄 4g，豆豉 10g，焦栀子 6g，连翘 12g，薄荷 5g，竹叶 4g。2 剂。

嘱 4 小时服 1 煎。温覆，避风寒。

翌晨再诊，服两煎后，已通身见汗，身热渐降，肢端转温。后半夜汗出不断，今晨身热已退，脉亦趋静，已思食。因脉未全静，余热未清，嘱其把所剩 1 煎服完。次日已外出玩耍，一如往昔。

【评析】李氏本案以新加升降散治风热外感之候。外感发热乃常见病证，时值春节前，乍立春，尚凛寒。因见舌红，脉躁数，里之郁热已盛，故断为风热，而不泥于时令诊为风寒。体温虽高，且继续攀升，但脉躁数之中尚有和缓之象，可料知热不致亢极而骤变。果药后通身汗出而愈。此种病证，脉之躁数程度对判断病情轻重转归，有着重要意义。躁数而亢急者，邪热必重，即使暂时体温尚不甚高，半日许可迅速升高，甚至可生骤变而喘急、惊搐、昏谵、肢厥。若虽躁数，但中有从容和缓之象，即使一时体温尚高，也不足虑，此易愈。《内经》中对于躁脉的论述，确基于深厚的临床实践，才能有此深邃之卓见。

（二）腮腺炎案

刘某，男，11 岁。1993 年 5 月 12 日初诊。

5 日前患腮腺炎，右颊部肿大，高热不退。已住院 3 日，体温仍 40.5℃。昨晚出现惊惕、谵语、神识昏昧。父母与余相识，异常焦急，恳请往院诊视。碍于情急，姑以探视身份赴医院诊治。脉沉数躁急，舌绛红，苔薄黄而干。大便 2 日未解，睾丸无肿大。此少阳郁热内传心包。予新加升降散加减。

僵蚕 9g，蝉蜕 3g，姜黄 5g，大黄 4g，豆豉 10g，焦栀子 7g，黄芩 8g，连翘 12g，薄荷 5g，马勃 1.5g，板蓝根 10g，青蒿 12g。

2 剂神清热退，颐肿渐消。

【评析】李氏本案以升清降浊，透达气分郁热法治腮腺炎。此为热郁气分，少阳枢机不利，郁热不得透达，逼热内陷心营，而见谵语、神识昏昧。新加升降散加味，升清降浊，透达气分郁热。气机畅通，郁热自可透达于外而解。王孟英曰："凡视温证，必察胸脘。如拒按者，必先开泄。""虽舌绛神昏，但胸下拒按，即不可率投凉润，必参以辛开之品，始有效也。"柳宝诒亦云："凡遇此等重症，第一为热邪寻出路。"邪虽入营，亦必其透转。透转之关键，在于气机之畅达，故以升降散疏瀹气机，透发郁伏之热邪，而不率用凉开之安宫牛黄丸、紫雪丹。

（三）麻疹肺炎案

司马某，女，1.3 岁。1964 年 4 月 7 日初诊。

发热已 6 日，颈项及耳后疹密而紫黯，身躯疹稀少。咳喘气粗，烦热渴饮，下痢赤白，日十余行。脉数大，舌红，苔黄腻。此热毒夹滞壅结于内，疹出不透。急当清泄热毒，畅达气机，佐以消导。予增损双解散加减。

僵蚕 7g，蝉蜕 3g，姜黄 4g，酒大黄 3g，桔梗 4g，防风 3g，薄荷 3g，芦根 6g，黄芩 4.5g，黄连 4.5g，栀子 4g，石膏 8g（先煎），紫草 10g，槟榔 4.5g。

1 剂疹即出透，喘、痢、热皆减。

【评析】李氏本案以双解散，内清外透法治麻疹肺炎之候。《医宗金鉴》云："疹宜发表透为先，最忌寒凉毒内含。"麻疹贵在出齐，疹色红活，使郁伏于内之疹毒尽达于表而解。若过用寒凉，必冰伏气机，表气郁遏，疹不能达。即或疹作出，过寒亦使疹没，疹毒转而内攻，喘闷痉厥，变证丛生。然热毒盛者，又当断然清透，不可因循踟蹰。此例于甫露即暗紫，热毒内盛明矣。郁热上攻于肺而作喘，夹滞下迫大肠而为痢。热毒壅遏，气机不畅，疹不能透发。予双解散，内清外透，使热分消，加紫草活血散瘀。毒热得透，疹即出齐，喘利顿减。

（四）腺病毒肺炎案

董某，女，10 个月。1965 年 4 月 1 日会诊。

患腺病毒肺炎，高热 7 日不退，现体温 39.7℃。咳喘痰鸣，呼吸气憋，烦躁惊怵，腹微胀满，便稀而黏，日五六行。脉浮数有力，舌红，苔薄少津，唇干暗紫。此属温邪闭肺，肺热下移大肠。予升降散合葛根芩连汤加味。

僵蚕 6g，蝉蜕 2g，姜黄 3g，大黄 2g，葛根 4g，黄芩 3g，黄连 3g，连翘 7g，杏仁 2g，桔梗 3g，羚羊角 1g。

2 剂，不拘次数频服。

4 月 2 日二诊　药已服尽，昨夜身见微汗，今晨体温 38.4℃，咳喘稍平。

原方加芦根 10g，再进 2 剂。

4 月 3 日三诊　遍身汗出漐漐，手足皆见。身热，体温 37.3℃，呼吸已不憋气，咳喘大减，尚有痰声，思食，喜睡。脉虽尚数，但已见缓，舌红苔少。拟养阴清热以善后。

芦根 10g，前胡 4g，冬瓜仁 10g，石斛 6g，炙枇杷 4g，瓜蒌皮 5g，石膏 5g（先煎），杏仁 3g，麦冬 4g，竹叶 3g。

3 剂药尽而愈。

【评析】李氏本案以辛凉宣达肺郁，苦寒清泄里热治腺病毒肺炎之候。腺病毒肺炎，属中医"咳喘""肺胀"范畴，虚实寒热皆有之。此例为温邪闭肺，表气不通，咳喘无汗；肺热下移大肠而作利。方取辛凉宣达肺郁，苦寒清泄里热。俟遍身漐漐汗出，则邪热透达，里解表和。腺病毒肺炎的主要症结在于肺闭，多伴高热、咳喘、痉厥、肺实变，或并发心衰、胸腔积液、心包积液等。其病机乃虚实寒热、表里阴阳皆有，不可概以温病论之。

（五）阴盛格阳案

杨某，女，23 岁。1987 年 7 月 23 日初诊。

产后下利，周身彻寒，虽盛夏犹着棉衣，裤脚尚怕风入，以带系之。曾服多种抗生素，中药曾予补益气血、健脾止泻、温补脾肾、温阳固涩等剂，利时轻时重，周身寒冷如故。历时一个半月未愈，登门求诊。脉沉滑数，舌红，苔黄腻。此湿热蕴遏胃肠，升降悖逆而下利，阳郁不达而身寒。

予新加升降散合葛根芩连汤。

3 剂利止而恶寒除。

【评析】李氏本案以新加升降散合葛根芩连汤治阴盛格阳之候。肢冷、腹冷、腰冷、周身冷等，乃临床常见之症。阳虚阴盛固可冷，然阳郁而冷者尤为多见。若脉沉而躁数、舌红者，不论何处冷，甚至冷如冰，皆属阳郁所致，不可误用热药温阳。李氏初临证时，曾治吴某，产后身寒，虽炕如烙，仍感周身彻寒，囿于产后多虚，不识火郁亦寒，予附子回阳，渐加至三两，寒益甚，终成坏证。此教训铭记难忘。阳郁而寒与阳虚而寒的鉴别之点，重在脉：沉而躁数，且按之有力，即使舌不甚红，亦可断为火郁；若脉虽沉数，但按之无力，当属虚寒。凡脉沉无力者皆虚，且愈虚愈数，愈数愈虚，当予温补，不可误作火郁而犯虚虚之戒。

（六）麻疹肺炎合并心衰案

王某，男，1.7岁。1965年11月3日初诊。

患儿白胖，西医称为渗出性体质。病已4日，高热达41.5℃，头胸疹点隐隐且色淡，躁扰肢厥，咳喘痰鸣，脉疾（心率260次/分），按之无力。舌淡，面色青白。麻疹合并肺炎、心衰，疹未透发。

予：炮附子6g（先煎），红参5g，桂枝6g，升麻3g，紫草10g。

2剂，浓煎频服，令一昼夜2剂尽。

至夜，疹已出齐，色较淡，身热略降（体温39.3℃），面色微渐红润，脉尚疾（心率220次/分）。

上方去桂枝、升麻，加黄芪6g，鹿茸1g，3剂。

尽剂，疹没热退而愈。

【评析】李氏本案以扶正回阳祛邪法治麻疹肺炎合并心衰之候。患儿肥胖色白，素体阳虚，不能托疹外透。李老初以为高热疹出不透，仍以《医宗金鉴》竹叶柳蒡汤加石膏、羚羊角治之，先后5例皆亡。后见《中医杂志》有篇报道，言及阳虚不能透疹者当予温托之法，遵而用之，后之6例皆愈。此教训刻骨铭心。中西医"热"的概念不能等同，西医发热是以体温为标志，而中医是指脉数舌红、烦躁口渴、溲赤便结等。体温高者，中医可称为有寒或阳虚阴盛；体温低者中医仍可称为有热。此类患儿，李氏若认为体温如此之高，必是热盛，而误予寒凉清热，无异雪上加霜，疹不能透，疹毒内攻而亡。高热而诊为阳虚阴盛的依据，主要在于脉数疾、按之无力。有力为实，无力为虚。《濒湖脉诀》言数脉："实宜凉泻，虚宜温补。"同为数脉，应当寒凉清热，还是温热扶阳，关键在于脉之沉取是有力还是无力。此性命攸关之处，万不可稍忽，倘差之毫厘，必失之千里。若脉之有力无力在疑似之间，当察其舌。察舌重在舌质、舌苔，若舌质淡者，当为虚寒；再进而观色，若色白或兼青者乃虚寒。此例患儿为阳虚不能托疹，故予参附温阳，桂枝温通血脉，升麻升发透达，紫草活血以促疹透发。阳复疹透而热退。此例虽阳虚阴盛伴高热，但非阴盛格阳，故扶正回阳以祛邪。格阳者，脉当浮大而虚，颧红如妆。虚阳势将脱越，当引火归原，不可用升麻助其升散。

（七）吐利亡阳案

李某，男，2.5岁。1964年3月12日初诊。

麻疹已退，下利十余日，日趋加重，水泻无度。渐肛门不收，视之如洞，粪水外溢，难分便次，味腥色青。手足厥冷，周身欠温，闭目不睁，呼之不应。寸口脉已无，趺阳脉时隐时现。症已极危，阖家抱头痛哭。

急予附子理中汤，回其垂绝之阳。

炮姜 3g，炮附子 4.5g（先煎），人参 6g（另煎），肉豆蔻 4.5g，炙甘草 6g。

浓煎频喂。

半日许，趺阳脉已出，手足转温，但有粉红色血水从肛门流出。此阳虚不能摄血，仍当回阳，宗前方加阿胶 6g（烊化）。次日精神好转，已能睁眼。再以前方加茯苓 6g，生黄芪 6g。3 剂而愈。

【评析】李氏本案以附子理中汤回阳摄阴法治吐利亡阳之候。疹后本宜养阴清余热，然下利无度，导致亡阳，故不拘常法，急以附子理中汤挽其垂绝之阳。下粉红色血水者，乃阳不摄阴，脾不统血，仍当回阳摄阴。检讨原方，若加赤石脂，不仅止泻固脱，尚能涩血，更为妥帖。凡重证当诊趺阳脉，趺阳主胃气，虽寸口脉已绝，只要趺阳未绝，说明胃气尚存，尚有生机，有挽救之希望；若趺阳亦绝，难以复生。

参考书目

［1］李顺保．温病学全书［M］．北京：学苑出版社，2002.

［2］杨进．新编温病学［M］．北京：学苑出版社，2003.

［3］谷晓红，马健．温病学说理论与实践［M］．北京：中国中医药出版社，2017.

［4］刘景源．温病学讲稿［M］．北京：人民卫生出版社，2008.

［5］马健．温病学［M］．北京：中国中医药出版社，2016.

［6］谷晓红，冯全生．温病学［M］．北京：人民卫生出版社，2016.

［7］郭谦亨．郭氏温病学［M］．北京：中国中医药出版社，2011.

［8］苏颖．中医运气学［M］．北京：中国中医药出版社，2009.

［9］田合禄，周晋香．五运六气临床应用大观［M］．太原：山西科学技术出版社，2005.

［10］万友生．寒温统一论［M］．北京：人民军医出版社，2011.

［11］邓铁涛，陈群．实用中医诊断学［M］．北京：科学出版社，2015.

［12］王冰．黄帝内经素问［M］．北京：人民卫生出版社，1963.

［13］郭雍．伤寒补亡论［M］．北京：新华书店首都发行所，1992.

［14］朱肱．类证活人书［M］．上海：商务印书馆，1955.

［15］张从正．子和医集［M］．北京：人民卫生出版社，1994.

［16］俞根初．重订通俗伤寒论［M］．上海：新医书局，1956.

［17］喻嘉言．尚论后篇［M］．上海：上海锦章书局，1929.

［18］柳宝诒．温热逢源［M］．北京：人民卫生出版社，1959.

［19］庞安时．伤寒总病论［M］．北京：人民卫生出版社，2007.

［20］刘完素．素问玄机原病式［M］．北京：人民卫生出版社，2005.

［21］吴瑭．温病条辨　医医病书［M］．太原：山西科学技术出版社，2008.

［22］叶天士著，吴少祯编．临证指南医案［M］．北京：中国医药科技出版社，2011.

［23］叶天士著，程门雪校．未刻本叶氏医案［M］．上海：上海科学技术出版社，2010.

［24］陈克正．叶天士诊治大全.［M］．北京：中国中医药出版社，2013.

［25］叶天士，缪宜亭，薛生白著，吴金寿纂．三家医案合刻［M］．上海：上海科学技术出版社，2010.

［26］秦伯未．清代名医医案精华［M］．北京：人民卫生出版社，2006.

［27］薛生白．扫叶庄医案［M］．上海：上海科学技术出版社，2010.

［28］薛雪著，鲁兆麟编．薛雪医案［M］．北京：北京科学技术出版社，2014.

［29］吴瑭．吴鞠通医案［M］．上海：上海科学技术出版社，2010.

［30］宋恩峰，黄廷荣．吴鞠通经典医案赏析［M］．北京：中国医药科技出版社，2015.

［31］周慎，杨维华．精选明清医案助读［M］．长沙：湖南科学技术出版社，2013.

［32］刘越．张锡纯医案［M］．北京：学苑出版社，2003.

［33］叶勇．张锡纯经典医案赏析［M］．北京：中国医药科技出版社，2015.

［34］上海中医学院．程门雪医案［M］．上海：上海科学技术出版社，2002.

［35］王键，吴毅彪，任何，等．中国现代百名中医临床家丛书．王乐匋［M］．北京：中国中医药出版社，2009.

［36］张栋．名医经典医案导读［M］．北京：人民军医出版社，2009.

［37］李士懋，田淑霄．平脉辨证温病求索［M］．北京：中国中医药出版社，2015.